Das große Buch der SCHWANGERSCHAFT UND GEBURT

Angelika Tiefenbacher

compact via

IMPRESSUM

compact via ist ein Imprint der Compact Verlag GmbH

Baierbrunner Straße 27, 81379 München
Ausgabe 2013

Text: Angelika Tiefenbacher
Chefredaktion: Dr. Matthias Feldbaum
Redaktion: Lea Schmid, Anja Fislage
Fachredaktion: Christiane Schwarz, Hebamme
Produktion: Frank Speicher
Abbildungen: siehe Bildnachweis S. 223
Titelabbildung: Getty Images/OJO Images/Paul Bradbury
Gestaltung: seitenwind GmbH – Design und Kommunikation, Regensburg
Umschlaggestaltung: seitenwind GmbH – Design und Kommunikation, Regensburg

ISBN 978-3-8174-9346-3
381749346/1

www.compactverlag.de

VORWORT

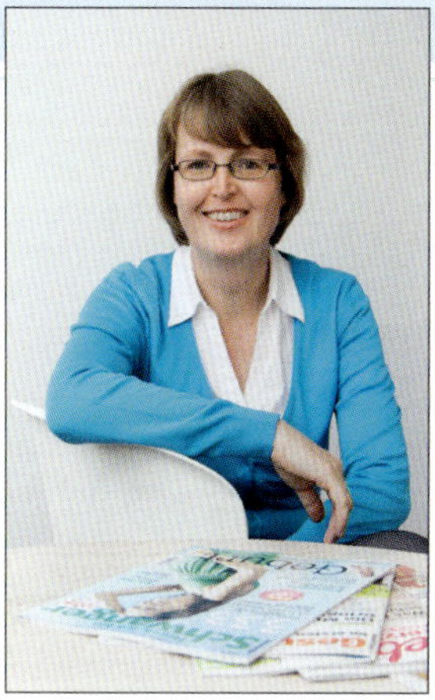

Liebe werdende Eltern,

herzlichen Glückwunsch zu Ihrer Schwangerschaft! Vor Ihnen liegen spannende und aufregende Monate. Sie erleben, wie Ihr Baby im Bauch heranwächst. Sie spüren seine Bewegungen – erst ein leichtes Kitzeln (wie Schmetterlinge im Bauch), dann sanfte Stupser, später deutliche Tritte. Und noch ehe dieser kleine Mensch auf der Welt ist, hat er Ihr Herz schon erobert.

40 Wochen wächst das Baby im Bauch. Die Schwangerschaft ist ähnlich wie ein Marathonlauf: Der Beginn ist ganz locker und entspannt. Später kommen auch anstrengende Phasen, manchmal auch Zweifel, in denen Sie sich vielleicht fragen, ob Sie das alles schaffen werden. Der Endspurt, die Geburt, kostet eine große Portion Kraft. Und dann ist das Ziel erreicht. Wenn Eltern ihr Baby im Arm halten, kennen sie nur noch ein Wort: GLÜCK. Alles andere ist vergessen. Eine Familie ist geboren.

Bis dahin haben Sie noch ein Stück Weg vor sich. Und bestimmt viele Fragen: Was bedeuten die Abkürzungen im Mutterpass? Welche Hausmittel helfen bei Wadenkrämpfen? Darf ich jetzt noch fliegen? Wie ernähre ich mich und mein Baby gesund? Soll ich auf Sport besser verzichten? Und wie bereite ich mich auf die Geburt vor? Gut, wenn Sie jetzt zuverlässige Ratgeber haben, die Sie durch diese Monate begleiten. Ihren Frauenarzt oder Ihre Frauenärztin, Ihre Hebamme und natürlich dieses Buch mit vielen wichtigen Infos und Tipps – von den ersten Anzeichen der Schwangerschaft bis zum Wochenbett. Im Anhang finden Sie hilfreiche Adressen und ein Verzeichnis der Fachbegriffe. So können Sie die Schwangerschaft entspannt genießen und sich auf den großen Tag freuen – die Geburt Ihres Babys.

Ich wünsche Ihnen und Ihrer Familie alles Gute!

Ihre
Martina Kaiser
Chefredakteurin der Elternzeitschrift *Leben & erziehen*

INHALT

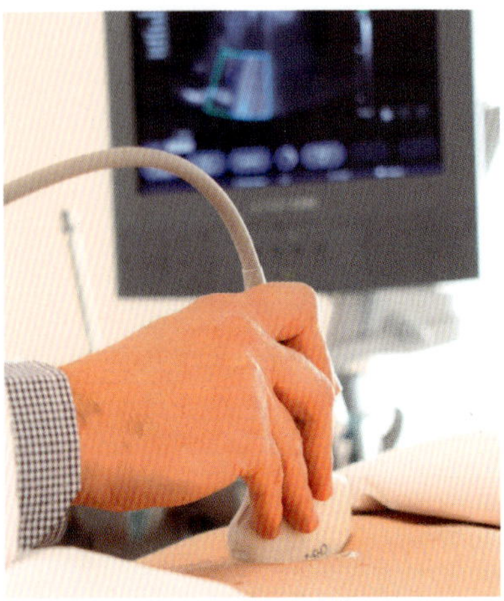

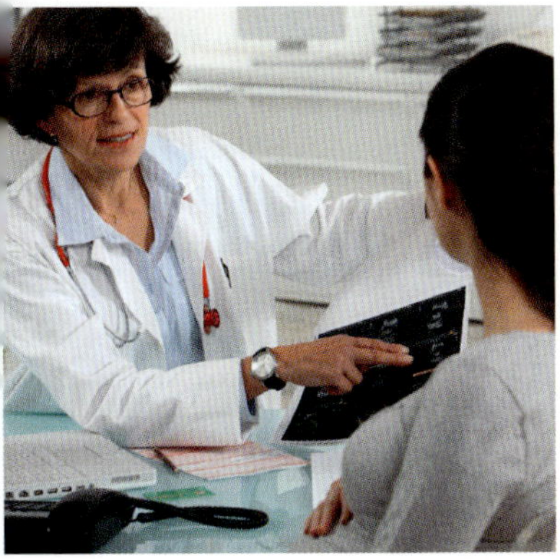

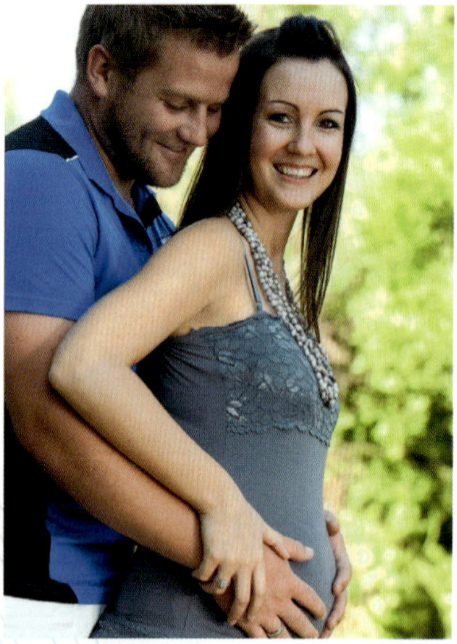

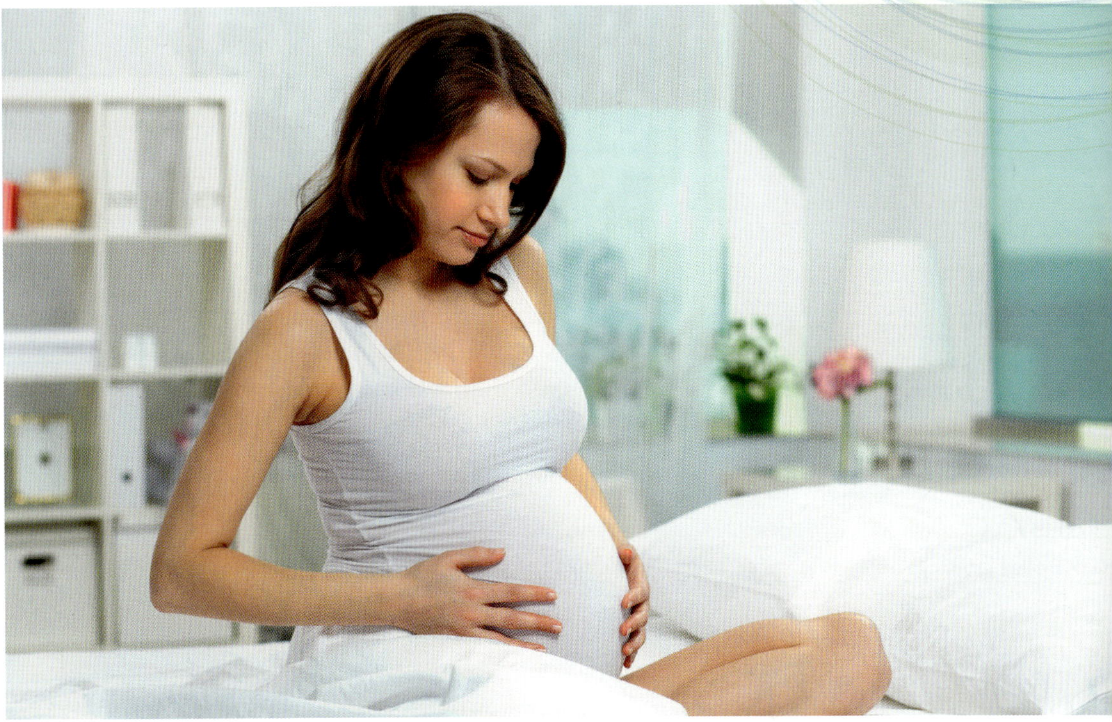

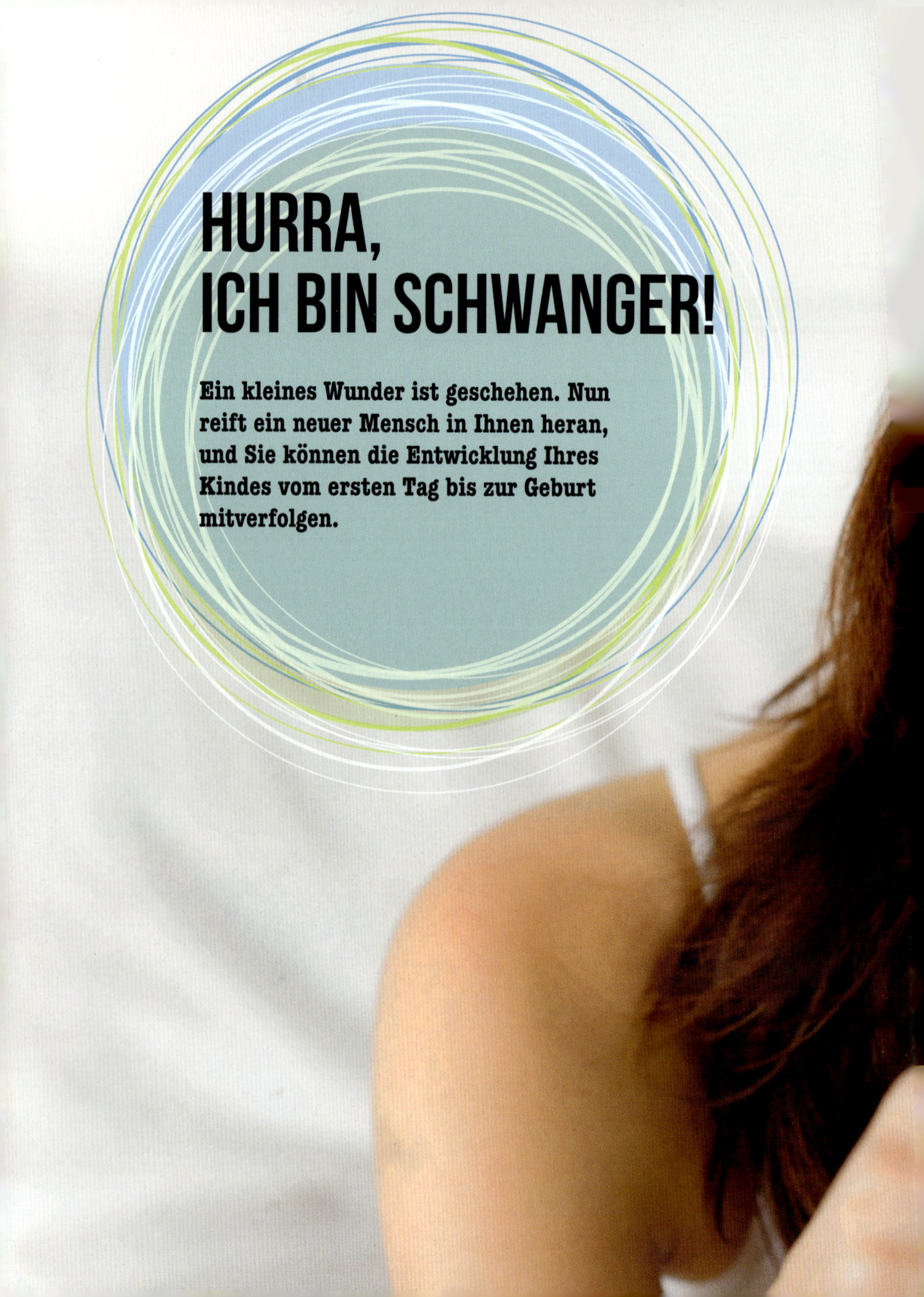

HURRA, ICH BIN SCHWANGER!

Ein kleines Wunder ist geschehen. Nun reift ein neuer Mensch in Ihnen heran, und Sie können die Entwicklung Ihres Kindes vom ersten Tag bis zur Geburt mitverfolgen.

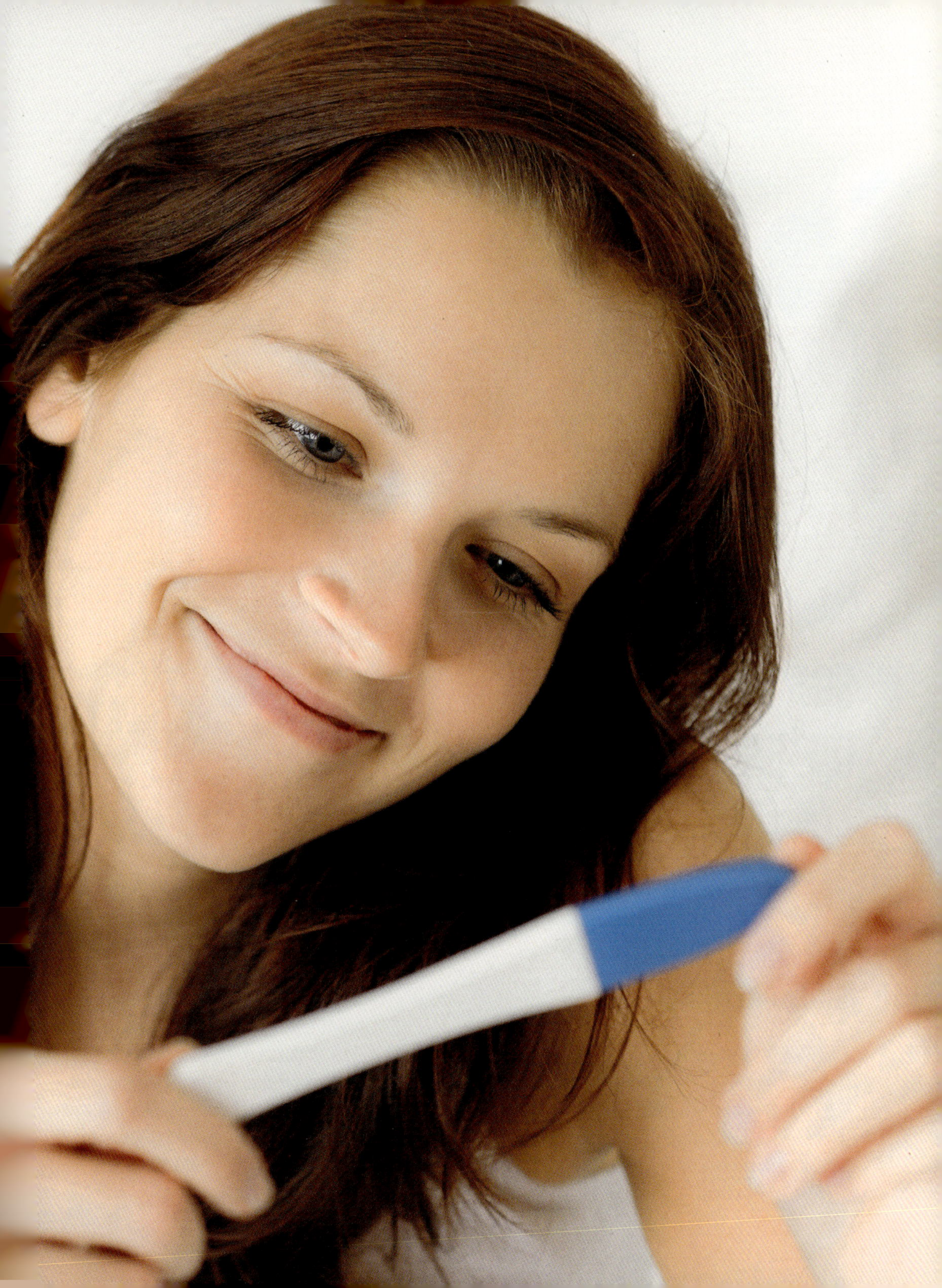

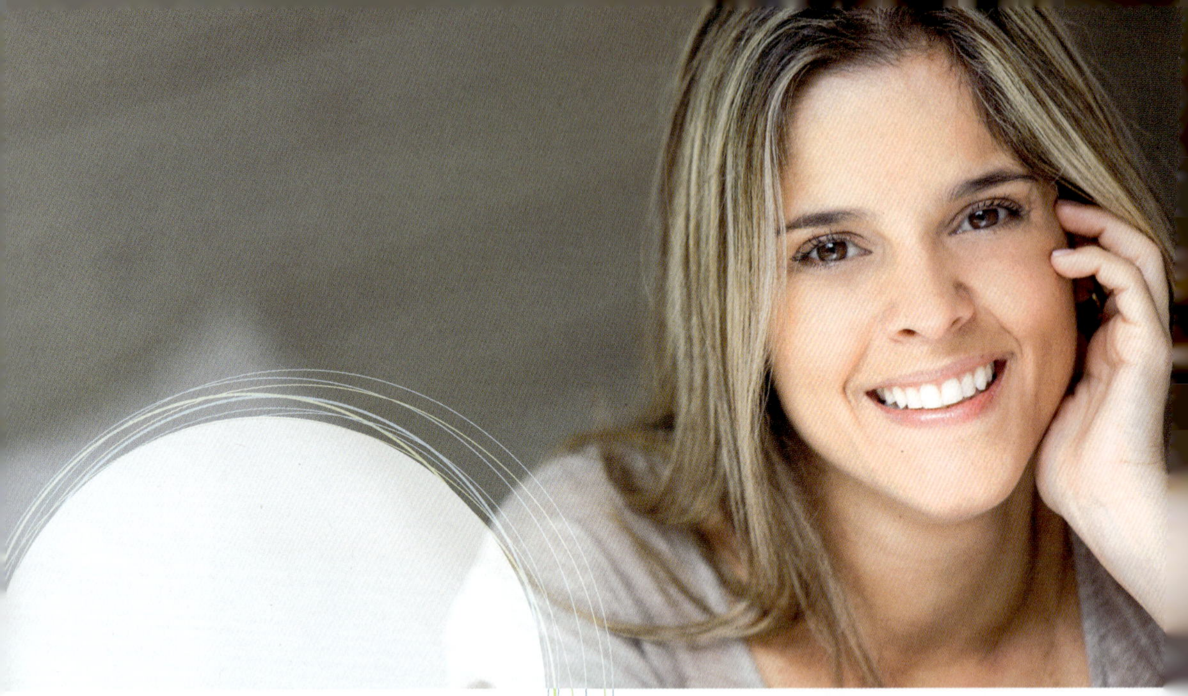

▲ Manche Frauen ahnen schon vor einem positiven Testergebnis, dass sie ein Kind erwarten.

SCHWANGERSCHAFT – DIE ERSTEN WOCHEN

In Ihrem Körper geht gerade ein kleines Wunder vonstatten. Ei- und Samenzelle sind miteinander verschmolzen. Die neue Zelle teilt sich und nistet sich als winzige Zellkugel nach sechs Tagen in die Gebärmutterschleimhaut ein.

ERSTE ANZEICHEN

Manche ahnen schon lange vor einem positiven Testergebnis, dass in ihrem Körper ein kleines Wunder geschehen ist. Andere vermuten es erst beim Ausbleiben der Regel. Es gibt Frauen, bei denen ein leichtes Ziehen in der Leistengegend auf die Schwangerschaft hindeutet, und Frauen, die jetzt bei kleinsten Anlässen in Tränen ausbrechen.

Etwa ab dem 16. Tag nach der Befruchtung können Sie feststellen, dass Sie schwanger sind. Fühlen Sie sich ständig müde und schlapp? Geben Sie der Müdigkeit – sofern möglich – nach und legen Sie sich hin, wenn Ihnen danach ist.

BRUSTSPANNEN

Viele Frauen spüren vor dem Einsetzen der Regel ein Brustspannen, das durch einen erhöhten Hormonspiegel hervorgerufen wird. Auch bei einer Schwangerschaft fängt die Brust schon frühzeitig an zu spannen, allerdings ist dieses Gefühl manchmal stärker als vor der Regel. Manche Frauen werden empfindlich am Busen; besonders die Brustwarzen reagieren sensibel auf Berührungen. Nach etwa drei Monaten lässt die Empfindlichkeit wieder nach.

Geruchsempfindlichkeit

Beim Duft des morgendlichen Kaffees wird Ihnen übel, der Geruch eines Steaks dreht Ihnen den Magen um und von einem Glas Rotwein fühlen Sie sich angeekelt? Ein sensibilisierter Geruchssinn ist eines der ersten Anzeichen für eine Schwangerschaft. Der erhöhte Spiegel des Hormons Östrogen ist dafür verantwortlich. So wird das Ungeborene vor Speisen und Getränken geschützt, die ihm schaden könnten.

ÜBELKEIT

Ein weiteres Zeichen, dass in Ihrem Bauch ein Baby heranwächst, kann Übelkeit sein, die etwa vier Wochen nach der Empfängnis einsetzt. Besonders in den Morgenstunden ist vielen werdenden Müttern schlecht. Bei einigen hält die Übelkeit den ganzen Tag an. Meist verschwindet die Übelkeit nach zwölf Wochen von allein wieder.

HEISSHUNGER

Möglicherweise verspüren Sie aber auch großen Appetit und haben Heißhunger auf bestimmte Speisen. Sofern Sie nicht das Bedürfnis nach ganz ungesunden Nahrungsmitteln haben, sollten Sie Ihren Gelüsten ruhig nachgeben. Meistens haben Schwangere Appetit auf Lebensmittel, die genau das enthalten, was gerade fehlt und was das Baby braucht.

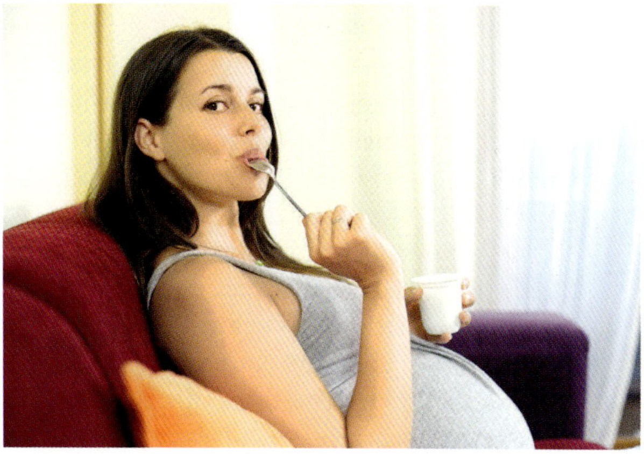

BASALTEMPERATUR UND HARNDRANG

Die Basaltemperatur ist die Körpertemperatur, die morgens gleich nach dem Aufwachen gemessen wird. Normalerweise ist sie in der ersten Zyklushälfte bis zum Eisprung etwas niedriger als in der zweiten Hälfte des Menstruationszyklus.

Nach dem Eisprung steigt sie dann etwa um zwei Zehntel Grad an und bleibt bis zum Einsetzen der Regel erhöht. Grund dafür sind hormonelle Veränderungen. Wenn Ihre Basaltemperatur länger als 16 Tage leicht erhöht ist, kann das auf eine Schwangerschaft hindeuten. Etwa ab der sechsten Woche kommt verstärkter Harndrang hinzu.

AUSBLEIBEN DER MENSTRUATION

Ein relativ sicheres Signal für eine Schwangerschaft ist nach wie vor das Ausbleiben der Menstruation. Allerdings hat etwa ein Viertel aller Schwangeren in der Frühschwangerschaft leichte Blutungen durch die Einnistung des befruchteten Eis in die gut durchblutete Schleimhaut der Gebärmutter (sogenannte Nidationsblutungen). Die Blutungen treten häufig zur Zeit der Menstruation auf, sind aber meist schwächer als die Regelblutung.

◄ Appetit auf bestimmte Lebensmittel ist während der Schwangerschaft ganz normal. Oft handelt es sich dabei um Nahrungsmittel, die genau das enthalten, was das Baby gerade braucht.

SCHWANGERSCHAFTSTEST

Wenn eines oder mehrere der genannten Anzeichen auf Sie zutreffen, dann können Sie jetzt einen Schwangerschaftstest machen, um Gewissheit zu bekommen. Die Tests erhalten Sie in Apotheken, Kaufhäusern oder Drogerien. Alle Schwangerschaftstests funktionieren nach demselben Prinzip: Sie testen, ob im Urin das Hormon hCG, das humane Choriongonadotropin, nachweisbar ist. Dieses Hormon wird bei einer Schwangerschaft in der Plazenta (siehe Seite 23) gebildet. Bereits ab zwei Tagen nach dem Ausbleiben der Regelblutung können die Tests mit 95-prozentiger Sicherheit eine Schwangerschaft nachweisen. Schwangerschaftstests sind einfach anzuwenden. Halten Sie das Teststäbchen in den Urinstrahl. Wenn Sie schwanger sind, verändert sich die Farbe des Streifens. Die Ausschüttung des hCG ist im Morgenurin am höchsten. Wenn das Ei gerade erst befruchtet wurde, produziert der Körper möglicherweise noch nicht genügend nachweisbares hCG im Urin. In diesem Fall sollten Sie ihn ein paar Tage nach dem Ausbleiben der Menstruation wiederholen. Beachten Sie in jedem Fall die Gebrauchsanleitung in der Testpackung.

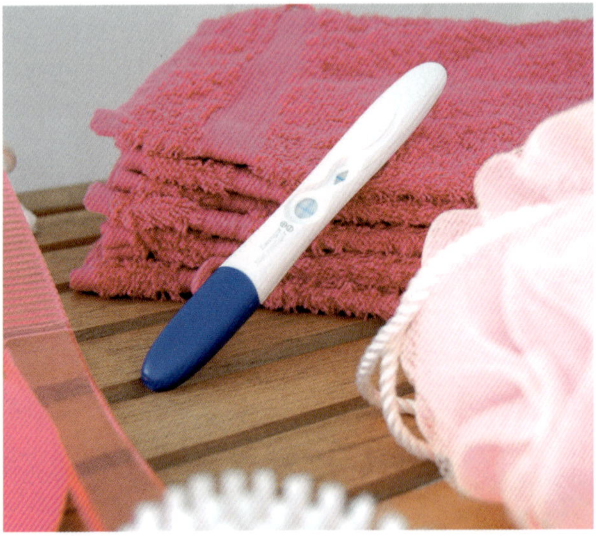

▲ Ein positiver Schwangerschaftstest weist das Hormon hCG im Urin nach.

Lebende Schwangerschaftstests

Die heute gebräuchlichen Schwangerschaftstests sind eine relativ neue Erfindung. Bis in die 1960er-Jahre wurde eine Schwangerschaft an lebenden Fröschen nachgewiesen: Bei dem sogenannten Froschtest wurde afrikanischen Krallenfröschen Urin der Testpersonen injiziert. Waren die Frauen schwanger, fingen die Frösche an zu laichen. Ein besonders interessanter Test ist aus dem antiken Ägypten überliefert: Der Urin von Frauen wird in ein Schälchen mit Gerste und Weizen gegeben. Keimt das Getreide, ist die Frau schwanger – bei Weizen ist es ein Junge, bei Gerste ein Mädchen.

EMOTIONALE REAKTIONEN

Lassen Sie das Ergebnis des Schwangerschaftstests in Ruhe auf sich wirken und geben Sie auch Ihrem Partner Zeit, sich auf die neue Situation einzustellen. Viele Paare freuen sich, aber manchmal begleiten auch zwiespältige Gefühle das Testergebnis. Manche Frauen haben Angst, dass ihre berufliche Karriere nun in einer Sackgasse endet und sie den Rest ihres Lebens zwischen Windeln und Kochtöpfen verbringen müssen. Andere fürchten um ihre persönliche Freiheit und sorgen sich, dass Partys, durchtanzte Nächte und Urlaub der Vergangenheit angehören. Viele Paare haben auch

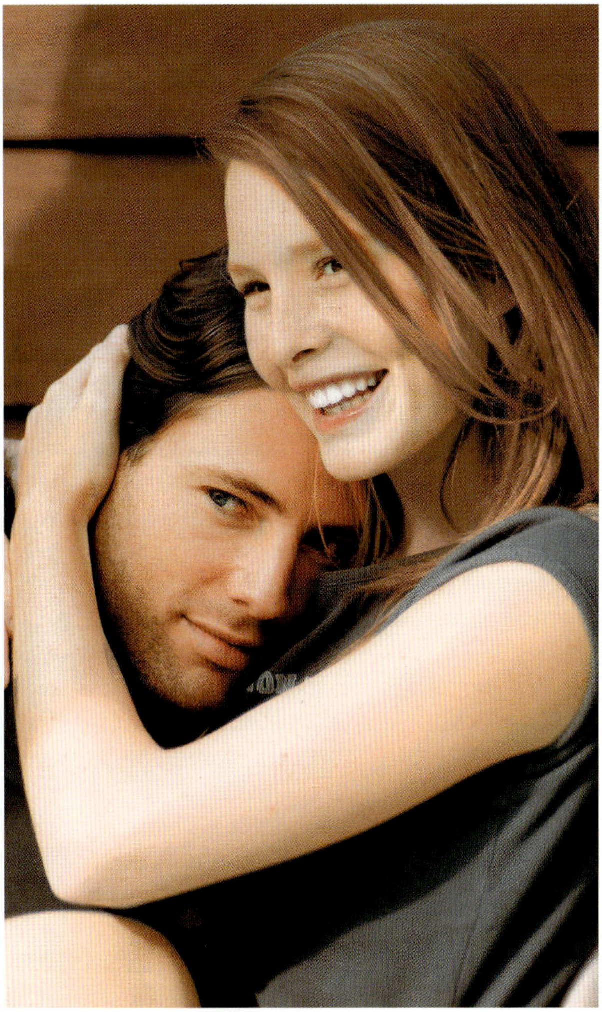

▲ Geben Sie auch Ihrem Partner Zeit, sich auf die neue Situation einzustellen.

Angst, dass Zärtlichkeit und Sexualität mit einem Baby zu kurz kommen und machen sich Gedanken über die Verantwortung, die sie erwartet. Manche sorgen sich, ob sie die finanziellen Mittel für ein kleines Kind aufbringen können. Nehmen Sie sich Zeit, Ihre Bedenken und Ängste mit dem Partner zu besprechen. Freunden Sie sich langsam mit dem Gedanken an, dass ein neues Leben in Ihnen heranwächst.

DER ERSTE BESUCH BEIM GYNÄKOLOGEN

Ob Sie Ihre Schwangerschaft bereits mit einem Test nachgewiesen haben oder ob Sie nur das Gefühl haben, dass in Ihrem Körper ein Baby heranwächst – der nächste Gang sollte zum Gynäkologen führen. Sie sollten die körperlichen Veränderungen von fachlicher Hand in regelmäßigen Abständen kontrollieren lassen, um sicherzustellen, dass es Ihnen und dem Baby gut geht. Suchen Sie sich einen Arzt, dem Sie vertrauen. Wenn Sie mit Ihrem bisherigen Gynäkologen nicht zufrieden waren, ist nun der richtige Zeitpunkt für einen Wechsel. Vielleicht kann Ihnen jemand aus dem Bekanntenkreis einen Arzt empfehlen. Manche Frauen fühlen sich bei einer Gynäkologin besser aufgehoben. Es ist auch möglich, die gesamte Vorsorge, oder einen Teil davon, von einer Hebamme durchführen zu lassen.

Die Reaktion des Partners

Seien Sie nicht allzu sehr enttäuscht, wenn Ihr Partner Ihnen den Blumenstrauß und Freudentanz nach dem positiven Testergebnis erst einmal vorenthält. Gerade Männer brauchen manchmal etwas länger, um sich an den Gedanken zu gewöhnen, dass sie Vater werden. Teilen Sie Ihre Freude mit einer guten Freundin oder mit Ihrer Mutter, falls Ihr Mann oder Freund anfangs zurückhaltend ist.

▼ Suchen Sie sich einen Gynäkologen, dem Sie vertrauen.

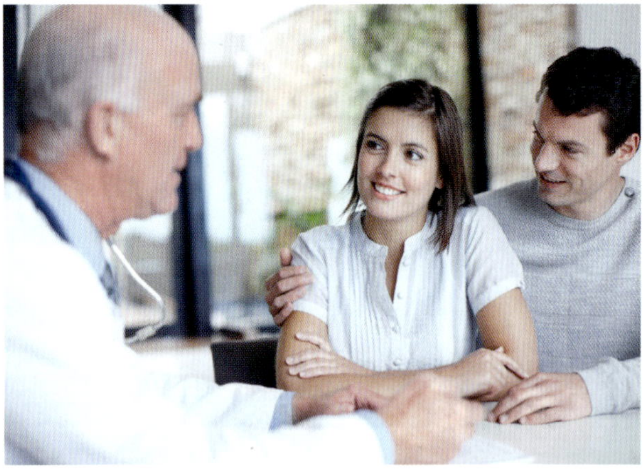

Bei Ihrem ersten Frauenarztbesuch wird Folgendes passieren:

- Regel: Der Arzt fragt Sie nach dem Datum Ihrer letzten Menstruation, um das voraussichtliche Geburtsdatum Ihres Kindes zu berechnen.
- Schwangerschaftstest: Entweder führt er einen Urintest durch oder, bei mindestens achtwöchiger Schwangerschaft, eine Ultraschalluntersuchung.
- Beckengröße: Er schätzt die Größe Ihres Beckens ab, die bei einer natürlichen Geburt von Bedeutung ist.
- Brüste: Der Gynäkologe untersucht Ihre Brüste auf Knoten, Hohl- oder Schlupfwarzen.
- Beine und Hände: Der Arzt stellt fest, ob Sie an den Beinen oder Händen Krampfadern bzw. Ödeme (Wassereinlagerungen im Gewebe) haben.
- Urin: Die Urinuntersuchung zeigt, ob Ihre Nieren richtig funktionieren.
- Bauch: Der Gynäkologe tastet den Bauch ab, um herauszufinden, ob die Gebärmutter richtig liegt und wie Größe und Lage des Embryos sind.
- Gynäkologische Untersuchung: Der Arzt untersucht Scheidenschleimhäute, Gebärmutter und Gebärmutterhals. Er macht einen Abstrich, um festzustellen, ob eine Infektion mit Chlamydien vorliegt, die zu vorzeitigem Blasensprung oder einer Frühgeburt führen kann.

Hohl- oder Schlupfwarzen

Nach innen gerichtete Brustwarzen werden als Hohl- oder Schlupfwarzen bezeichnet. Sie können das Stillen erschweren, weil das Baby nicht richtig saugen kann, man kann sie aber im Allgemeinen mithilfe von Plastikhütchen, sogenannten Nipletten, problemlos selbst behandeln. Die Nipletten werden auf die Brustwarzen gesetzt. Die Schwangere saugt nun mit einer Spritze die Luft aus der Niplette und die Hütchen drücken sich auf die Brustwarzen und richten sich im Laufe der Zeit nach außen. Voraussetzung ist, dass die Nipletten über mehrere Wochen ca. fünf Stunden täglich getragen werden.
Sogenannte Brustschilder funktionieren nach einem ähnlichen Prinzip. Sie werden auf die Brust aufgesetzt und haben ein Loch, durch das die Brustwarze mit sanfter Saugwirkung gezogen wird.
Beide Methoden sind nicht schmerzhaft und einfach durchzuführen.

- Blutdruck: Der Blutdruck liegt normalerweise bei 120/70 (systolischer und diastolischer Druck). Bei einem Blutdruck von über 140/90 spricht man von Bluthochdruck. Dieser kann in der Schwangerschaft möglicherweise zu Komplikationen wie Präeklampsie (siehe Seite 54) führen.
- Blutuntersuchung: Die Blutuntersuchung gibt u. a. Aufschluss über Blutgruppe, Rhesusfaktor, Hämoglobinspiegel und Rötelnantikörper etc.

- Wiegen: Die Arzthelferinnen wiegen Sie, um Ihre Gewichtszunahme während der Schwangerschaft zu protokollieren.
- Ultraschalluntersuchung: Der Arzt wird mit einer Ultraschallsonde die Größe des Embryos und die Stelle, an der sich die Schwangerschaft eingenistet hat, bestimmen. Dabei können auch Mehrlinge frühzeitig entdeckt werden.

Einen Teil der Untersuchungen wird Ihr Arzt bei jedem Besuch wiederholen. Ab Seite 34 lesen Sie mehr über die Checks während der Schwangerschaft.

Chlamydien

Chlamydien sind Bakterien, die durch Sexualverkehr übertragen werden. Eine Infektion mit Chlamydien kann das Risiko einer Fehlgeburt erhöhen. Die Neugeborenen können sich außerdem anstecken und zum Teil schwerwiegende Augenentzündungen bekommen. Deshalb untersucht der Arzt routinemäßig zu Beginn einer Schwangerschaft eine Frau auf Chlamydien.

DER MUTTERPASS

Seit 1961 gibt es in Deutschland den Mutterpass. Sobald der Arzt eine Schwangerschaft bei Ihnen festgestellt hat, bekommen Sie ihn ausgehändigt. Bis zur Geburt tragen Arzt oder Hebamme alle wichtigen Daten zum Zustand des Kindes, wie Gewicht, Größe, Lage, und zur Gesundheit der Mutter, wie Blutgruppe, Ergebnisse von Blutuntersuchungen (Eisengehalt, HIV, Röteln), in diesen Pass ein.

WAS STEHT WO IM MUTTERPASS?

Seiten 2/3: Ergebnisse von Blutuntersuchungen wie Blutgruppe, Rhesusfaktor, Rötelnantikörper, Chlamydien, Hepatitis, Herpes, Syphilis, HIV.

Seite 4: Details über frühere Schwangerschaften, z. B. Fehlgeburten, Kaiserschnitt, Geburt mit Saugglocke oder Zange, Eileiterschwangerschaft, Abbruch. Eine „Spontangeburt" ist eine normale Geburt ohne die Hilfe von Instrumenten; unter „Tragzeit" versteht man die Dauer der Schwangerschaft.

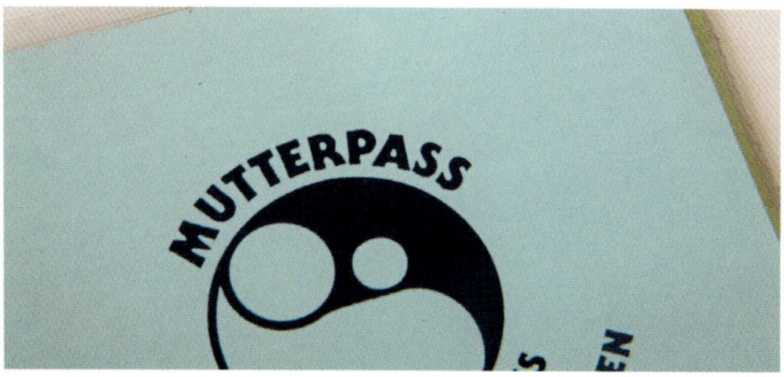

Seite 5: Bei der Anamnese wird Ihre gesundheitliche Vorgeschichte dokumentiert, z. B. Krankheiten, familiäre Besonderheiten, außergewöhnliche Belastungen, Probleme bei vorangegangenen Schwangerschaften etc.

Seite 6: Hier trägt der Arzt den voraussichtlichen Geburtstermin ein. Unter „besondere Befunde im Schwangerschaftsverlauf" können Besonderheiten eingetragen werden, die im Schwangerschaftsverlauf festgestellt werden, wie z. B. Abusus (Missbrauch von Alkohol oder Drogen), Schwangerschaftsdiabetes (Gestationsdiabetes), niedriger Blutdruck (Hypotonie), Bluthochdruck (Hypertonie) und Ödeme.

◀ Den Mutterpass bekommen Sie zu Beginn der Schwangerschaft von Ihrem Arzt ausgestellt.

Rhesusfaktor, Hämoglobinspiegel und Rötelnantikörper

Der *Rhesusfaktor* ist ein Eiweiß auf der Zellmembran roter Blutkörperchen. Wenn die Mutter rhesus-negativ ist, d. h. keinen Rhesusfaktor besitzt, und das Kind rhesus-positiv, also einen Rhesusfaktor besitzt, kann das zu Blutgruppenunverträglichkeiten führen. In dem Fall kann es dazu kommen, dass die Mutter Antikörper gegen ihr ungeborenes Kind bildet. Das tritt noch nicht beim ersten Kind auf – erst wenn bei der Geburt die unsichtbare Schranke zwischen mütterlichem und kindlichem Kreislauf kurzfristig nicht intakt ist (wenn sich die Nachgeburt löst), kann dies ausgelöst werden. Bei einem weiteren rhesus-positiven Kind können die Antikörper durch die Plazenta (Mutterkuchen) in das Gewebe des Babys eindringen und Schäden hervorrufen. Um dies zu verhindern, injiziert man der Mutter nach der Geburt vorbeugend fertige Antikörper, die das nächste Kind schützen, indem sie verhindern, dass die Mutter selbst Antikörper bildet.

Der *Hämoglobinspiegel* kennzeichnet die Menge des eisenhaltigen roten Blutfarbstoffs in den roten Blutkörperchen. Diese sind für die Sauerstoffversorgung im Körper zuständig – ist zu wenig davon vorhanden, werden Mutter und Kind schlapp und müde. Daher verschreibt der Arzt Schwangeren Eisentabletten, wenn der Hämoglobinspiegel zu niedrig ist.

Beim *Rötelnantikörpertest* wird untersucht, ob im Blut der Schwangeren genügend Antikörper gegen Röteln vorhanden sind. Bekommt eine werdende Mutter Röteln und hat sie keine Antikörper im Blut, kann das zu Schädigungen beim Kind führen. Wenn im Blut keine Antikörper sind, muss die Schwangere daher jeglichen Kontakt zu Rötelkranken vermeiden.

Seiten 7/8: In das sogenannte Gravidogramm werden alle Untersuchungsergebnisse mit Datum und die Schwangerschaftswoche eingetragen. Der Fundusstand gibt an, wie die Gebärmutter gewachsen ist, indem ertastet wird, wie hoch der obere Gebärmutterrand liegt. Bei der Kindslage heißt SL Schädellage (Kopf nach unten) und BEL Beckenendlage (Po nach unten). Nachgewiesene Herztöne und Kindsbewegungen werden mit „+" gekennzeichnet. Wassereinlagerungen (Ödeme) und Krampfadern (Varikosis) können eingetragen werden. In die nächste Spalte schreibt der Arzt das Gewicht der Schwangeren. Es folgen Blutdruck, Eisenwert (Hb) sowie die Ergebnisse von Urinuntersuchungen und vaginalen Untersuchungen.

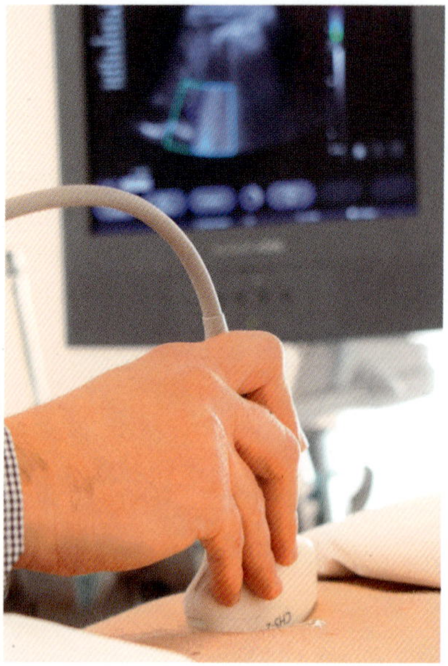

▶ Bei den Ultraschalluntersuchungen stellt der Arzt u. a. Kopfdurchmesser und Fruchtwassermenge fest. Die Ergebnisse werden in den Mutterpass eingetragen.

Seite 9: Im letzten Schwangerschaftsdrittel vermerkt der Arzt hier die Ergebnisse des Herztonwehenschreibers.

Seiten 10–14: Auf diesen Seiten werden die Ergebnisse der Ultraschalluntersuchungen eingetragen, wie Kopfdurchmesser, Fruchtwassermenge und Oberschenkelknochenlänge.

Seite 15: Auf dieser Seite trägt der Arzt schließlich Ergebnisse von Abschlussuntersuchungen ein, die sich auf Geburt und Wochenbett beziehen, wie beispielsweise Kaiserschnitt, Apgar-Zahl (Beurteilung des Gesundheitszustandes nach der Geburt) und Antikörpersuchtest im Blut des Kindes.

Möglicherweise erscheinen Ihnen manche Abkürzungen im Mutterpass rätselhaft. Scheuen Sie sich nicht, sich jede Eintragung von Ihrem Arzt ganz genau erklären zu lassen.

MUTTERPASS IN ÖSTERREICH UND DER SCHWEIZ

In Österreich gibt es einen Mutter-Kind-Pass, der mit dem deutschen Mutterpass vergleichbar ist. In den Mutter-Kind-Pass werden auch Kindervorsorgeuntersuchungen eingetragen. In der Schweiz sind alle Bemühungen nach einem einheitlichen Mutterpass bislang gescheitert. Einzelne Ärzte oder Krankenhäuser geben aber Untersuchungshefte heraus, z. B. den Mutterschaftspass.

GEBURTSRECHNER

Mithilfe des Geburtsrechners können Sie herausfinden, in welchem Zeitraum Ihr Kind voraussichtlich geboren wird. Eine Schwangerschaft dauert im Durchschnitt 266 Tage. Weil der genaue Termin der Zeugung normalerweise nicht bekannt ist, können Sie den Geburtstermin mithilfe des ersten Tages der letzten Menstruation berechnen. Schauen Sie einfach in der folgenden Tabelle (Seite 18 f.) nach, wann Sie Ihre letzte Regel hatten, und finden Sie in der nächsten Spalte Ihren voraussichtlichen Geburtszeitraum heraus. Die meisten Kinder kommen nicht „pünktlich" an einem bestimmten Tag, sondern in den zwei Wochen davor oder danach.

Schwangerschafts-kalender
Schauen Sie im Schwangerschaftskalender nach, wann Sie das letzte Mal Ihre Regelblutung hatten. In der Spalte daneben finden Sie den voraussichtlichen Geburtstermin. Ihr Kind ist in dem Zeitraum von etwa zwei Wochen um diesen Tag herum geburtsbereit. Wenn Sie in einem Schaltjahr schwanger sind, verschiebt sich das Datum der Geburt.

WAS JETZT WICHTIG IST

Im frühen Stadium der Schwangerschaft sind viele Frauen unsicher, ob sie noch Sport treiben, Kaffee trinken oder die Haare färben dürfen. Im Folgenden finden Sie das Wichtigste zusammengefasst.

Alkohol: Alkohol kann das ungeborene Kind schädigen. Verzichten Sie deshalb auch bei festlichen Anlässen darauf.

Getränke: Trinken Sie mindestens zwei Liter täglich. Ideal sind Mineralwasser, Früchtetees und Saftschorlen. Verzichten Sie auf süße Limonaden, da diese zu viele Kalorien enthalten. Kaffee ist in Maßen unbedenklich. Bedenken Sie bei schwarzem Tee, dass er die Eisenaufnahme hemmt – Frauen, die einen niedrigen Eisenwert haben, sollten damit zurückhaltend sein.

Schwangerschaftskalender

	Januar	Februar	März	April	Mai	Juni
1	8.10.	8.11.	6.12.	6.1.	5.2.	8.3.
2	9.10.	9.11.	7.12.	7.1.	6.2.	9.3.
3	10.10.	10.11.	8.12.	8.1.	7.2.	10.3.
4	11.10.	11.11.	9.12.	9.1.	8.2.	11.3.
5	12.10.	12.11.	10.12.	9.1.	9.2.	12.3.
6	13.10.	13.11.	11.12.	11.1.	10.2.	13.3.
7	14.10.	14.11.	12.12.	12.1.	11.2.	14.3.
8	15.10.	15.11.	13.12.	13.1.	12.2.	15.3.
9	16.10.	16.11.	14.12.	14.1.	13.2.	16.3.
10	17.10.	17.11.	15.12.	15.1.	14.2.	17.3.
11	18.10.	18.11.	16.12.	16.1.	15.2.	18.3.
12	19.10.	19.11.	17.12.	17.1.	16.2.	19.3.
13	20.10.	20.11.	18.12.	18.1.	17.2.	20.3.
14	21.10.	21.11.	19.12.	19.1.	18.2.	21.3.
15	22.10.	22.11.	20.12.	20.1.	19.2.	22.3.
16	23.10.	23.11.	21.12.	21.1.	20.2.	23.3.
17	24.10.	24.11.	22.12.	22.1.	21.2.	24.3.
18	25.10.	25.11.	23.12.	23.1.	22.2.	25.3.
19	26.10.	26.11.	24.12.	24.1.	23.2.	26.3.
20	27.10.	27.11.	25.12.	25.1.	24.2.	27.3.
21	28.10.	28.11.	26.12.	26.1.	25.2.	28.3.
22	29.10.	29.11.	27.12.	27.1.	26.2.	29.3.
23	30.10.	30.11.	28.12.	28.1.	27.2.	30.3.
24	31.10.	1.12.	29.12.	29.1.	28.2.	31.3.
25	1.11.	2.12.	30.12.	30.1.	1.3.	1.4.
26	2.11.	3.12.	31.12.	31.1.	2.3.	2.4.
27	3.11.	4.12.	1.1.	1.2.	3.3.	3.4.
28	4.11.	5.12.	2.1.	2.2.	4.3.	4.4.
29	5.11.		3.1.	3.2.	5.3.	5.4.
30	6.11.		4.1.	4.2.	6.3.	6.4.
31	7.11.		5.1.		7.3.	

	Juli	August	September	Oktober	November	Dezember
1	7.4.	8.5.	8.6.	8.7.	8.8.	7.9.
2	8.4.	9.5.	9.6.	9.7.	9.8.	8.9.
3	9.4.	10.5.	10.6.	10.7.	10.8.	9.9.
4	10.4.	11.5.	11.6.	11.7.	11.8.	10.9.
5	11.4.	12.5.	12.6.	12.7.	12.8.	11.9.
6	12.4.	13.5.	13.6.	13.7.	13.8.	12.9.
7	13.4.	14.5.	14.6.	14.7.	14.8.	13.9.
8	14.4.	15.5.	15.6.	15.7.	15.8.	14.9.
9	15.4.	16.5.	16.6.	16.7.	16.8.	15.9.
10	16.4.	17.5.	17.6.	17.7.	17.8.	16.9.
11	17.4.	18.5.	18.6.	18.7.	18.8.	17.9.
12	18.4.	19.5.	19.6.	19.7.	19.8.	18.9.
13	19.4.	20.5.	20.6.	20.7.	20.8.	19.9.
14	20.4.	21.5.	21.6.	21.7.	21.8.	20.9.
15	21.4.	22.5.	22.6.	22.7.	22.8.	21.9.
16	22.4.	23.5.	23.6.	23.7.	23.8.	22.9.
17	23.4.	24.5.	24.6.	24.7.	24.8.	23.9.
18	24.4.	25.5.	25.6.	25.7.	25.8.	24.9.
19	25.4.	26.5.	26.6.	26.7.	26.8.	25.9.
20	26.4.	27.5.	27.6.	27.7.	27.8.	26.9.
21	27.4.	28.5.	28.6.	28.7.	28.8.	27.9.
22	28.4.	29.5.	29.6.	29.7.	29.8.	28.9.
23	29.4.	30.5.	30.6.	30.7.	30.8.	29.9.
24	30.4.	31.5.	1.7.	31.7.	31.8.	30.9.
25	1.5.	1.6.	2.7.	1.8.	1.9.	1.10.
26	2.5.	2.6.	3.7.	2.8.	2.9.	2.10.
27	3.5.	3.6.	4.7.	3.8.	3.9.	3.10.
28	4.4.	4.6.	5.7.	4.8.	4.9.	4.10.
29	5.5.	5.6.	6.7.	5.8.	5.9.	5.10.
30	6.5.	6.6.	7.7.	6.8.	6.9.	6.10.
31	7.5.	7.6.		7.8.		7.10.

Haare färben: Färben Sie während Ihrer Schwangerschaft die Haare nicht mit chemischen Mitteln. Einige stehen im Verdacht, Krebs auszulösen und das Erbgut zu schädigen. Tönungen und Pflanzenfarben sind unbedenklich.

Mahlzeiten: Fünf bis sechs kleine Mahlzeiten sind besser als drei große. Wenn das „Loch" im Magen zu groß ist, kann Ihnen übel werden. Essen Sie vitamin- und mineralstoffreich. Ideal sind Obst, Gemüse, Fisch und Vollkornprodukte. Für unterwegs zum Knabbern bietet sich Studentenfutter an.

Medikamente: Sprechen Sie mit Ihrem Arzt ab, welche Medikamente Sie jetzt noch einnehmen können. Verzichten Sie darauf, auf eigene Faust Vitaminpräparate zu schlucken. Nach Absprache mit Ihrem Gynäkologen können Sie ein Folsäure-, Jod- und Eisenpräparat einnehmen.

Tränen

Durch die Hormone sind viele Frauen in der Schwangerschaft nahe am Wasser gebaut und brechen oft schon bei Kleinigkeiten in Tränen aus. Sagen Sie Ihrem Partner, warum das jetzt so ist. Dann hat er sicher Verständnis. Scheuen Sie sich nicht, Ihren Tränen freien Lauf zu lassen. Sie werden sich danach besser fühlen.

Nikotin: Zigarettenrauch kann zu vielen schwerwiegenden gesundheitlichen Problemen für das ungeborene Baby führen, z. B. Frühgeburt und Hungerzustände. Jetzt ist ein guter Zeitpunkt, das Rauchen aufzugeben. Vielleicht ist Ihr Partner ja auch motiviert, seinem Kind zuliebe auf Zigaretten zu verzichten? Viele Krankenkassen bieten Kurse zur Raucherentwöhnung an.

Reisen: Bei Flugreisen besteht Thrombosegefahr. Unternehmen Sie besser keine Fernreisen mehr oder achten Sie beim Flug auf regelmäßige Bewegung. Die Fluggesellschaften haben unterschiedliche Bestimmungen zur Mitnahme von Schwangeren (siehe Seite 97).

Ruhe: Der Körper braucht jetzt wegen der Umstellung mehr Schlaf. Geben Sie diesem Bedürfnis ohne schlechtes Gewissen nach.

Sport: Machen Sie weiter mit Ihrem gewohnten Sportprogramm, wenn Ihnen danach ist, aber übertreiben Sie es nicht. Ideale Sportarten sind Tanzen, Schwimmen und Nordic Walking. Verzichten Sie auf gefährliche Sportarten wie Skifahren, Tauchen oder Fallschirmspringen.

Übelkeit: Trinken Sie noch im Bett eine Tasse Pfefferminztee und knabbern Sie etwas Zwieback. Vielen Frauen hilft auch Ingwer (als Keks oder Tee). Achten Sie tagsüber darauf, dass Ihr Magen nicht leer wird und halten Sie immer leichte Snacks wie Bananen oder Kürbiskerne bereit.

▼ Bei morgendlicher Übelkeit hilft oft Pfefferminztee, noch vor dem Aufstehen im Bett getrunken.

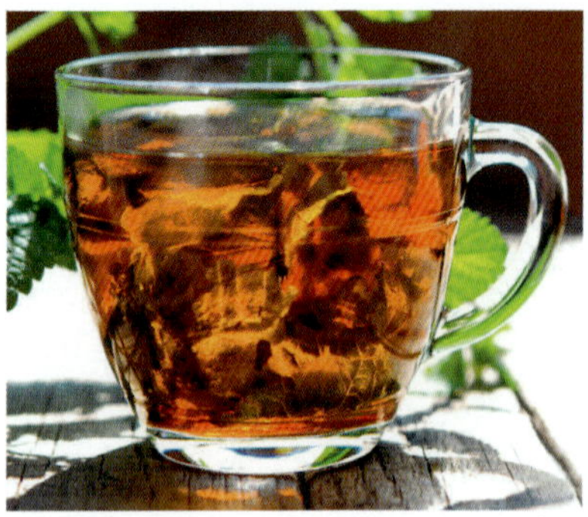

Zeit: Viele ahnen, dass die erste Zeit mit dem Baby hektisch wird. Genießen Sie es deshalb noch einmal, Zeit für sich zu haben und verwöhnen Sie sich.

DIE ENTWICKLUNG DES KINDES

Es gibt kaum etwas Spannenderes als die Entwicklung eines Babys vom Zeitpunkt der Empfängnis über das embryonale und fetale Stadium bis zur Geburt zu verfolgen. Schon gegen Ende des ersten Trimesters (also bis zur 14. Woche) ist der Embryo als kleiner Mensch erkennbar, obwohl er erst 7,5 Zentimeter misst. Im zweiten Schwangerschaftsdrittel wächst das ungeborene Kind rasch und auch im letzten Schwangerschaftsdrittel nimmt es an Länge zu und legt Fettreserven an. Experten gehen davon aus, dass sich jedes Baby auch in der Gebärmutter unterschiedlich entwickelt. Die folgenden Seiten über die Embryoentwicklung geben daher lediglich einen allgemeinen Überblick, Details können durchaus abweichen.

Wochen und Monate

Ärzte und Hebammen berechnen die Schwangerschaft in Wochen, nicht in Monaten. Dadurch haben sie eine exaktere Vorstellung vom genauen Schwangerschaftsalter, wenn sie eine schwangere Frau betreuen. Es wird eine Schwangerschaftsdauer von 40 Wochen ab der letzten Regelblutung gerechnet – also zehnmal vier Wochen oder 280 Tage. Der Vier-Wochen-Rhythmus entspricht dem Rhythmus des Menstruationszyklus einer Frau, die alle 28 Tage ihre Regelblutung hat. So ergibt sich eine Schwangerschaftsdauer von zehn „Mond"- oder „Zyklusmonaten". Für Nichtgeburtshelfer bedeutet ein Monat etwas anderes, nämlich meist einen Kalendermonat. Da dieser ja drei bis vier Tage mehr als vier Wochen hat, ergibt sich nach Kalendermonat gerechnet eine Schwangerschaftsdauer von neun Monaten.

1. MONAT

Wenn die Befruchtung stattfindet, ist bereits das meiste entschieden. Das Geschlecht, die Haar- und Augenfarbe, die spätere Körpergröße und -form stehen nach der Verschmelzung von Ei- und Samenzelle bereits fest.

1. WOCHE

Die erste „Schwangerschaftswoche" (siehe Kasten) beginnt mit dem ersten Tag der letzten Menstruation. Da es oft schwierig ist, genau zu bestimmen, wann Sie Ihren letzten Eisprung hatten, nutzen die medizinischen Fachleute Ihre letzte Periode als Ausgangspunkt für die nächsten neun Monate. An diesem Termin beginnt also die Berechnung der Schwangerschaftsdauer von 40 Wochen – obwohl Sie direkt nach der Periode noch gar nicht schwanger waren. Den voraussichtlichen Geburtszeitraum Ihres Babys können Sie anhand der Tabelle auf Seite 18 f. errechnen.

2. WOCHE

Während der zweiten Woche nach Ihrer Periode wird durch das Hormon Östrogen in der Gebärmutter ein blutreicher Gewebsbelag erzeugt. Die Gebärmutter wird durch den ansteigenden Progesteronspiegel darauf vorbereitet, ein befruchtetes Ei aufzunehmen. Zur gleichen Zeit reifen die Eier der Eierstöcke. Es kann nun eine Empfängnis erfolgen, sobald eine Spermie auf ein Ei trifft und dieses befruchtet.

▼ Die Entwicklung des Babys vom Zeitpunkt der Empfängnis bis zur Geburt

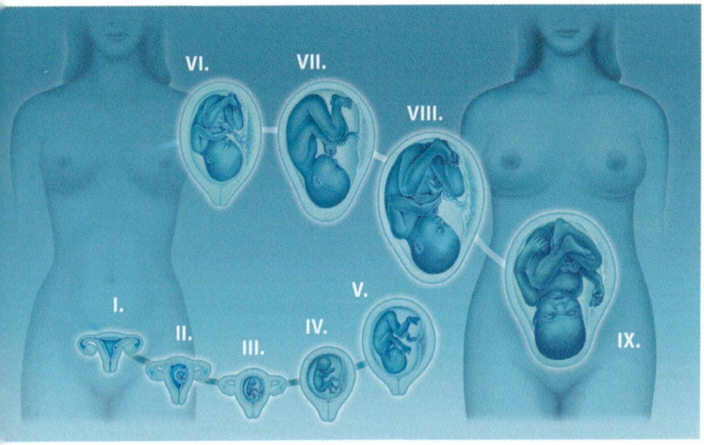

3. WOCHE

Wenn die Samenzelle in die Eizelle eindringt, ist das Ei befruchtet. Bei der Befruchtung ist bereits das Geschlecht des Kindes festgelegt. 30 Stunden nach der Befruchtung beginnt die Zellteilung des Eis. Nach drei Tagen hat es mehrere Zellen, nach vier Tagen besteht das Ei schon aus ca. 100 einzelnen Zellen. Der Embryo, der sich in diesem Stadium meist noch im Eileiter befindet, macht sich jetzt auf den Weg zur Gebärmutter.

4. WOCHE

Ab diesem Zeitpunkt nimmt der Embryo Nährstoffe aus dem Blut der Mutter auf. Er hat nun die Größe eines Apfelkerns. Wenn Sie jetzt einen Schwangerschaftstest machen, ist dieser möglicherweise noch negativ: Das Schwangerschaftshormon hCG wird noch nicht in der nachweisbaren Menge produziert.

2. MONAT

Im zweiten Monat spüren die meisten werdenden Mütter die ersten Anzeichen einer Schwangerschaft. Das können morgendliche Übelkeit, Spannungsgefühle in der Brust, Müdigkeit oder Geruchsempfindlichkeit sein. Der Grund dafür sind die Schwangerschaftshormone, die nun vermehrt produziert werden. Obwohl der Embryo nach der sechsten Woche erst etwa vier Millimeter groß ist und weniger als ein Gramm wiegt, beginnt der Blutkreislauf bereits zu arbeiten, und das Herz fängt an zu schlagen. Die Plazenta, auch Mutterkuchen genannt, verbindet den mütterlichen Kreislauf mit dem kindlichen und versorgt das Ungeborene mit wichtigen Nährstoffen.
Die meisten Körperteile und Organe, wie Arme, Beine, Hände, Füße, Augen, Ohren und Mund, sind bereits angelegt.

5. WOCHE

Das Herz Ihres Embryos schlägt bereits und pumpt Blut. Es ist in verschiedene Kammern geteilt und wird bald einen geregelten Rhythmus finden. Der Embryo selbst ist etwa einen halben Zentimeter groß. Die wichtigsten Organe sowie die oberen und unteren Gliedmaßen des Embryos beginnen zu wachsen. Aus diesen zunächst kleinen Knospen entstehen die Arme und Beine Ihres Babys. Aus kleinen Falten unter der Öffnung, aus der sich später einmal der Mund Ihres Babys formen wird, werden sich der Hals und der Unterkiefer bilden. Bereits in diesem frühen Stadium der Entwicklung entstehen die Gesichtszüge Ihres Kindes. Nasenlöcher werden deutlich und die Netzhaut im Auge beginnt sich zu formen.

6. WOCHE

Der Embryo scheint proportional zu seinem Körper einen überdimensional großen Kopf zu haben. Dunkle Punkte im Gesicht markieren die Stellen, an denen sich die Augen, Nasenlöcher und Ohren bilden werden. Die Knospen, die einmal Arme und Beine werden, sind jetzt noch besser sichtbar. Das Herz hat sich jetzt in die rechte und linke Kammer geteilt und schlägt 150-mal in der Minute. Nach ungefähr der Hälfte dieser Woche wird der Embryo die ersten Bewegungen machen.

7. WOCHE

Die winzigen Finger und Füße des Embryos formen sich. Sie sind in dieser Entwicklungsphase mit Schwimmhäuten versehen. Der jetzt etwas über einen Zentimeter große Embryo bewegt sich manchmal sprunghaft. Der Herzschlag ist etwa doppelt so schnell wie der eines Erwachsenen. Er ist jetzt im Ultraschall zu sehen.

8. WOCHE

Ab der achten Woche wird Ihr Baby sehr schnell wachsen. Die Organe, die sich in den ersten Lebenswochen gebildet haben, werden jetzt vergrößert und verfeinert. Die Haut des Embryos ist dünn wie Papier, und die Adern sind deutlich sichtbar.

3. MONAT

In dieser Zeit spürt die werdende Mutter ganz deutlich, dass sich ihr Körper auf „schwanger" eingestellt hat. Nasen- und Zahnfleischbluten sowie verstärkter Harndrang können auftreten. Das kleine Baby im Bauch macht erste zarte Bewegungen. Finger und Zehen bilden sich heraus, die äußeren Geschlechtsmerkmale werden langsam erkennbar. Ein Ungeborenes im Alter von zwölf Wochen hat eine Größe von sechs Zentimetern und wiegt etwa 1,5 Gramm. Alle lebenswichtigen Organe haben sich gebildet. Die Augen sind noch geschlossen.

9. WOCHE

Nach dieser Woche beträgt die Größe des Fetus etwa 2,3 Zentimeter. Die Augenlider sind noch mit der Haut verschmolzen. Die Handgelenke, Finger und Zehen sind ausgeprägter und deutlich sichtbar, die Arme wachsen und sind an den Ellenbogen abgewinkelt. Obwohl sich die Genitalien Ihres Kindes zu formen beginnen, kann das Geschlecht auf dem Ultraschall noch nicht festgestellt werden.

10. WOCHE

Der Fetus ist jetzt etwa drei Zentimeter lang und wiegt unter vier Gramm. Er kann schon kräftig schlucken und treten. Jeden Tag werden mehr Details, wie Fingernägel oder flaumiges Haar, erkennbar. Die lebenswichtigen Organe sind voll entwickelt und funktionstüchtig, der Kopf ist halb so groß wie der Rest des Körpers.

Plazenta

Die Plazenta oder der Mutterkuchen ist embryonales Gewebe in der Gebärmutter. Sie ist durch die Nabelschnur mit dem Baby verbunden und ist die lebenswichtige Verbindung zwischen Baby und Mutter. Über sie gelangen Sauerstoff, Eiweiße, Vitamine, Kohlenhydrate, Antikörper und andere Stoffe von der Mutter zum Ungeborenen. Umgekehrt werden Abfallstoffe des Babys über die Plazenta ausgeschieden. Dabei vermischt sich das mütterliche mit dem fetalen Blut. In der Plazenta bilden sich außerdem wichtige Schwangerschaftshormone.

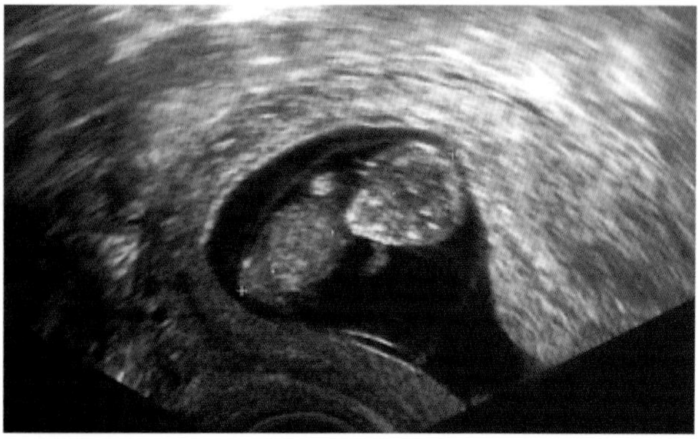

◀ In der zehnten Woche ist der Fetus ca. drei Zentimeter lang und wiegt weniger als vier Gramm.

11. WOCHE

Der etwa 4,1 Zentimeter große Fetus besitzt bereits alle wichtigen Körperteile, von Zahnwurzeln bis zu den Fußnägeln. Zehen und Finger sind nun einzeln sichtbar und klar voneinander getrennt. In dieser Woche sind auch die Stimmbänder fertig ausgebildet. Vom dritten Monat an wird das Ungeborene als Fetus bezeichnet.

12. WOCHE

Ihr Kind wiegt nun kaum mehr als 14 Gramm und ist etwa 5,4 Zentimeter groß. Das Gesicht Ihres Babys verändert sich: Die Augen, die sich zunächst an der Seite des Kopfes gebildet haben, wachsen jetzt dichter zusammen. Die Nervenzellen Ihres Babys haben sich vervielfältigt, und die Synapsen (Nervenverbindungen im Gehirn) beginnen, sich zu formen. Der Fetus zeigt außerdem Reflexe: Könnte man seine Handinnenfläche berühren, dann würden sich seine Finger schließen.

4. MONAT

Freuen Sie sich, wenn Sie im vierten Monat sind. Jetzt hat sich Ihr Körper normalerweise an die Hormonumstellung gewöhnt, und die Schwangerschaftsbeschwerden lassen deutlich nach. Das Ungeborene wächst rasch. Es bewegt Arme, Beinchen, Fingerchen und Zehen. Erste feine Härchen der Lanugo-Behaarung, eines Flaums, der den ganzen Körper bedeckt und sich erst kurz vor der Geburt wieder zurückbildet, sind zu sehen. Mit 16 Wochen ist das Kind etwa zwölf Zentimeter groß und wiegt um die 130 Gramm.

13. WOCHE

Das Gewicht des Fetus beträgt jetzt etwa 23 Gramm, die Größe etwa 7,5 Zentimeter. Seine Fingerabdrücke sind bereits vorhanden. Erwarten Sie ein Mädchen? Dann wird Ihre Tochter jetzt ungefähr zwei Millionen Eier in ihren Eierstöcken haben; zum Zeitpunkt ihrer Geburt wird es nur noch eine Million sein. Je älter sie wird, desto weniger Eier sind noch vorhanden.

14. WOCHE

Der Körper Ihres Babys wächst jetzt schneller als der Kopf. Vom Schädel bis zum Steiß ist es jetzt ungefähr 8,7 Zentimeter groß und wiegt 43 Gramm. In dieser Woche wird sich die zarte Haut mit Flaumhaar bedecken, und auch die Augenbrauen und das Kopfhaar beginnen zu wachsen. Struktur und Farbe der Haare entwickeln sich aber erst nach der Geburt. Von jetzt an kann der Fetus bereits einiges: blinzeln, greifen, die Stirn runzeln, das Gesicht verziehen und Daumen lutschen.

15. WOCHE

Ihr Baby bekommt jetzt häufig Schluckauf. Es macht dabei aber keine Geräusche, da die Luftröhre nicht mit Luft, sondern mit Flüssigkeit gefüllt ist. Obwohl Sie wahrscheinlich zwischen 2,2 und 4,5 Kilo zugenommen haben, wiegt Ihr Fetus nur um die 70 Gramm. Er misst etwa 10,1 Zentimeter vom Schädel bis zum Steiß. Seine Beine sind länger als die Arme, alle Gelenke und Glieder sind beweglich. Anhand eines Ultraschalls können Sie jetzt vielleicht schon das Geschlecht Ihres Babys herausfinden, wenn Sie das möchten. Denn nun sind die äußeren Geschlechtsorgane genügend entwickelt, um zu erkennen, ob Sie einen Jungen oder ein Mädchen bekommen werden.

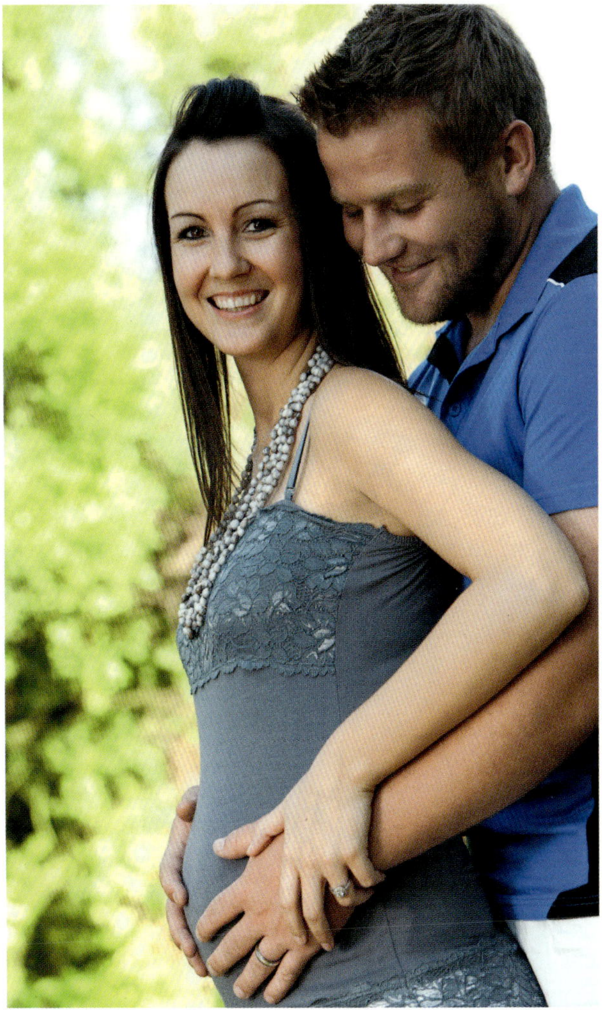

16. WOCHE

Ihr Baby ist jetzt etwa 11,6 Zentimeter groß. In den nächsten drei Wochen macht es einen enormen Wachstumsschub. Es wird sein Gewicht verdoppeln und einige Zentimeter wachsen. Ihr Kind wird beginnen, mit der Nabelschnur zu spielen. Es greift gerne danach und zieht an ihr. Kreislauf und Harnwege sind voll funktionsfähig und das Baby atmet Fruchtwasser durch seine Lungen ein und aus.

5. MONAT

Ihr Baby entwickelt sich rasch weiter. Es hört die Stimmen der Eltern, trinkt Fruchtwasser, strampelt und lutscht am Daumen. Ab dem fünften Monat können viele Mütter die Kindsbewegungen wahrnehmen. Die meisten wichtigen Organe funktionieren. Die Geschlechtsorgane sind gut entwickelt. Das Kind ist 16 Zentimeter groß und wiegt ca. 340 Gramm.

17. WOCHE

Inzwischen ist Ihr Kind fast 13 Zentimeter groß. Sein Skelett besteht aus gummiartigem Knorpel, der sich erst später verhärtet. Mithilfe eines speziellen Stethoskops können Sie nun das Herz Ihres Babys klopfen hören. Ein aufregender Moment! Die Entwicklung der Ohren des Babys wird zwar erst in der 24. Woche abgeschlossen sein, trotzdem kann der Fetus jetzt schon hören.

◄ Das Baby im Mutterleib hört die Stimmen der Eltern und gewöhnt sich daran.

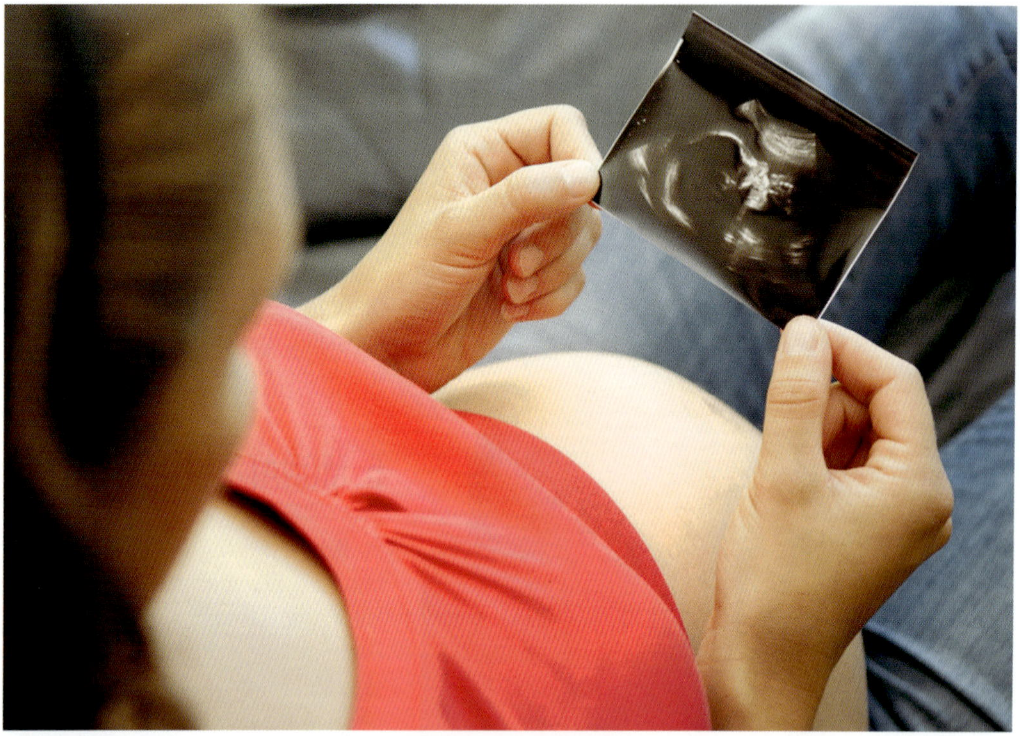

▲ In der 22. Woche hat Ihr Baby die Proportionen eines Neugeborenen.

18. WOCHE

Die Brust Ihres Babys hebt und senkt sich, um das Atmen zu imitieren. Dabei nimmt es aber keine Luft auf, sondern nur Fruchtwasser. Beim Ultraschall können Sie sehen, wie Ihr Baby tritt, sich beugt, streckt, dreht, greift oder an seinem Daumen lutscht. Die Netzhaut im Auge des Kindes reagiert bereits auf Licht.

19. WOCHE

Die Ausbildung der Sinne Ihres Kindes erreicht nun ihren Höhepunkt: Schmecken, Riechen, Hören, Sehen und Fühlen sind jetzt in den speziellen Regionen des Gehirns entwickelt. Die vorhandenen Nervenzellen wachsen, und es werden komplexere Verbindungen hervorgerufen. Die Entwicklung der Haut ist abgeschlossen. Sie ist aber noch so dünn, dass die Gefäße durchscheinen.

20. WOCHE

Von diesem Zeitpunkt an wird Ihr Baby immer in der vollen Länge gemessen, denn es liegt jetzt weniger zusammengerollt in Ihrem Bauch. Es misst jetzt etwa 25,6 Zentimeter vom Kopf bis zu den Zehen. Die sogenannte Käseschmiere, ein weißlicher Mantel aus einer fetthaltigen Substanz, bedeckt Ihr Baby und schützt die Haut während der langen Zeit im Fruchtwasser. Der Verdauungsapparat wird trainiert: Das Baby schluckt mehr Fruchtwasser in dieser Woche. Weil das Kind größer wird und der Bedarf steigt, bildet die Plazenta laufend neues Fruchtwasser.

Ab wann kann ein Frühgeborenes überleben?
Ab der 24. Woche wird einem Frühgeborenen laut Gesetz Lebensfähigkeit zugesprochen. Wenn Ihr Kind jetzt auf die Welt kommt, braucht es besondere medizinische Betreuung und muss wahrscheinlich in einem Brutkasten liegen. Ab der 28. Woche überleben 90 Prozent der Frühgeborenen.

6. MONAT

Im sechsten Monat lagert das Baby Fettgewebe ein. Das Gehör ist entwickelt, die Muskeln werden regelmäßig trainiert. Das Baby hat in diesem Alter bereits ein sensibles Gespür und fühlt, ob es der Mutter gut oder schlecht geht. In der 24. Woche ist es etwa 21 Zentimeter groß und wiegt um die 630 Gramm.

21. WOCHE

Ihr Baby schwimmt jetzt in etwa einem Liter Fruchtwasser. Es schläft zwischen 16 und 18 Stunden am Tag. Die Geschmacksknospen haben sich gebildet.

▼ Im siebten Monat wird die Plazenta jede Minute mit etwa 400 Milliliter mütterlichen Bluts versorgt.

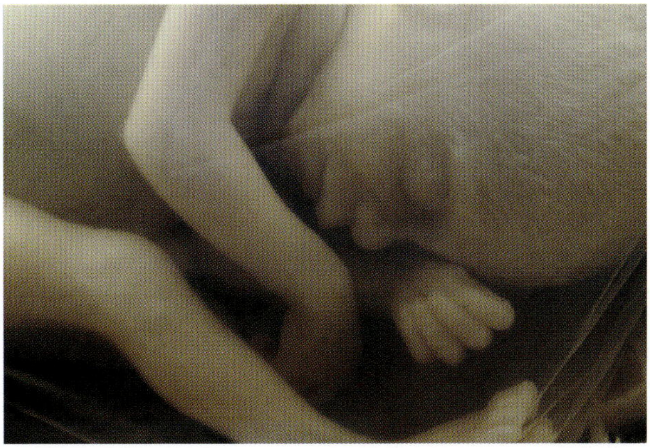

22. WOCHE

Ihr Baby hat nun die Proportionen eines Neugeborenen, aber da es noch kein Fett entwickelt hat, ist es ganz dünn. Die Haut des Kindes sieht schrumpelig aus, da es noch Gewicht zunehmen muss. Die Lippen sind ausgeprägt und die Augen geformt, nur in der Iris (dem farblichen Teil des Auges) fehlen noch die Pigmente.

23. WOCHE

Das Gehör ist bereits gut ausgebildet. Ihr Kind kann Ihre Stimme verzerrt wahrnehmen und Ihren Herzschlag hören. Wissenschaftler konnten in dieser Phase der Schwangerschaft eine sogenannte Rapid Eye Movement (REM) bei Babys nachweisen. Daraus lässt sich schließen, dass Kinder zu diesem Zeitpunkt schon träumen.

24. WOCHE

Die Haut Ihres Kindes ist noch durchschimmernd und faltig. An den Augen sind schon die ersten Wimpern erkennbar.

7. MONAT

Ihr Baby hat an Gewicht zugenommen und ist gewachsen. Deshalb wird es langsam eng in der Gebärmutter und das Ungeborene ist in den Bewegungen eingeschränkt. In der Lunge haben sich kleine Lungenbläschen gebildet. Die Augen des Babys öffnen sich. Bis zu einem Liter Fruchtwasser trinkt Ihr Kind nun täglich. Manchmal hat es Schluckauf.

25. WOCHE

Ihr Baby wiegt nun etwa 660 Gramm und ist ungefähr 35 Zentimeter groß. Es macht zwar Atembewegungen, hat aber noch keine Luft in seinen Lungen. Der Zahnschmelz der zukünftigen Milchzähne wird bereits von den sogenannten Zahnknospen produziert.

26. WOCHE

Die Augen Ihres Kindes beginnen sich zu öffnen und auch die Reaktion des Babys auf Geräusche wächst, sobald das Nervengeflecht der Ohren vollständig entwickelt ist. Ab jetzt setzt das Kind Fett an.

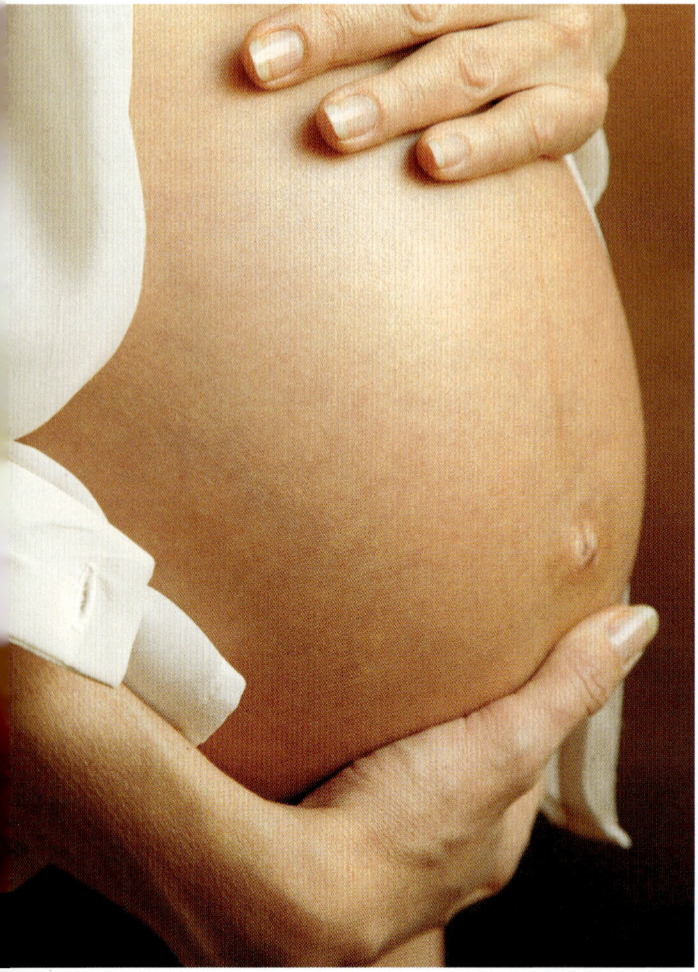

27. WOCHE

Ihr Baby wiegt etwa 900 Gramm und misst 37 Zentimeter. Es schläft und wacht in regelmäßigen Abständen auf, dann öffnen und schließen sich seine Augen, und es saugt an einem Finger oder dem Daumen.

28. WOCHE

Das Kind hat jetzt etwa ein Drittel seines Geburtsgewichts erreicht. Bei männlichen Föten wandern die Hoden, die sich bis zu diesem Zeitpunkt im Bauchraum entwickelt haben, abwärts und erreichen etwa vier Wochen später den Hodensack.

8. MONAT

Das Baby ist lebensfähig, muss aber bis zur Geburt noch zunehmen. Jede Woche steigt das Gewicht Ihres Kind um etwa 200 Gramm. In der Gebärmutter wird es immer enger. Der Bauch der Mutter nimmt an Umfang zu und macht Schlafen, Schuhe binden oder Treppensteigen beschwerlich. Die Lunge des Babys hat sich zwar weiterentwickelt. Wenn es jetzt auf die Welt kommt, muss die Atmung dennoch unterstützt werden.

◄ Gegen Ende der Schwangerschaft macht der Bauchumfang Schlafen, Schuhe binden oder Treppensteigen beschwerlich.

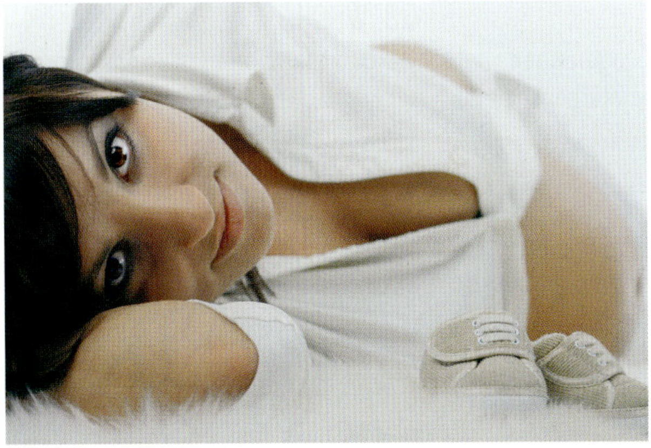

▲ Genießen Sie die letzten Wochen Ihrer Schwangerschaft und gönnen Sie sich z. B. hin und wieder einen entspannten Nachmittag zu Hause.

Mit 32 Wochen ist Ihr Baby etwa 40 Zentimeter groß und wiegt um die 2.500 Gramm. Ein Baby ab der 24. Woche braucht medizinische Betreuung, ein Baby ab der 29. nicht unbedingt – das kommt auf den Einzelfall an.

29. WOCHE

Das Knochengerüst Ihres Ungeborenen wird immer härter und sein Gehirn, die Muskeln und die Lungen reifen. Ihr Baby wiegt jetzt knapp 1,2 Kilogramm und misst vom Kopf bis zu den Zehen 39 Zentimeter. Die Proportionen des Kindes sind jetzt etwa so wie bei der Geburt.

30. WOCHE

Verdauungstrakt und Lunge des Babys sind fast vollständig ausgebildet. Möglicherweise kann Ihr Kind Hell von Dunkel unterscheiden oder auch einer Lichtquelle folgen. Wenn Sie einen Lichtstrahl auf Ihren Bauch richten, kann es sein, dass Ihr Baby seinen Kopf dreht, um dem Licht zu folgen. Ihr Kind hat jetzt Augenbrauen und Wimpern.

31. WOCHE

Ihr Baby kann nun Informationen aufnehmen und verarbeiten. Es wiegt etwa 1,5 Kilogramm und misst ca. 40 Zentimeter.

32. WOCHE

Einige Babys haben zu diesem Zeitpunkt bereits den Kopf voller Haare, andere haben nur wenige Strähnen. Dichtes und dickes Haar bei der Geburt bedeutet nicht unbedingt dasselbe für das ganze Leben.

9. MONAT

Das Baby wächst weiter und deshalb wird es in der Gebärmutter immer enger. Die Lungen sind nach der 35. Woche praktisch ausgereift, und im Falle einer vorzeitigen Geburt können die meisten Kinder selbstständig atmen. Die Lanugo-Behaarung fällt aus. Das Herz schlägt zwischen 110- und 160-mal pro Minute. In der 34. Woche hat die Plazenta ihre Reife erreicht. Von diesem Zeitpunkt an hört sie auf zu wachsen und altert. Das Baby misst in der 36. Woche etwa 47 Zentimeter und wiegt um die 2.900 Gramm.

33. WOCHE

Das Gewicht Ihres Babys beträgt jetzt etwa 1,9 Kilogramm. Das Kind beginnt nun, sich durch eine Drehung für die Geburt bereit zu machen. Der Kopf des Ungeborenen wird dann wahrscheinlich nach unten zeigen. Der Schädel Ihres Babys ist immer noch sehr biegsam und die Schädeldecke noch nicht geschlossen. Das erleichtert dem Kind den Weg durch den relativ engen Geburtskanal. Die Haut Ihres Babys glättet sich jetzt.

34. WOCHE

Das Baby wird größer und runder. Die Fetteinlagerungen wird es nach der Geburt benötigen, um den Temperaturhaushalt im Körper zu regulieren.

35. WOCHE

Ellenbogen, Füße und Kopf des Kindes überragen möglicherweise Ihren Magen, wenn es sich reckt oder zusammenrollt. Ihr Kleines hat nun voll entwickelte Nieren und die Leber kann bereits körperliche Abfallprodukte verarbeiten. Urin wird in das Fruchtwasser ausgeschieden.

36. WOCHE

Ihr Baby wächst weiter und nimmt auch noch an Gewicht zu. Am Ende dieser Woche ist Ihre Schwangerschaft theoretisch abgeschlossen – Sie können jeden Tag mit der Geburt rechnen. Babys, die zwischen der 37. und 42. Woche auf die Welt kommen, gelten als „fristgerecht".

10. MONAT

Wenn es nicht schon geschehen ist, nimmt das Baby jetzt die Geburtslage ein. Normalerweise liegen die Kinder in der Schädellage, also mit dem Kopf voraus. Senkwehen lassen das Baby tiefer in das mütterliche Becken rutschen. Das Baby produziert eigene Hormone und wird mit wichtigen Reserven, z. B. Eisen und Abwehrstoffen, für die erste Zeit nach der Geburt versorgt. Es ist jetzt durchschnittlich zwischen 48 und 54 Zentimeter groß und wiegt zwischen 2.800 und 4.000 Gramm.

37. WOCHE

Ein Großteil des Haarflaums, der Ihr Baby bedeckt hat, ist verschwunden. Ebenso das meiste der weißlichen Substanz namens Käseschmiere (Vernix), die die Haut des Babys vor dem Fruchtwasser geschützt hat. Alle lebenswichtigen Organe sind voll entwickelt und für das Leben außerhalb des Mutterleibs bereit.

38. WOCHE

Der Kopf Ihres Kindes wandert immer tiefer in das Becken der Mutter. Die Lage wird sich vermutlich bis zur Geburt nicht mehr ändern. Es gibt aber auch viele Kinder, die erst beim Einsetzen der Wehen ihr Köpfchen geburtsbereit einstellen.

39. WOCHE

Das Kind schläft viel und legt noch ein paar Reserven für die Geburt an.

40. WOCHE

Ihr Baby wird jetzt bald zur Welt kommen. Während der Geburt ist der Adrenalinspiegel des Babys so hoch wie im restlichen Leben nie mehr. Die Stresshormone erhöhen die Frequenz der Herzschläge und schleusen mehr Blut zum Gehirn. Auf diese Weise wird einem Sauerstoffmangel vorgebeugt und der Blutzuckerspiegel angehoben.

41. WOCHE

Wenn Ihr Kind noch nicht da ist, werden Sie jetzt in kürzeren Abständen zur Ärztin oder Hebamme gebeten. Vielleicht merken Sie, dass Sie ungeduldig werden: Gönnen Sie Ihrem Kind die Zeit, und genießen Sie die letzten Tage ohne Baby.

42. WOCHE

Die meisten Kinder, die zu diesem Zeitpunkt noch nicht geboren sind, sind gesund und munter. Dennoch wird Ihnen spätestens jetzt eine Geburtseinleitung angeboten.

Mehrlingsschwangerschaften

Wenn es in Ihrer Familie Zwillinge gibt, steigen die Chancen für Sie, selbst auch Zwillinge auszutragen. Der Arzt kann ab der achten Schwangerschaftswoche Zwillinge oder Mehrlinge auf dem Ultraschallbild erkennen. Eineiige Zwillinge haben sich aus einer befruchteten Eizelle entwickelt, die sich später teilte. Sie haben eine Plazenta und zwei Fruchtblasen. Eineiige Zwillinge sehen genau gleich aus und haben dasselbe Geschlecht. Zweieiige Zwillinge sind aus zwei unterschiedlichen befruchteten Eizellen entstanden. Sie haben beide eine eigene Fruchtblase und Plazenta, ähneln sich wie normale Geschwister und können unterschiedlichen Geschlechts sein. Auf 85 Geburten kommt eine Zwillingsgeburt. Manchmal teilt sich eine Eizelle noch einmal. Dann entstehen Drillinge. Teilen sich beide Eizellen, entstehen Vierlinge usw. Die Wahrscheinlichkeit einer Drillingsgeburt liegt bei 1:7.000 und die einer Vierlingsgeburt bei 1:600.000. Heute entstehen viele Mehrlingsgeburten durch künstliche Befruchtung, die immer mehr Paare in Anspruch nehmen. Auch Hormongaben können Mehrlingsschwangerschaften begünstigen, indem sie mehrere Eier gleichzeitig reifen lassen, die dann möglicherweise alle befruchtet werden. Schwangere, die Zwillinge oder Mehrlinge erwarten, werden während der Schwangerschaft sorgfältig überwacht. Ab der 28. Schwangerschaftswoche werden die Schwangeren entweder ambulant beobachtet oder, wenn Probleme auftreten, stationär betreut. Ab der 38. Woche wird die Geburt in der Regel eingeleitet, weil die Plazenta überlastet ist. Wenn Sie mehr als ein Kind erwarten, sollten Sie sich besonders viel Ruhe gönnen, weil Ihr Körper noch mehr leistet als bei einer normalen Schwangerschaft. Gelenke, Verdauungsorgane und Bänder werden besonders belastet. Da der Babybauch bei Zwillingen und Mehrlingen oft besonders groß ist, sollten Sie regelmäßig kleinere Mahlzeiten zu sich nehmen. Zwillinge und Mehrlinge müssen im Krankenhaus entbunden werden.

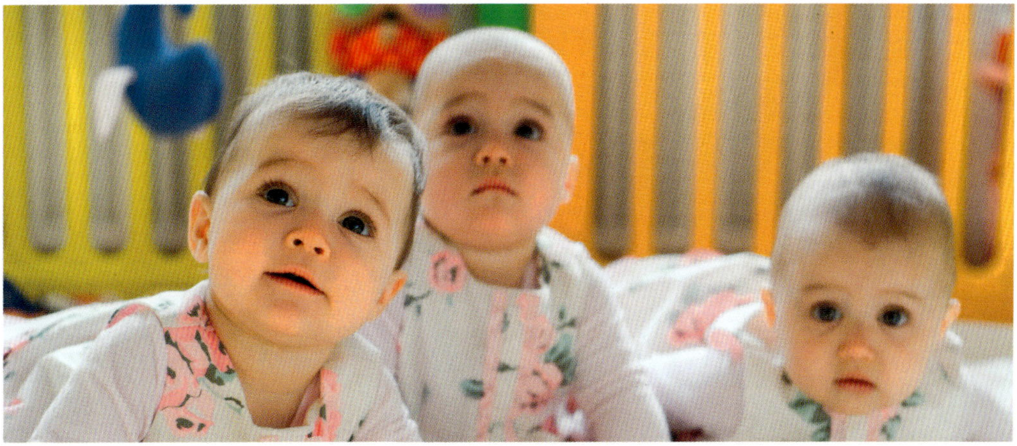

▲ Drillinge entstehen, wenn es nach der Zwillingsbildung erneut zu einer Zellteilung kommt.

GESUND IN DER SCHWANGERSCHAFT

Gesundheit ist für Mutter und Kind das A und O. Durch die vielen Vorsorgeuntersuchungen sind beide von Anfang an medizinisch gut betreut. Achten Sie nun noch mehr als sonst auf sich und Ihren Körper.

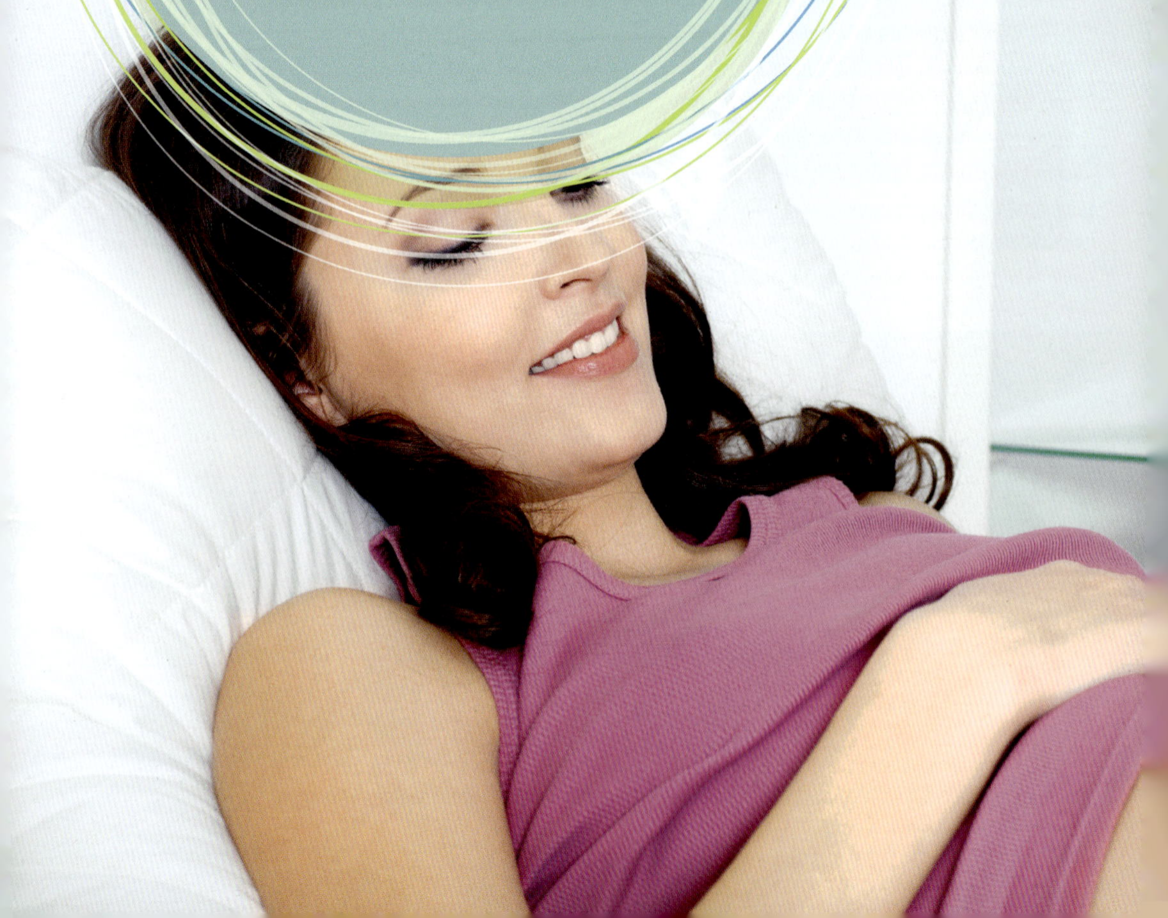

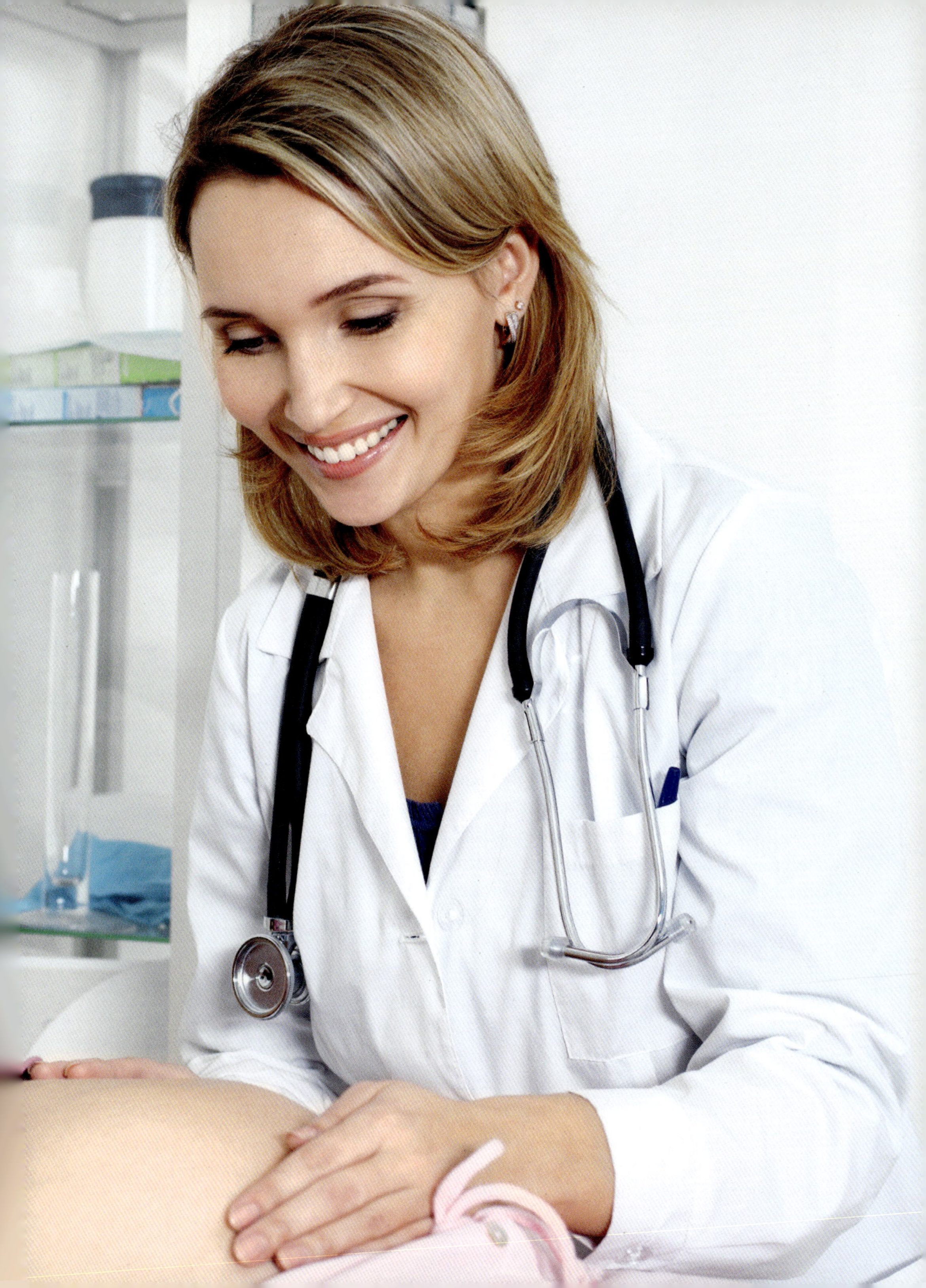

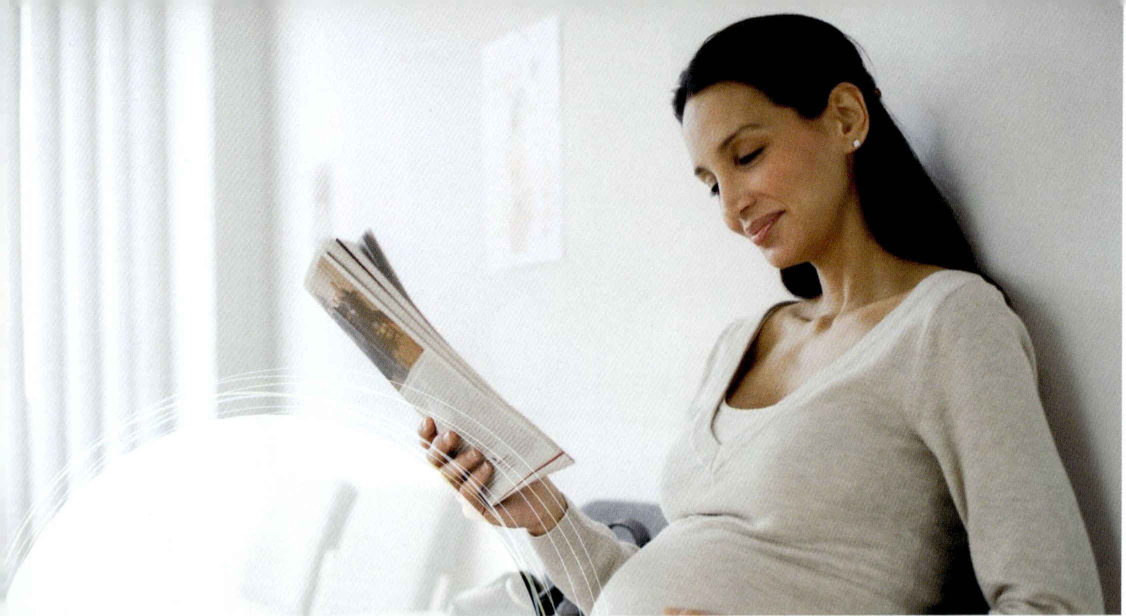

▲ Regelmäßige Checks beim Gynäkologen stellen sicher, dass es Ihnen und dem Baby gut geht.

SCHWANGERSCHAFTS-VORSORGE

Die Gesundheit der Mutter und des ungeborenen Kindes steht an erster Stelle. Regelmäßige Checks bei der Hebamme oder dem Gynäkologen stellen sicher, dass es dem Baby gut geht. Sie selbst leiden zu Beginn der Schwangerschaft möglicherweise unter mehr oder weniger starken Beschwerden. Den ersten Besuch beim Gynäkologen haben Sie vielleicht schon hinter sich. Wahrscheinlich sind Sie mittlerweile auch stolze Besitzerin eines Mutterpasses und haben sich bereits ausgerechnet, wann Ihr Baby das Licht der Welt erblicken wird. Vielleicht hat Ihr Gynäkologe Sie bereits bei Ihrem letzten Besuch über Vorsorgeuntersuchungen während der Schwangerschaft aufgeklärt. Es gibt viele Checks – für einen Großteil davon übernimmt die gesetzliche Krankenkasse die Kosten. Der Zustand des Babys kann mit verschiedenen Methoden untersucht werden. Zu den nicht invasiven Methoden der Pränataldiagnostik, also Untersuchungen außerhalb des Körpers ohne Eingriff, gehören die Ultraschalluntersuchung, die Nackentransparenzmessung sowie der Double- und Triple-Test. Invasive Methoden, also Untersuchungen, bei denen ein Eingriff im Körper vorgenommen wird, sind die Plazentauntersuchung (Chorionzottenbiopsie), die Fruchtwasseruntersuchung (Amniozentese) und die Nabelschnurpunktion.

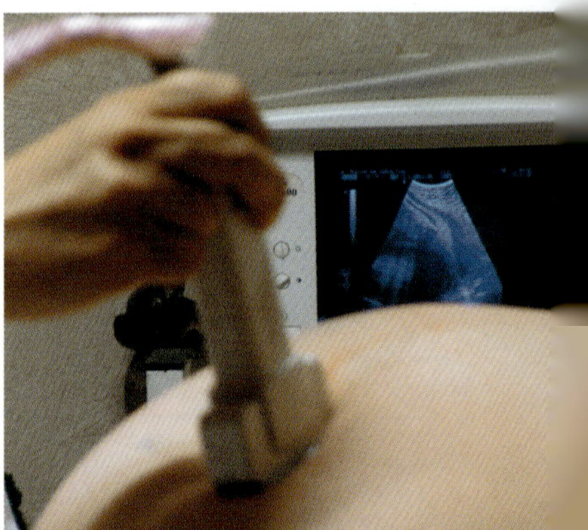

▲ Bei der Ultraschalluntersuchung kontrolliert der Arzt z. B. den Herzschlag und die Größe des Babys.

ULTRASCHALLUNTERSUCHUNG

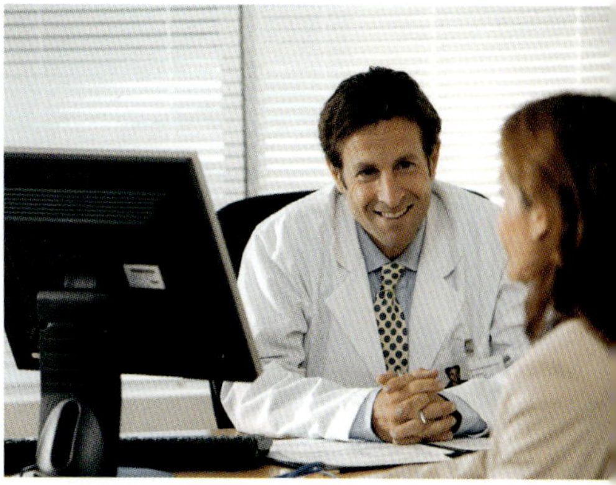

▲ Lassen Sie sich ausführlich beraten, welche und wie viele Vorsorgeuntersuchungen in Ihrem Fall Sinn haben.

Die Ultraschalluntersuchung ist eine der gängigsten Methoden der Pränataldiagnostik. Der Arzt kontrolliert u. a. den Herzschlag, die Lage und Größe des Embryos und die Ausbildung der Organe. Bei dieser Technik sendet ein Schallkopf von Scheide oder Bauchdecke ausgehend Schallwellen in die Gebärmutter zum ungeborenen Kind. Das Ultraschallgerät errechnet aus den Wellen, die unterschiedlich reflektiert werden, ein Bild, das auf dem Monitor zu sehen ist. Die Technik hat sich in den letzten Jahren verbessert, und außer dem üblichen 2-D-Ultraschall, von dem die gesetzlichen Kassen drei Untersuchungen bezahlen, gibt es heute 3-D und sogar 4-D.

2-D-ULTRASCHALL

2-D ist immer noch die verbreitetste Technik. Auf dem flachen Bild ist ein Querschnitt durch den Körper des Ungeborenen zu sehen. Auch auf 2-D-Bildern kann das Profil des Babys gut sichtbar sein. Der Arzt kontrolliert beim 2-D-Ultraschall, ob die Körperteile und Organe des Babys normal entwickelt sind. Er kann außerdem Größe und Gewicht ermitteln. Das erste Screening findet zwischen der neunten und zwölften Schwangerschaftswoche statt, das zweite zwischen der 19. und 22. und das dritte zwischen der 29. und 32. Woche.

3-D-ULTRASCHALL

Beim 3-D-Ultraschall ist das Kind dreidimensional auf dem Monitor zu sehen. Bilder, die der Arzt festhält, können von allen Seiten betrachtet werden. Der Vorteil bei 3-D-Untersuchungen ist, dass der Gynäkologe die Möglichkeit hat, mit der Software im Ultraschallgerät Körperteile „wegrechnen" zu lassen, die die Sicht auf andere Organe behindern.

4-D-ULTRASCHALL

Die 4-D-Technik enthält eine vierte Dimension: die Zeit. Viele Bilder, die innerhalb kurzer Zeit vom Baby gemacht werden, werden aneinandergereiht und können wie ein Film angesehen werden. In diesem Film können die werdenden Eltern jede Bewegung des Babys verfolgen, deshalb wird die 4-D-Technik umgangssprachlich auch als „Babyfernsehen" bezeichnet. Hierfür besteht in der Regel keine medizinische Notwendigkeit.

KOSTEN

Wenn Sie mehr als die drei regulären Ultraschalluntersuchungen wünschen und kein medizinischer Grund vorliegt, müssen Sie die Kosten dafür selbst tragen. Die Preise liegen für ein 2-D-Ultraschall etwa zwischen 30 und 50 Euro. 3-D-Ultraschall kostet ab 80 Euro, „Babyfernsehen" ab 100 Euro. Dafür erhalten die werdenden Eltern normalerweise eine CD mit dem Film vom Baby. Privatversicherte erhalten fast immer 3-D-Untersuchungen.

Der Nachteil aller Verfahren ist, dass kein noch so modernes Gerät Einfluss auf die Lage des Babys hat. Wenn das Kind mit dem Rücken zum Schallkopf liegt, haben die Eltern schlechte Karten.

Preisvergleich
Die Preise für zusätzliche Leistungen wie Ultraschall oder „Babyfernsehen" schwanken von Arzt zu Arzt stark. Lassen Sie sich genau erklären, ob Fotoausdrucke oder eine CD im Preis inbegriffen sind bzw. wie viel Sie pro Ausdruck bezahlen müssen. Die auf Seite 35 genannten Preise sind grobe Richtlinien zur ersten Orientierung.

GEFAHR FÜR DAS KIND?

Bis heute ist nicht ganz sicher, ob das Kind etwas von der Ultraschalluntersuchung merkt oder nicht. Es gibt Hinweise, dass Babys im letzten Schwangerschaftsdrittel unruhig werden, wenn die Sitzungen sehr lange dauern. Möglicherweise fühlen sich die Kinder durch die hohen Töne, die das Gerät manchmal aussendet, belästigt. Schädlich sind die Untersuchungen nach heutigem Kenntnisstand nicht. Trotzdem raten Ärzte dazu, Ultraschalluntersuchungen nicht nur zu machen, um das Baby zu betrachten.

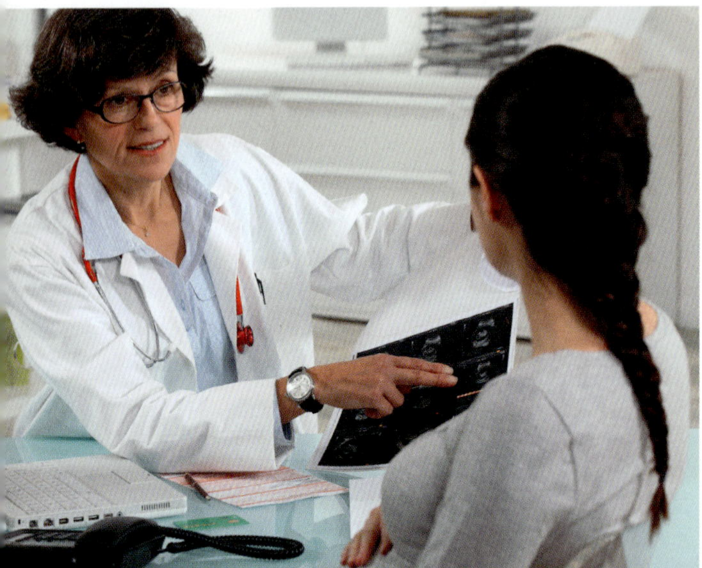

▲ Vorgesehen sind drei reguläre Ultraschalluntersuchungen.

NACKENTRANSPARENZ-MESSUNG

Zwischen der elften und 14. Schwangerschaftswoche kann der Arzt die Nackentransparenz messen. Die Nackentransparenz ist eine Flüssigkeitsansammlung, die zwischen der Haut und dem Weichteilgewebe über der Wirbelsäule im Nackenbereich des Fetus liegt. Sie gehört zum normalen Verlauf einer Schwangerschaft und bildet sich nach der 14. Woche langsam wieder zurück.

Die Nackentransparenzmessung, die per Ultraschall durchgeführt wird, kann Hinweise auf verschiedene Fehlbildungen geben wie z. B. Chromosomenstörungen, zu denen das Downsyndrom gehört. Häufig wird die Nackentransparenzmessung mit Blutuntersuchungen (Double-Test, siehe Seite 37) kombiniert. Diese Untersuchung wird als Erst-Trimester-Screening bezeichnet. Die Eltern erhalten nach Auswertung aller Daten (z. B. Alter, Gewicht und Schwangerschaftsverlauf) eine Zahl mit dem persönlichen Risiko einer Fehlbildung, beispielsweise 1:350. Sicherheit über das tatsächliche Vorliegen einer Erkrankung gibt dieses Testverfahren jedoch nicht. Die Nackentransparenzmessung ist eine freiwillige Leistung und muss privat bezahlt werden. Ein Erst-Trimester-Screening kostet etwa zwischen 120 und 200 Euro. Wenn die Nackentransparenz ein erhöhtes Risiko für Fehlbildungen zeigt, können weitere Untersuchungen, wie die Amniozentese

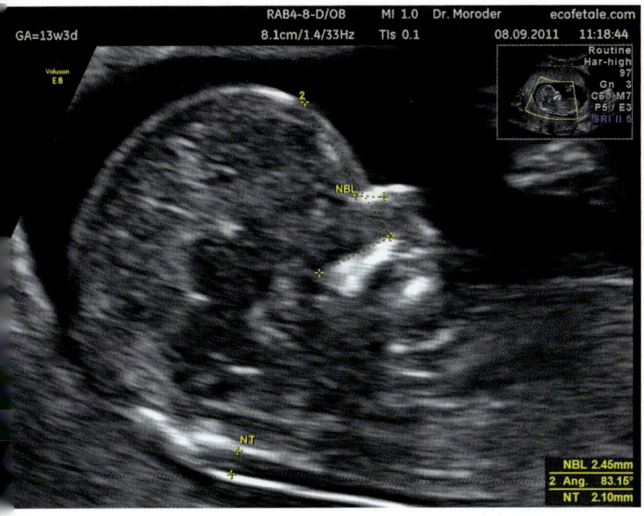

◀ Die Nackentransparenzmessung wird per Ultraschall durchgeführt und kann Hinweise auf verschiedene Fehlbildungen geben.

(siehe Seite 39 f.) durchgeführt werden. Die Kosten dafür werden dann in der Regel von der gesetzlichen Kasse übernommen.

DOUBLE-, TRIPLE- UND QUADRUPLE-TEST

Beim Double-, Triple- und Quadruple-Test werden zwei (Double-Test) bzw. drei (Triple-Test) oder vier (Quadruple-Test) Blutwerte der Schwangeren ausgewertet. Anhand der Ergebnisse kann die Wahrscheinlichkeit auf körperliche Fehlbildungen oder Chromosomenstörungen wie Downsyndrom (Trisomie 21) errechnet werden. Je mehr Tests durchgeführt werden, umso genauer wird die Risikoberechnung. Sie sagt aber immer noch nichts über die tatsächliche Gesundheit des Kindes aus.

DOUBLE-TEST

Der Double-Test wird zwischen der zehnten und 14. Woche vorgenommen. Untersucht werden die Werte PAPP-A und ß-hCG. PAPP-A (Pregnancy Plasma Protein A, das schwangerschaftsassoziierte Protein A) ist ein Schwangerschaftsenzym, ß-hCG ist eine Untereinheit des Schwangerschaftshormons humanes Choriongonadotropin. Ein niedriger PAPP-A-Wert kann auf Chromosomenänderungen, wie Trisomie 21, hindeuten. Der ß-hCG-Wert dagegen ist oft doppelt so hoch, wenn das Kind eine Trisomie 21 hat.

TRIPLE-TEST

Beim Triple-Test, der zwischen der 15. und 18. Schwangerschaftswoche durchgeführt werden sollte, wird die Konzentration der folgenden drei Hormone im Blut der Schwangeren gemessen: Alpha-1-Fetoprotein, freies Östriol und freie ß-Kette des Choriongonadotropin.

Downsyndrom und Alter der Gebärenden

Trisomie 21, auch bekannt als Downsyndrom, ist die häufigste Chromosomenstörung. Das Risiko eines Kindes, daran zu erkranken, steigt mit zunehmendem Alter der Mutter bei der Schwangerschaft.

Alter der Mutter	Risiko eines Downsyndroms
20 Jahre	1:1.526
25 Jahre	1:1.351
30 Jahre	1:894
32 Jahre	1:658
34 Jahre	1:445
36 Jahre	1:280
38 Jahre	1:167
40 Jahre	1:96
42 Jahre	1:55
44 Jahre	1:30

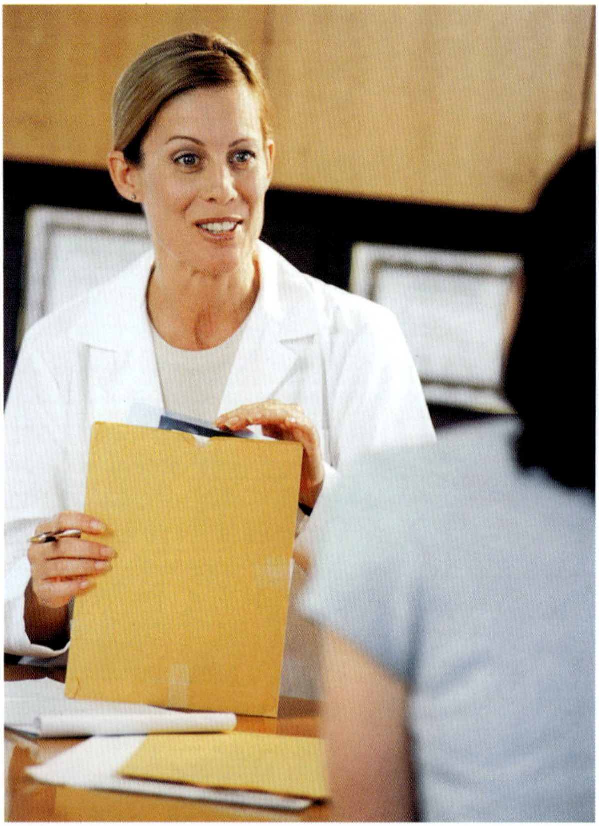

◀ Die Plazentauntersuchung wird zwischen der elften und 14. Schwangerschaftswoche durchgeführt.

QUADRUPLE-TEST

Wenn zusätzlich zu den drei Hormonen des Triple-Tests die Konzentration des Hormons Inhibin A bestimmt und ausgewertet wird, handelt es sich um den Quadruple-Test. Eine erhöhte Inhibin-A-Konzentration kann ebenfalls ein Hinweis auf Fehlbildungen sein. Wie beim Double- und Triple-Test müssen die werdenden Eltern die Kosten selbst tragen. Die Genauigkeit der Ergebnisse des Quadruple-Tests ist ähnlich zu beurteilen wie beim Double- und Triple-Test.

TESTAUSWERTUNG

Die Ergebnisse der Blutuntersuchungen bei diesen Tests werden im Computer ausgewertet und in der Regel mit dem Alter der Schwangeren, ihrem Gewicht, der Schwangerschaftswoche und einem eventuellen Nikotinkonsum oder Diabetes kombiniert. Double- und Triple-Test sind keine Routineuntersuchungen. Wenn keine medizinischen Gründe vorliegen, müssen Sie die Kosten privat tragen.

PLAZENTAUNTERSUCHUNG

Bei der Plazentauntersuchung (Chorionzottenbiopsie) handelt es sich um eine invasive Untersuchungsmethode, bei der Gewebeproben aus dem Körper der Schwangeren genommen werden. Sie kann früher als die Amniozentese (siehe Seite 39 f.) durchgeführt werden, nämlich zwischen der elften und 14. Schwangerschaftswoche. Dabei entnimmt der Arzt Zellen aus dem sogenannten Chorion, der Zottenhaut. Die Zottenhaut ist eine der Fruchthüllen, die den Embryo umgeben. Die Chorionzotten bilden den kindlichen Teil der Plazenta, über den der Stoffaustausch mit der Mutter erfolgt. Die Zellen können entweder mit einer dünnen Nadel über die Bauchdecke oder über den Muttermund entnommen werden. Meistens bevorzugen die Ärzte die Entnahme über die Bauchdecke, weil sie mit weniger Risiken verbunden ist. Danach werden die Zellen kultiviert und genetische Analysen durchgeführt. So kann beispielsweise das Downsyndrom nachgewiesen werden. Die Plazentauntersuchung führen Ärzte bei auffälligem Ultraschallbefund bzw. bei bekannten familiären Erkrankungen durch. Da es sich um einen invasiven Eingriff handelt, liegen verschiedene Risiken vor. Gefäßverletzungen bzw. Blutungen und Infektionen können auftreten. Sehr selten kommt es zu Deformationen an den Extremitäten des Kindes, wie den Beinen. Das Risiko hierfür liegt zwischen 0,06 und zwei Prozent. Gesicherte Zahlen über die Häufigkeit von Fehlgeburten nach dem Eingriff sind nicht bekannt. Derzeitige Untersuchungen deuten auf Risiken zwischen 1,5 und vier Prozent hin. Die Chorionzottenbiopsie ist eine freiwillige Leistung und muss von Schwangeren selbst bezahlt werden, sofern keine medizinischen Gründe dafür vorliegen.

FRUCHTWASSERUNTERSUCHUNG

Die Fruchtwasseruntersuchung (Amniozentese) ist eine sichere Methode, um Trisomie 21 oder andere Chromosomenstörungen festzustellen. Im Gegensatz zur Nackentransparenzmessung, bei der nur eine Wahrscheinlichkeit auf ein Risiko angegeben wird, können mithilfe der Amniozentese Fehlbildungen nahezu 100-prozentig sicher diagnostiziert werden. Neben Trisomie 21 können Fehlbildungen des zentralen Nervensystems wie *Spina bifida* (offener Rücken) bestimmt werden. Auch das Geschlecht des Kindes wird festgestellt. Die Amniozentese wird zwischen der 14. und 16. Schwangerschaftswoche durchge-

Die Kosten pränataler Diagnostik

Die gesetzlichen Krankenkassen bezahlen die Untersuchungen, die medizinisch begründet sind. Das ist beispielsweise der Fall, wenn Sie bereits ein Kind mit Downsyndrom geboren haben oder wenn Sie genetisch vorbelastet sind. Welche pränatalen Untersuchungen dann gemacht werden, entscheidet der Arzt im Einzelfall. Wenn keine medizinische Notwendigkeit besteht, müssen Sie die Untersuchungen selbst bezahlen. Beispielsweise müssen Sie, wenn Sie genetisch nicht vorbelastet und gesund, älter als 18 Jahre und unter 35 sind, eine Amniozentese selbst bezahlen, wenn Sie diese wünschen. Am besten, Sie erkundigen sich bei Ihrer Krankenkasse, welche Kosten diese übernimmt, da es hier von Kasse zu Kasse kleine Unterschiede geben kann.

▼ Überlegen Sie sich vor den Untersuchungen, was Sie im Falle eines Befundes machen, der auf ein behindertes Kind hindeutet.

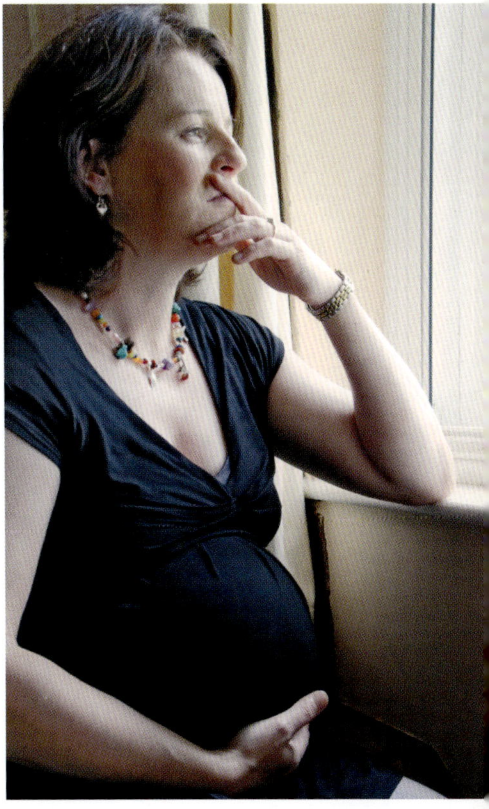

Was tun bei positivem Befund?

Wenn ein Testergebnis auf ein erhöhtes Risiko einer Anomalität hindeutet, geraten viele Eltern in Panik. Das ist verständlich. Versuchen Sie trotzdem, ruhig zu bleiben, und überstürzen Sie nichts. Besorgen Sie sich über Ihren Arzt, von Beratungsstellen oder über das Internet aktuelle Informationen. Gespräche mit betroffenen Eltern und Selbsthilfegruppen können ebenfalls weiterhelfen.

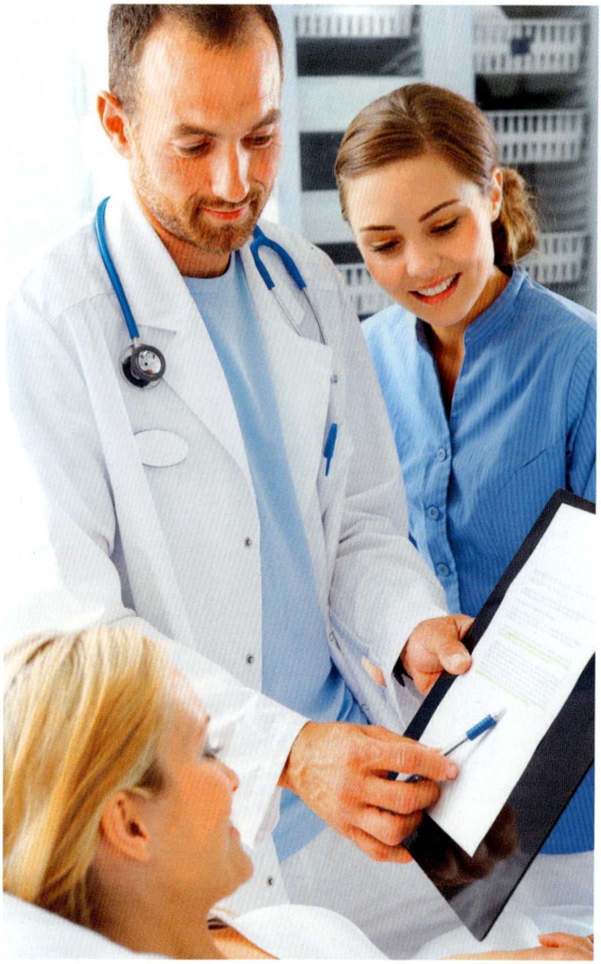

▲ Ihr Arzt wird alle Testergebnisse mit Ihnen besprechen und Sie beraten.

führt. Der Eingriff erfolgt ambulant und dauert nur wenige Minuten. Mit einer sehr dünnen Nadel sticht der Arzt durch Bauchdecken- und Gebärmutterwand in die Fruchthöhle. Er entnimmt zwischen 15 und 20 Milliliter Fruchtwasser.
Die gesamte Untersuchung bereitet keine größeren Schmerzen und wird mit Ultraschall überwacht. Das Risiko einer Fehlgeburt liegt zwischen einem und 1,5 Prozent. Nach der Amniozentese können Blutungen, vorzeitige Wehen, Infektionen, Bauchschmerzen und Fruchtwasserverlust auftreten.

Die Methode bietet zwar nahezu 100-prozentige Sicherheit beim Ergebnis, die Schwangeren müssen aber etwa zwei Wochen darauf warten, was oft als sehr belastend empfunden wird. Bei Schwangeren unter 18 und über 35 Jahren übernimmt in der Regel die gesetzliche Krankenkasse die Kosten für eine Amniozentese. Manche Ärzte bzw. Labore bieten neuerdings Schnelltests an, deren Ergebnisse genauso sicher sind. Das vorläufige Ergebnis kann bereits am nächsten Tag erfragt werden. Die Kosten für den Schnelltest in Höhe von etwa 100 Euro müssen Sie selbst tragen.

NABELSCHNURPUNKTION

Nabelschnurpunktionen werden u.a. bei auffälligem Ultraschallbefund bzw. Verdacht auf Blutarmut oder kindliche Infektionen durchgeführt. Die Nabelschnurpunktion kann ab der 20. Woche durchgeführt werden. Der Arzt entnimmt dabei unter Ultraschallkontrolle durch die Bauchdecke der Mutter ein bis zwei Milliliter Blut aus der Nabelschnur des Babys. Eine Blutuntersuchung kann Hinweise auf Blutarmut, Infektionen oder Chromosomenanomalien, wie z.B. das Downsyndrom, geben. Falls erforderlich, können dem ungeborenen Kind Medikamente über die Nabelschnur verabreicht werden. Die Risiken einer Fehlgeburt nach einer Nabelschnurpunktion liegen zwischen zwei und sieben Prozent. Es können Gebärmutterkontraktionen auftreten, die meist harmlos sind und bald nachlassen.

Die Nabelschnurpunktion ist keine Routineuntersuchung. Wenn medizinische Gründe vorliegen, übernehmen die Krankenkassen die Kosten.

Schwangerschaft mit behindertem Kind

Viele Frauen verkennen die Tragweite der Testergebnisse. Überlegen Sie sich deshalb vor den Untersuchungen, was Sie im Fall eines Befundes machen, der auf ein behindertes Kind hindeutet. Meistens ist die Schwangerschaft schon in einem relativ späten Stadium, die Schwangeren spüren die Kindsbewegungen und haben eine Beziehung zum Ungeborenen aufgebaut. Wenn die Schwangerschaft schon weiter fortgeschritten ist, ist eine Ausschabung (siehe Seite 93) in der Regel nicht mehr möglich. Das Baby muss durch eine eingeleitete Fehlgeburt geboren werden. Viele Frauen empfinden das als psychisch sehr belastend. Besprechen Sie sich mit Ihrem Partner, aber denken Sie daran, dass Sie im Zweifelsfall diejenige sind, die den abgetöteten Fetus gebären muss. Bei einer entsprechenden medizinischen Indikation sind sogenannte Spätabbrüche bis zur 22. Woche und im Einzelfall auch darüber hinaus möglich.

WEITERE SCHWANGERSCHAFTSUNTERSUCHUNGEN

HIV-Test, Zuckeruntersuchung und Toxoplasmose-Test sind weitere mögliche Checks während der Schwangerschaft.

HIV-TEST

Für den HIV-Test wird Ihnen Blut abgenommen, das anschließend auf Antikörper gegen AIDS untersucht wird. Das HIV-Virus kann über die Plazenta übertragen werden, und das ungeborene Baby kann sich auf diese Weise infizieren. Der Test kann zu jeder Zeit der Schwangerschaft gemacht werden. Das Ergebnis wird nicht im Mutterpass eingetragen. Im Falle einer Infektion gibt es heutzutage Behandlungsmethoden, die das Risiko stark reduzieren, dass sich das Kind ansteckt. In der Regel übernehmen die gesetzlichen Kassen die Kosten für den HIV-Test.

ZUCKERUNTERSUCHUNG

Schwangerschafts- oder Gestationsdiabetes ist eine Störung des Zuckerhaushalts, der erstmals in der Schwangerschaft, meistens im letzten Drittel, auftritt. Viele Frauen bemerken den Schwangerschaftsdiabetes nicht. Ein Zuckertest wird meistens ab der 24. Schwangerschaftswoche gemacht. Dabei erhält die Schwangere auf nüchternen Magen eine Zuckerlösung. Nach ein bis zwei Stunden werden die Blutzuckerwerte gemessen. Sind sie erhöht, ist das ein Hinweis auf Gestationsdiabetes. Sind die Werte nur

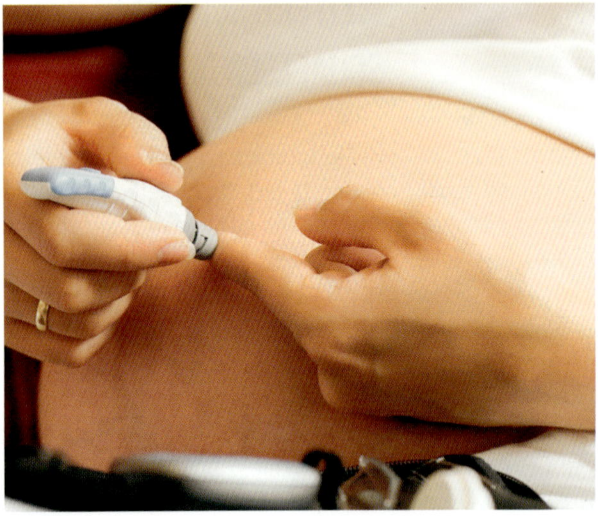

▲ Bei Schwangerschaftsdiabetes haben Sie einen ungewöhnlich hohen Blutzuckerspiegel und müssen in der Regel Insulin spritzen.

geringfügig gestiegen, helfen gesunde Ernährung sowie Bewegung. Bei stärker erhöhten Blutwerten muss die Schwangere Insulin spritzen. Der Zuckertest gehört zu den Regelleistungen der gesetzlichen Kassen.

Wird Schwangerschaftsdiabetes nicht erkannt, kann das gravierende Folgen für das ungeborene Kind haben. Die Bauchspeicheldrüse des Fetus ist überfordert, das Kind wächst schnell und hat häufig ein Geburtsgewicht von über 4.000 Gramm, wobei die Organe nicht so schnell nachreifen können.

Erhöhtes Risiko

Die folgenden Faktoren erhöhen das Risiko für einen Schwangerschaftsdiabetes:

- Übergewicht
- Alter über 35 Jahre
- Vorkommen von Diabetes in der Familie
- Gestationsdiabetes bei vorangegangener Schwangerschaft
- Geburt eines Babys mit schweren Fehlbildungen
- frühere Totgeburt
- Geburt eines Babys mit hohem Gewicht
- eine oder mehrere Fehlgeburten

TOXOPLASMOSETEST

Toxoplasmose ist eine Infektionskrankheit, die durch Parasiten ausgelöst wird und relativ häufig ist. Hauptwirt für den Erreger sind Katzen, aber auch in rohem Fleisch von Schweinen und Schafen kann er sich befinden. Toxoplasmose ist normalerweise harmlos und mit einer Grippe vergleichbar, aus diesem Grund wird die Infektion häufig nicht erkannt. In der Schwangerschaft kann eine Erstinfektion zu Fehlgeburten und Missbildungen führen. Anhand einer Blutuntersuchung kann der Arzt durch Antikörper

Was müssen Schwangere selbst bezahlen?

Neben den Kosten für freiwillige Untersuchungen müssen Schwangere die Kosten für Vitamin- und Mineralstoffpräparate, die ihnen der Arzt empfiehlt, selbst tragen. Dazu gehören z. B. Folsäuretabletten. Alle Medikamente, die nicht verschreibungspflichtig sind, müssen seit 2004 selbst bezahlt werden. Für die Entbindung fallen ab dem sechsten Krankenhaustag zehn Euro Selbstbeteiligung an, wobei diese Gebühr für höchstens 28 Tage pro Jahr zu bezahlen ist.

Informationen im Internet

Auf der Seite www.gesundheitsinformation.de finden Sie neutrale Informationen zu Untersuchungen in der Schwangerschaft und verschiedenen anderen Themen rund um die Geburt. Die unabhängige Bundesbehörde IQWiG (Institut für Qualität und Wirtschaftlichkeit im Gesundheitswesen) betreibt dieses Portal. Bei http://www.familienplanung.de/schwangerschaft/ finden Sie weitere interessante Informationen, bereitgestellt von der Bundeszentrale für gesundheitliche Aufklärung BZgA. Weitere hilfreiche Internetadressen finden Sie im Serviceteil ab S. 202.

nachweisen, ob Sie schon einmal eine Toxoplasmose-Infektion hatten. Dann sind Sie in der Regel gegen weitere Ansteckungen immun. Etwa 70 Prozent aller Frauen haben Antikörper. Wenn Sie sich auf Toxoplasmose untersuchen lassen möchten, müssen Sie die Kosten selbst tragen. Sie liegen meist zwischen 20 und 25 Euro.

KEINE ANTIKÖRPER IM BLUT?

Mit den folgenden Tipps können Sie eine Infektion mit Toxoplasmose und anderen Erregern vermeiden:

- Essen Sie kein rohes oder halbrohes Fleisch.
- Waschen Sie sich gründlich die Hände, wenn Sie mit rohem Fleisch in Berührung kamen.
- Lassen Sie Ihren Partner die Katzentoilette reinigen oder tragen Sie Handschuhe.
- Führen Sie Gartenarbeiten nur mit Handschuhen durch.

▼ Tragen Sie Handschuhe, wenn Sie die Katzentoilette reinigen, oder lassen Sie Ihren Partner dies zur Sicherheit übernehmen.

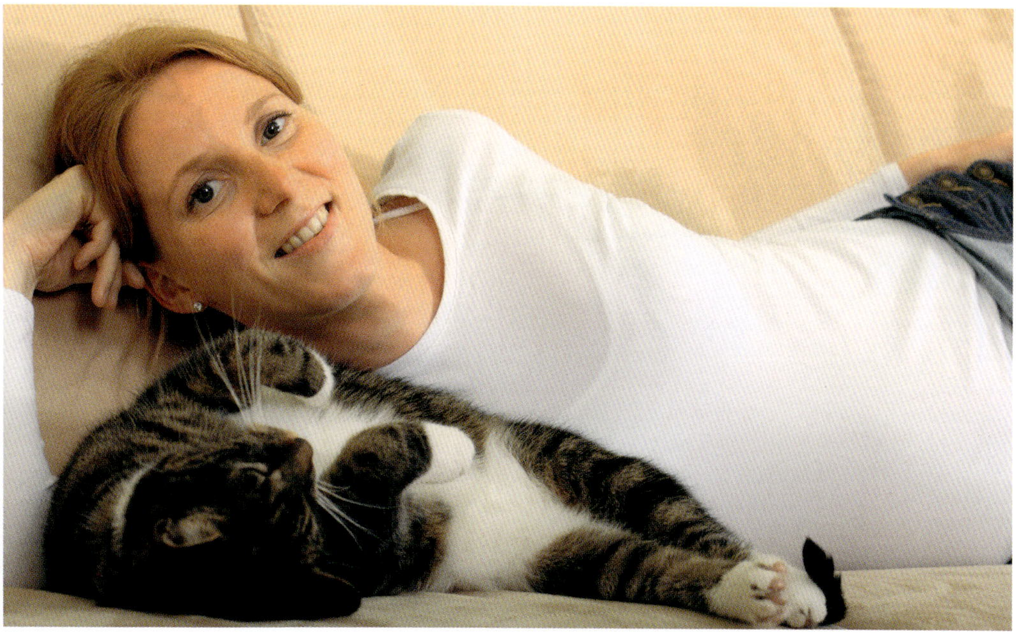

Checkliste: Pränatale Diagnostik im Überblick

Untersuchung	Was wird gemacht?	Warum?
Ultraschalluntersuchung	Mit einem Ultraschallgerät kann der Arzt die Entwicklung des ungeborenen Kindes überprüfen.	Allgemeine Kontrolle des ungeborenen Kindes: Herzschlag, Größe und Lage sowie Organe überprüft der Arzt per Ultraschall.
Nackentransparenzmessung	Der Arzt misst die Flüssigkeitsansammlung im Nackenbereich des Ungeborenen.	Geeignet für Frauen, die das Risiko einer Chromosomenstörung einschätzen wollen, aber keine invasive Methode, wie die Amniozentese, durchführen möchten.
Double-Test	Blutuntersuchung der Werte PAPP-A und ß-hCG.	Anhand der Laborwerte kann die Wahrscheinlichkeit für Fehlbildungen, insbesondere für das Downsyndrom, errechnet werden.
Triple-Test (bei Quadruple-Test zusätzlich Bestimmung der Konzentration des Hormons Inhibin A)	Blutuntersuchung zur Bestimmung der Konzentration folgender Schwangerschaftshormone: • Alpha-1-Fetoprotein • freies Östriol • freie ß-Kette des Choriongonadotropin	Anhand der Laborwerte kann die Wahrscheinlichkeit für Fehlbildungen, insbesondere für das Downsyndrom, errechnet werden.
Plazentauntersuchung	Entnahme von Zellproben aus der Plazenta.	Wird bei auffälligem Ultraschallbefund und bekannten familiären Erkrankungen durchgeführt.
Fruchtwasseruntersuchung	Entnahme von Zellproben aus dem Fruchtwasser.	Mit dieser Untersuchung kann mit nahezu 100-prozentiger Wahrscheinlichkeit angegeben werden, ob das Kind ein Downsyndrom oder eine andere Chromosomenstörung haben wird.
Nabelschnurpunktion	Entnahme von Blut aus der Nabelschnur des ungeborenen Babys.	Nabelschnurpunktionen werden bei auffälligem Ultraschallbefund gemacht bzw. bei Verdacht auf • Blutarmut • Blutgruppenunverträglichkeit • kindliche Infektionen
HIV-Test	Untersuchung des Bluts auf Antikörper gegen AIDS.	Mit einem HIV-Test kann bestimmt werden, ob die Schwangere den HI-Virus in sich trägt und das Kind ggf. anstecken kann.
Zuckeruntersuchung	Messung des Blutzuckerwerts der Schwangeren nach Einnahme einer Zuckerlösung.	Die Zuckeruntersuchung bestimmt, ob die Schwangere an Diabetes bzw. Schwangerschaftsdiabetes leidet.
Toxoplasmosetest	Blutuntersuchung auf Toxoplasmoseantikörper.	Bestimmung, ob die Schwangere gegen Toxoplasmose immun ist. Eine Ansteckung kann zu Komplikationen führen.

Wann?	Risiken	Kosten
1. Screening: 9.–12. Woche 2. Screening: 19.–22. Woche 3. Screening: 29.–32. Woche	Risiken sind nicht bekannt; auf nicht medizinisch begründete Untersuchungen sollte aber verzichtet werden.	Die gesetzlichen Krankenkassen übernehmen die Kosten der drei vorgeschriebenen Screenings im 2-D-Verfahren. Weitere Screenings sowie 3-D- und 4-D-Untersuchungen müssen in der Regel selbst bezahlt werden.
11.–14. Woche	Keine bekannt.	Die gesetzlichen Krankenkassen bezahlen, wenn medizinische Gründe vorliegen.
10.–14. Woche	Der Test kann falsche Ergebnisse liefern.	Die gesetzlichen Krankenkassen bezahlen, wenn medizinische Gründe vorliegen.
15.–18. Woche	Der Test kann falsche Ergebnisse liefern.	Die gesetzlichen Krankenkassen bezahlen, wenn medizinische Gründe vorliegen.
11.–14. Woche	Geringes Risiko von Gefäßverletzungen, Blutungen, Infektionen, Deformationen an den Extremitäten und Fehlgeburten.	Die gesetzlichen Krankenkassen bezahlen, wenn medizinische Gründe vorliegen.
14.–16. Woche	Geringes Risiko von Blutungen, vorzeitigen Wehen, Infektionen, Bauchschmerzen, Fruchtwasserverlust und Fehlgeburt.	Die gesetzlichen Krankenkassen bezahlen den Test in der Regel bei Schwangeren unter 18 und über 35 Jahren sowie dann, wenn medizinische Gründe vorliegen.
20.– 40. Woche	Geringes Fehlgeburtsrisiko.	Die gesetzlichen Krankenkassen bezahlen, wenn medizinische Gründe vorliegen.
Zu Beginn der Schwangerschaft.	Keine Risiken.	In der Regel übernehmen die Krankenkassen die Kosten.
Ab der 24. Woche.	Keine Risiken.	Bei Risikogruppen und Schwangeren über 35 Jahren bezahlen die gesetzlichen Krankenkassen.
Zu Beginn der Schwangerschaft; bei Bedarf kann der Test wiederholt werden.	Keine Risiken.	Bei Infektionsverdacht übernehmen die Krankenkassen die Kosten, sonst muss der Test selbst bezahlt werden.

BESCHWERDEN UND KOMPLIKATIONEN IN DER SCHWANGERSCHAFT

In der Schwangerschaft verändert sich der Körper schnell. Hormone werden ausgeschüttet, das Baby im Bauch wächst, die Organe arbeiten auf Hochtouren. Kein Wunder, dass die Schwerstarbeit, die der Körper jetzt leistet, zu kleineren, aber manchmal auch größeren Problemen führt. Wie stark diese Beeinträchtigungen sind, ist unterschiedlich. Ein Lichtblick: Die meisten Beschwerden lassen nach den ersten Schwangerschaftsmonaten nach. Lesen Sie hier, welche Mittel bei diesen Symptomen helfen.

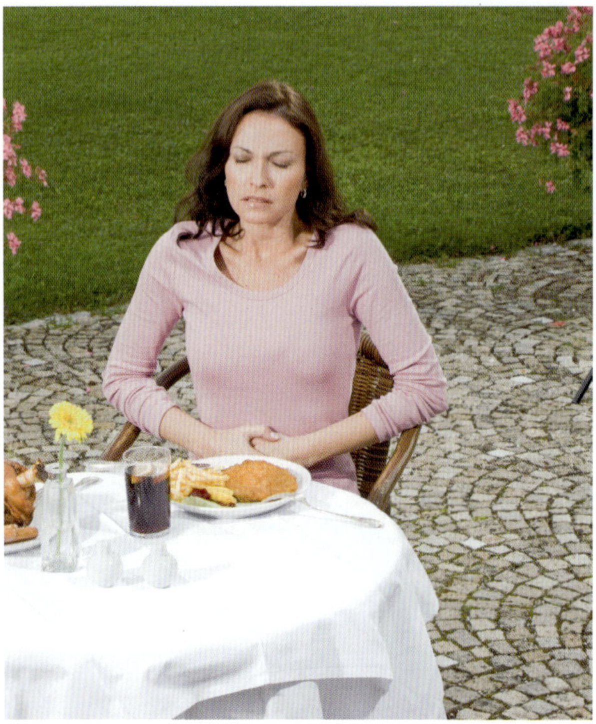

ÜBELKEIT UND ERBRECHEN

Wird Ihnen morgens schon beim Geruch mancher Speisen so schlecht, dass sich der Magen umdreht? Müssen Sie sich gelegentlich erbrechen? Dann sind Sie in guter Gesellschaft: 75 Prozent aller Schwangeren leiden unter Befindlichkeitsstörungen in der Frühschwangerschaft, die mit Übelkeit und Erbrechen einhergehen. Vielleicht tröstet Sie, dass Frauen, die unter Übelkeit leiden, oft besonders stabile Schwangerschaften und eine geringere Fehlgeburtsrate haben als Frauen ohne Beschwerden.

Die Gründe für diese Übelkeit sind vielfältig. Oft wird die Neigung dazu vererbt. Fragen Sie Ihre Mutter, wie es ihr ergangen ist, als sie mit Ihnen schwanger war. Der Hauptverursacher der Übelkeit ist das Schwangerschaftshormon hCG, das sich in der Plazenta bildet und für die Erhaltung der Schwangerschaft verantwortlich ist. Es hat in der achten bis zehnten Schwangerschaftswoche die stärkste Konzentration, danach geht sie wieder zurück. Deshalb lässt die Übelkeit meistens nach den ersten drei Monaten nach.

Wenn Sie sehr oft erbrechen müssen und weder flüssige noch feste Nahrung behalten können, sollten Sie zum Arzt gehen. Die Übelkeit muss dann evtl. behandelt werden.

◀ In den ersten drei Monaten kommt Übelkeit, beispielsweise beim Geruch bestimmter Speisen, häufig vor.

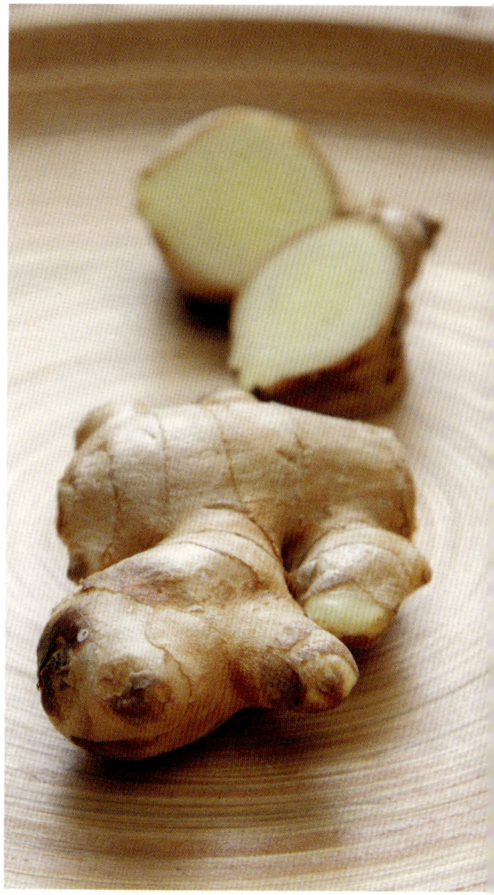

▶ Mit frischem Ingwer zubereiteter Tee ist ein bewährtes Hausmittel gegen Übelkeit.

Manchmal halten die Beschwerden aber auch in schwächerer Form bis zum sechsten Monat an. Neben diesem Hormon spielt die Verweildauer der Speisen eine Rolle. Bei Schwangeren bleibt die Nahrung länger im Magen, damit der Körper mehr Zeit hat, zu entscheiden, ob er die Lebensmittel bei sich behalten möchte oder nicht.

Bei vielen Schwangeren sind die Beschwerden frühmorgens am größten, weil der Blutzuckerspiegel nach dem Aufwachen im unteren Bereich ist. Trinken Sie noch vor dem Aufstehen leicht gesüßten Pfefferminztee und knabbern Sie ein wenig Zwieback oder Vollkornkekse. Stehen Sie langsam auf. Falls Sie die Möglichkeit haben, länger als sonst zu schlafen, machen Sie es. Damit verschlafen Sie evtl. die schlimmste Übelkeit und geben Ihrem Körper Ruhe, die er jetzt braucht. Trinken Sie während des Tages ausreichend (siehe Seite 84). Verzichten Sie auf schwarzen Tee und Kaffee, die den Magen zusätzlich reizen können. Wie wäre es einmal mit einer Tasse erfrischendem Rotbuschtee zum Frühstück? Verzichten Sie auf opulente und schwere Mahlzeiten. Nehmen Sie lieber mehrere kleine Mahlzeiten zu sich. Halten Sie sich zwischendurch immer etwas zum Knabbern bereit, z. B. Studentenfutter, zuckerfreie Müsliriegel oder Knäckebrot. Selbst wenn Ihnen die Übelkeit fast den Magen zuschnürt, werden Sie merken, dass es Ihnen oft besser geht, wenn Sie nur eine Kleinigkeit essen. Kauen Sie Kürbis- und Sonnenblumenkerne oder zuckerfreien Kaugummi.

Übelkeit schützt das Baby

Oft sind Abneigungen gegen Lebensmittel, die dem Baby schaden können, besonders groß. Der Geruch von Eiern, Fleisch und Geflügel ruft bei vielen werdenden Müttern Übelkeit und Brechreiz hervor. Diese Speisen können Bakterien enthalten, die dem Ungeborenen gefährlich werden können. Die Übelkeit schützt also Ihr Kind.

Manche Frauen schwören auf saure Drops, wie Zitronenbonbons. Auch Ingwertee gilt als altes Hausmittel gegen Übelkeit. Nehmen Sie ein etwa haselnussgroßes Stück frischen Ingwer (notfalls können Sie auch gemahlenen Ingwer verwenden), übergießen Sie es mit kochendem Wasser und lassen Sie den Tee ein paar Minuten ziehen. Gießen Sie ihn ab und süßen Sie je nach Bedarf mit Honig. Auch Ingwerkekse sind hilfreich und lecker.

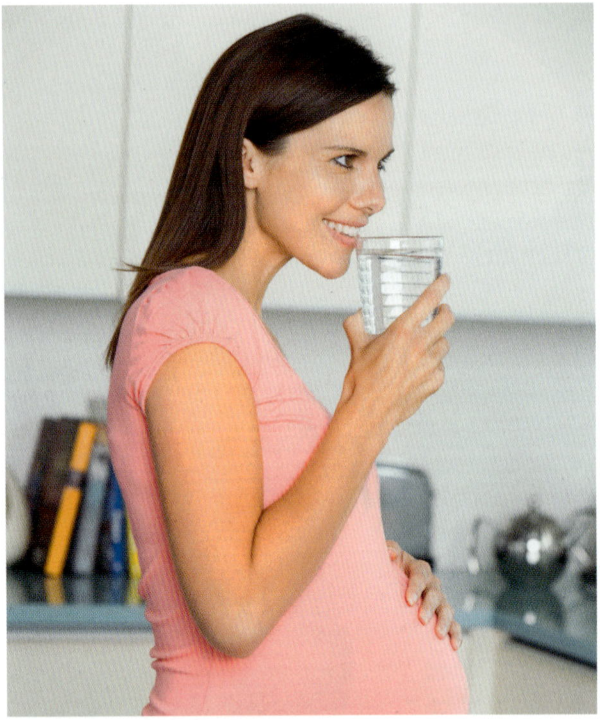

◄ Trinken Sie nur Wasser ohne Kohlensäure, um Sodbrennen vorzubeugen.

SODBRENNEN UND VERSTOPFUNG

Sodbrennen ist eine typische Begleiterscheinung bei Schwangerschaften, die lästig, aber nicht besorgniserregend ist. Es entsteht durch den Rückfluss von Magensäure in die Speiseröhre und bewirkt ein brennendes bis schmerzendes Gefühl in der oberen Magengegend. Auch für Sodbrennen sind die Hormone verantwortlich. Sie machen den Schließmuskel am Mageneingang weicher, was dazu führt, dass die saure Magenflüssigkeit in die Speiseröhre geraten und Sodbrennen verursachen kann. Gegen Ende der Schwangerschaft drückt die große Gebärmutter auf den Magen und führt auf diese Weise zu Sodbrennen. Achten Sie darauf, ob bestimmte Nahrungsmittel die Beschwerden verstärken und verzichten Sie auf diese. Vermeiden Sie üppige Mahlzeiten vor dem Schlafengehen. Bei akutem Sodbrennen hilft es, etwas Milch zu trinken, frische Ananasstückchen zu essen, eingeweichte Leinsamen zu sich zu nehmen oder ein paar Mandeln zu knabbern. Auch Verstopfung entsteht unter dem Einfluss von Hormonen. Progesteron entspannt die Muskeln der Eingeweide und verlangsamt so die Darmbewegung. Der Stuhlgang wird hart und bereitet Schmerzen beim Toilettengang. Nehmen Sie ballaststoffreiche Nahrungsmittel zu sich, um den Stuhl weicher zu machen. Obst, Gemüse und Vollkornprodukte enthalten viele Ballaststoffe. Bewegen Sie sich ausreichend, um den Darm anzuregen. Trinken Sie über den ganzen Tag verteilt mindestens zwei Liter, damit der Stuhl weicher wird. Wohltuend ist eine Bauchmassage: Verteilen Sie dazu etwas Fenchelöl auf Ihrer Hand und massieren Sie sanft Ihren Bauch im Uhrzeigersinn. Auch Ihr Baby wird diese Berührung spüren und lieben. Bei akuter Verstopfung helfen Backpflaumen, eingeweichte Leinsamen, (getrocknete) Feigen oder auch ein wenig Milchzucker.

Stilles Wasser

Bevorzugen Sie stilles Wasser. Mineralwasser mit Kohlensäure kann Sodbrennen verursachen und ist allgemein weniger gut verträglich. Mit einem Schuss Zitronensaft schmeckt stilles Wasser noch erfrischender.

MÜDIGKEIT UND SCHLAFPROBLEME

Müdigkeit ist vor allem zu Beginn der Schwangerschaft ein Problem, Schlafprobleme treten am Ende auf, wenn das wachsende Baby im Bauch die Suche nach einer bequemen Schlafposition erschwert. Die Müdigkeit ist kein Grund zur Besorgnis. Durch die Umstellung des Körpers auf die Schwangerschaft ist der Stoffwechsel erhöht, das Herz pumpt mehr Blut, die Atemfrequenz steigt. Deshalb fühlen Sie sich häufig müde. Wehren Sie sich nicht gegen die Müdigkeit, sondern geben Sie ihr nach, wenn Sie können. Machen Sie einen Mittagsschlaf, gehen Sie abends früher ins Bett und bleiben Sie morgens länger liegen. Fragen Sie den Arzt um Rat, wenn Sie sich ständig völlig erschöpft, ausgelaugt und müde fühlen. Möglicherweise liegt ein Eisenmangel vor, der leicht mit Tabletten behandelt werden kann. Schlafprobleme können auch schon zu Beginn der Schwangerschaft auftreten, wenn Sie sich Sorgen machen, ob Sie der Herausforderung gewachsen sind. Falls das auf Sie zutrifft, kann es sehr hilfreich sein, die Ängste aufzuschreiben. Achten Sie auf Ihre Träume und notieren Sie diese nach dem Aufwachen. Oft bekommen Sie so Zugang zu Ihrem Unbewussten und finden neue Lösungen. Sprechen Sie mit jemandem, dem Sie vertrauen, z. B. mit einer guten Freundin oder Ihrer Hebamme. Bei schwerwiegenden Problemen können Sie eine Beratungsstelle oder Psychologin aufsuchen.

Der immer größer werdende Babybauch erschwert vielen Schwangeren das Ein-

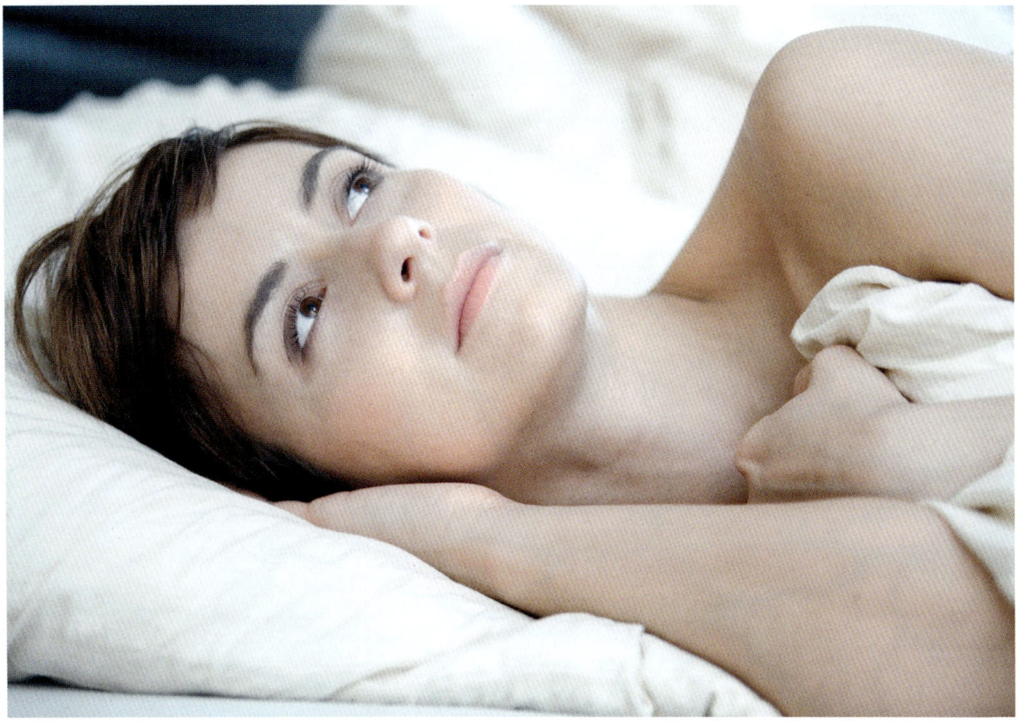

▲ Wenn Sie sich Sorgen machen, sprechen Sie darüber mit Ihrem Partner oder einer guten Freundin.

schlafen. Oft wacht das Baby auf, wenn die Mutter sich ausruht, und strampelt wie wild. Dann ist an einen geruhsamen Nachtschlaf nicht mehr zu denken. Nutzen Sie solche Momente für die Zwiesprache mit Ihrem Kind. Bauen Sie eine vertrauensvolle Beziehung zu Ihrem Baby auf, indem Sie mit ihm reden. Die optimale Schlafposition ist ab dem letzten Schwangerschaftsdrittel schwer zu finden. Auf dem Bauch sollten Sie besser nicht mehr schlafen. Am besten, Sie liegen auf der Seite, um Rücken und Kreislauf zu entlasten. Ein oder zwei Kissen unter dem oberen Bein empfinden viele werdende Mütter als angenehm.

So kommen Sie zu Ihrem Schlaf

- Entspannen Sie sich vor dem Schlafengehen. Nehmen Sie ein warmes Bad, lassen Sie sich vom Partner massieren und hören Sie ruhige Musik. Fernsehen sollten Sie vermeiden.
- Ein Glas warme Milch kann das Einschlafen unterstützen.
- Halten Sie sich beim Genuss von Kaffee und schwarzem Tee besser zurück. Diese Heißgetränke halten nicht nur wach, sondern vermehren auch den Harndrang.
- Sorgen Sie für eine angenehme Raumtemperatur (ca. 18 Grad Celsius).
- Tragen Sie ein bequemes Nachthemd, damit nichts auf den Babybauch drückt.

WASSEREINLAGERUNGEN

Wassereinlagerungen oder Ödeme treten vor allem im letzten Schwangerschaftsdrittel auf. Die Flüssigkeit staut sich im unteren Bereich des Körpers.

Finger können morgens steif sein und die Fußknöchel werden manchmal so dick, dass die Schuhe nicht mehr passen. Besonders im Sommer treten die Beschwerden auf. Wenn Sie zu Ödemen neigen, sollten Sie besonders bei Hitze vermeiden, lange zu stehen. Ruhen Sie sich aus und legen Sie dabei Ihre Beine hoch. Verzichten Sie auf sehr salzige Nahrungsmittel, wie Chips, Salzstangen und Fertiggerichte. Sehr hilfreich sind auch Wannenbäder, evtl. mit Salz. Gehen Sie bei starken Wassereinlagerungen zum Arzt.

▼ Ödeme entstehen, weil die Gebärmutter auf die Blutgefäße drückt, die das Blut der unteren Körperhälfte zum Herzen zurückführen. Legen Sie die Beine hoch, wenn Sie unter Wassereinlagerungen leiden.

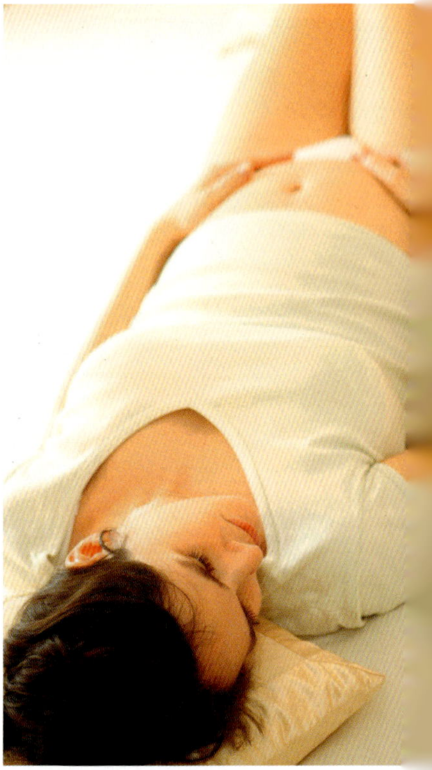

RÜCKENSCHMERZEN UND VERSPANNUNGEN

Rückenschmerzen werden durch das Hormon Progesteron verursacht, das die Bänder weich macht. Deshalb hat die Wirbelsäule weniger Halt. Muskeln und Gelenke entspannen sich, Becken, Hüften und Rücken können anfangen zu schmerzen. Oft nehmen die Betroffenen eine Schonhaltung ein, die alles noch schlimmer macht und die Schmerzen verstärkt. Sofern es Ihnen noch möglich ist, sollten Sie weiterhin sanften Sport treiben, um in Bewegung zu bleiben und die Muskeln zu stärken. Machen Sie auf alle Fälle Gymnastikübungen (siehe Seite 99 ff.), um die Rückenschmerzen zu reduzieren. Achten Sie auf eine aufrechte Haltung und halten Sie den Rücken gerade, wenn Sie sich bücken. Verzichten Sie während der Schwangerschaft auf hohe Absätze und tragen Sie bequeme Schuhe. Wenn möglich, sollten Sie auf einer festen Bettmatratze schlafen. Verspannungen können mit Rückenschmerzen auftreten oder unabhängig davon. Oft sind mehrere Faktoren für Verspannungen verantwortlich, wie schlechte Haltung, Bewegungsmangel und psychische Probleme.

Gegen Verspannungen hilft Wärme. Wenn Sie vom Kreislauf her kein heißes Bad mehr vertragen, können Sie sich ein paar Minuten unter den warmen Duschstrahl stellen. Auch Wärmflaschen, Rotlichtlampen oder Fango (Anwendungen mit Heilschlamm) helfen. Lockern Sie Ihre Muskeln, entspannen Sie sich und lassen Sie sich von Ihrem Partner massieren (siehe Seite 103).

Kurse wie Schwangerschaftsgymnastik oder Schwangerenschwimmen können helfen, Rückenschmerzen zu vermeiden oder zu lindern.

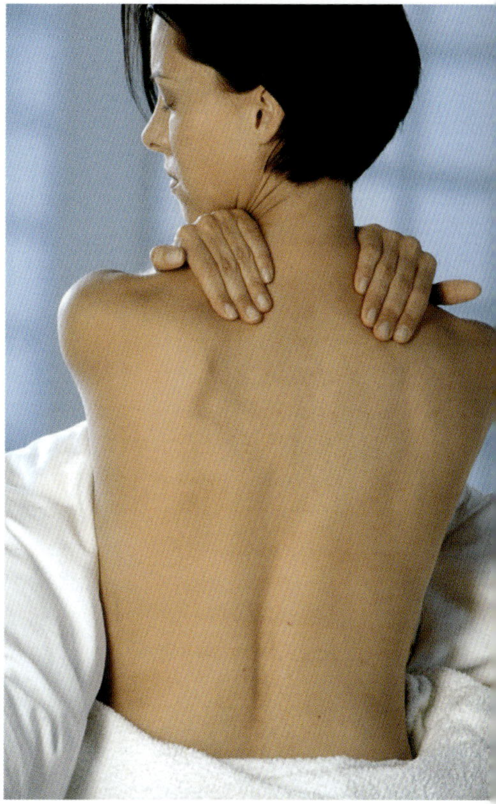

▲ Gegen Verspannungen helfen Wärmflasche, Rotlichtlampe, eine warme Dusche oder eine Fangopackung.

WADENKRÄMPFE UND KRAMPFADERN

WADENKRÄMPFE

Meistens treten Wadenkrämpfe in der Nacht auf. Die Krämpfe können für die Betroffenen sehr unangenehm sein, eine Gefahr besteht jedoch nicht. Bei einem akuten Krampfanfall sollten Sie sich an die Zehen fassen und diese mit der Hand nach oben ziehen. Meistens entspannt sich dann die Muskulatur. Wadenkrämpfe sind möglicherweise ein Zeichen für Magnesiummangel. Magnesiumreiche Lebensmittel wie Vollkornprodukte, Nüsse, Hülsenfrüchte und Trockenobst können den Krämpfen entgegenwirken. Sprechen Sie aber mit Ihrem Arzt, bevor Sie Magnesiumtabletten einnehmen.

KRAMPFADERN

Krampfadern sind knotig erweiterte Venen, die vorwiegend an den Beinen vorkommen. Sie können während der gesamten Schwangerschaft auftreten. Neben genetischer Veranlagung können langes Stehen, Sitzen mit übereinandergeschlagenen Beinen und Übergewicht das Entstehen von Krampfadern begünstigen. Es gibt auch Krampfadern an den äußeren weiblichen Geschlechtsorganen, der Vulva. Sie bilden sich, wenn der Kopf des Ungeborenen den Blutstrom in der Vulva behindert und sich das Blut staut. Ein schweres Gefühl in der Vulva begleitet die Krampfadern. An anderen Stellen machen sich die Krampfadern durch Hautreizung und Jucken bemerkbar. Manchmal spüren die Betroffenen einen dumpfen Schmerz. Zunächst erscheinen die Adern dunkelviolett an den Beinen. Wirken Sie Krampfadern entgegen, indem Sie sich regelmäßig bewegen, Stützstrumpfhosen tragen und grundsätzlich langes Stehen vermeiden. Legen Sie hin und wieder Ihre Beine hoch und schlafen Sie nachts mit einem Kissen unter den Füßen. Ein Kissen unter dem Gesäß kann auch Krampfadern der Vulva mildern.

Größere Schuhe

Manchmal benötigen werdende Mütter in der Schwangerschaft größere Schuhe, weil sie zugenommen haben oder weil die Füße stark geschwollen sind. Sorgen Sie dafür, dass Sie mindestens ein Paar Schuhe haben, die optimal passen. Damit können Sie Rückenschmerzen reduzieren.

RESTLESS-LEGS-SYNDROM

Das Restless-Legs-Syndrom, kurz RLS, ist ein relativ häufiges Phänomen in der Schwangerschaft. Die Beschwerden treten meistens dann auf, wenn sich die Betroffenen zur Ruhe begeben. Die Beine kribbeln und schmerzen, ziehen und beißen, brennen und zucken. Unter diesen Umständen ist ein Einschlafen kaum möglich. Wer unter RLS leidet, hat einen starken Drang, sich zu bewegen, die Muskeln anzuspannen oder zu dehnen. Meistens führt Bewegung wie Umhergehen, Sit-ups oder An- und Entspannen der Muskulatur zu einer sofortigen Linderung der Beschwerden. Doch leider kehren die Probleme meistens rasch wieder zurück. Verzweifeln Sie nicht, wenn Sie während der Schwangerschaft unter RLS leiden. Wenn Sie vorher nie Probleme damit hatten, ist die Wahrscheinlichkeit groß, dass die Beschwerden nach der Geburt wieder verschwinden. Geben Sie dem Bewegungsdrang nach, wenn Sie einen akuten Anfall haben. Versuchen Sie, mit Entspannungstechniken (siehe Seite 102) ruhiger zu werden. Schwimmen kann ebenfalls die Symptome mindern. Bürsten Sie Ihre Beine kräftig und duschen Sie sie kalt ab. Das RLS-Syndrom ist zwar ausgesprochen lästig, aber nicht gefährlich. Ein Trost: Es tritt meistens nur im letzten Schwangerschaftsdrittel auf.

▼ Fünf Prozent aller Erwachsenen leiden unter RLS. Das Restless-Legs-Syndrom ist eine neurologische Erkrankung, deren Ursache noch weitgehend unbekannt ist.

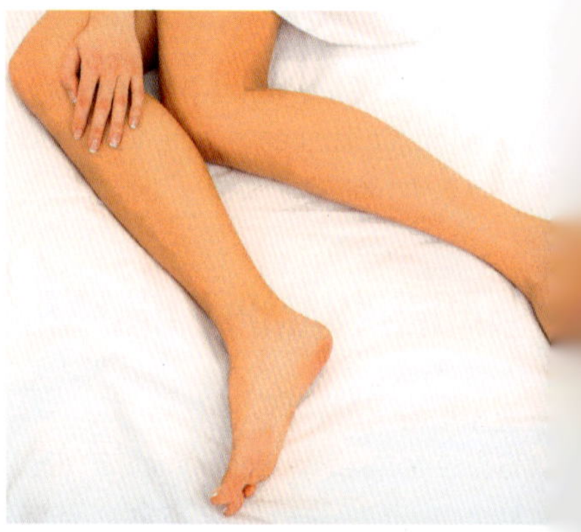

HÄMORRIDEN

Hämorriden sind vergrößerte Gefäßpolster, die sich unter der Enddarmschleimhaut befinden. Im ersten Schwangerschaftsdrittel sind Hämorriden meistens noch kein Problem. Sie können im zweiten und letzten Schwangerschaftsdrittel auftreten. Ursache für Hämorriden ist der Babykopf, der in das Becken drückt. Dadurch können Blutgefäße im After verstopfen und den Rückfluss des Bluts erschweren. Die Adern der Afterblutgefäße können dann extrem groß werden und Schmerzen bereiten. Die Veranlagung zu Hämorriden kann vererbt werden. Jucken und Wundsein in der Aftergegend können auf Hämorriden hindeuten. Starke Schmerzen und Blutverlust beim Stuhlgang sind weitere Symptome.

Hämorriden – was hilft?

- Verstopfung verschlimmert Hämorriden. Ernähren Sie sich ballaststoffreich und trinken Sie ausreichend, um den Stuhl weich zu halten.
- Vermeiden Sie das Heben von schweren Gegenständen.
- Bewegen Sie sich regelmäßig.
- Achten Sie darauf, dass die Aftergegend sauber ist.
- Eine Eispackung kann starken Juckreiz lindern.

PILZINFEKTIONEN

Hefepilzinfektionen der Scheide werden in den meisten Fällen durch *Candida-albicans*-Pilze hervorgerufen. Sie sind lästig, aber harmlos. Typisch für eine Pilzinfektion sind dicker, weißer Ausfluss, der Geruch nach Hefepilzen und starker Juckreiz, der die Scheide mit inneren und äußeren Schamlippen betreffen und sich bis in den After ausdehnen kann. Manche Frauen spüren Schmerzen und Brennen beim Wasserlassen. Bei der Geburt kann der Pilz von der Scheide der Mutter auf den Mund des Babys übergehen, deshalb sollten Pilzinfektionen immer behandelt werden. Ihr Arzt verschreibt Ihnen Scheidenzäpfchen und Cremes, die für eine rasche Besserung sorgen. Beugen Sie einer Pilzinfektion vor, indem Sie den Verzehr zucker- und weißmehlhaltiger Lebensmittel reduzieren. Wischen Sie sich nach dem Stuhlgang von vorn nach hinten ab und nicht umgekehrt. Tragen Sie Unterwäsche, die Sie bei 60 Grad waschen können. Vermeiden Sie enge Slips und Hosen. Tragen Sie etwas Naturjoghurt im Intimbereich auf, beispielsweise durch einen in Naturjoghurt getränkten Tampon. Joghurt enthält Milchsäurebakterien, die für ein gutes Scheidenmilieu sorgen und den Hefepilzen keine Chance geben. Sollte eine Pilzinfektion unerkannt bleiben und sich Ihr Baby bei der Geburt anstecken, brauchen Sie sich keine großen Sorgen zu machen, da man dies medikamentös behandeln kann.

EILEITERSCHWANGERSCHAFT

Bei einer Eileiterschwangerschaft ist es der befruchteten Eizelle nicht gelungen, bis zur Gebärmutter zu wandern. Sie bleibt im Eileiter und nistet sich in dessen Schleimhaut ein. Wenn Sie eine Eileiterschwangerschaft haben und einen Schwangerschaftstest machen, fällt dieser positiv aus, weil der Körper dieselben Hormone ausschüttet, wie bei einer normalen Schwangerschaft. Wird die befruchtete Zelle nicht abgestoßen, wächst sie hier weiter. Im schlimmsten Fall dehnt

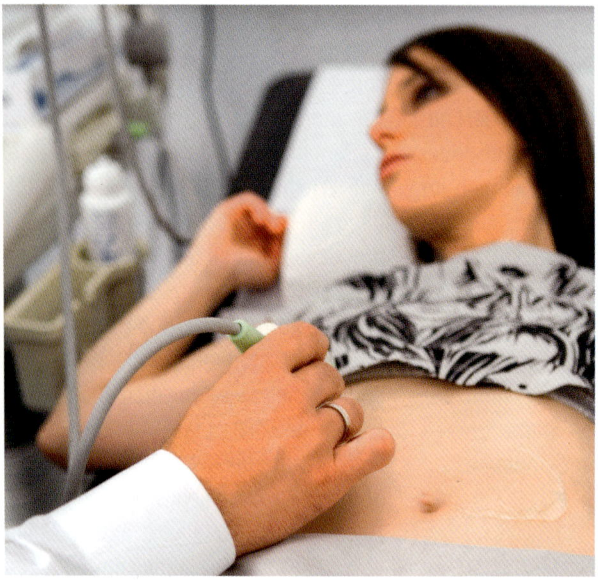

◀ Lassen Sie jede Blutung, ganz gleich wie stark sie ist, sofort abklären.

sich der Eileiter, bis er platzt. Blutungen, Kreislaufversagen und Schock können die Folge sein. Ein Risikofaktor für eine Eileiterschwangerschaft ist das Verhüten mit der Spirale. Wer auf diese Weise verhütet, hat ein um den Faktor acht bis zehn erhöhtes Risiko einer Eileiterschwangerschaft. Weitere Risikofaktoren sind frühere häufige Beckenentzündungen und vorangegangene Eileiterschwangerschaften. Lassen Sie bei folgenden Symptomen sofort ärztliche Hilfe kommen:

- vaginale Blutungen
- starke Bauchschmerzen
- Augenflimmern
- starke Kopfschmerzen
- starke Übelkeit oder Erbrechen
- Fieber
- plötzliche Schwellungen in Fingern, Knöcheln und Gesicht
- Platzen der Fruchtblase
- Nachlassen des Urins trotz normaler Flüssigkeitszufuhr

Wird eine Eileiterschwangerschaft festgestellt, wird sie mit medikamentösen oder operativen Maßnahmen beendet. Eine Eileiterschwangerschaft kann lebensbedrohlich sein.

PRÄEKLAMPSIE

Eine Präeklampsie ist eine ernst zu nehmende Erkrankung in der Schwangerschaft, die mit Ödemen, hohem Blutdruck und Eiweiß im Urin einhergeht. Präeklampsie muss sofort medizinisch behandelt werden, weil sich sonst Eklampsie, eine schwere Erkrankung mit Krämpfen, die intensivmedizinisch betreut werden muss, daraus entwickeln kann. Zu den Symptomen der Präeklampsie gehören Schwindel, Benommenheit, Kopfschmerzen, Sehstörungen und Übelkeit. Gehen Sie sofort zum Arzt, wenn Sie diese Zeichen an sich bemerken. Das Risiko einer Frühgeburt steigt mit dem Schweregrad der Erkrankung.

BAUCHHÖHLEN-SCHWANGERSCHAFT

Die Bauchhöhle liegt unterhalb des Zwerchfells. Bauchhöhlenschwangerschaften sind noch seltener als Eileiterschwangerschaften. Anders als bei Eileiterschwangerschaften ist der Raum für die befruchtete Eizelle hier größer, und die Symptome sind nicht so charakteristisch. Schmerzen im Unterleib oder Bauch und Unterleibsblutungen mit rotem oder bräunlichem Ausfluss können auf eine Bauchhöhlenschwangerschaft hindeuten. Gehen Sie bei starken Unterleibsschmerzen, Ohnmacht, Schwindel und Unwohlsein sofort zum Arzt. Auch eine Bauchhöhlenschwangerschaft kann schwere Komplikationen nach sich ziehen. Sie wird in der Regel medikamentös oder operativ beendet.

FEHLGEBURT

Von Fehlgeburten spricht man, wenn der Embryo unter 500 Gramm wiegt und die Schwangerschaft vor der 24. Woche endet. Das Baby ist dann meistens nicht in der Lage, zu überleben. 15 Prozent aller bestätigten Schwangerschaften enden in einer Fehlgeburt, allerdings fast immer vor der zwölften Woche. Die häufigste Ursache für Fehlgeburten sind Chromosomenfehler. Nach der zwölften Woche geht die Fehlgeburtenrate zurück. Nur noch ein bis zwei Prozent aller Schwangerschaften werden dann noch durch eine Fehlgeburt beendet. Bei Fehlgeburten öffnet sich der Muttermund wie bei einer normalen Geburt. Dieser Vorgang kann mit Krämpfen verbunden sein. Manchmal werden Embryo und Plazenta vollständig ausgeschieden, manchmal bleiben Reste in der Gebärmutter zurück, die operativ oder medikamentös entfernt werden müssen. Es kommt auch vor, dass die Schwangere nichts merkt und der Arzt bei einer Ultraschalluntersuchung feststellt, dass der Herzschlag fehlt. Das Risiko für Fehlgeburten steigt bei vorangegangenen Fehlgeburten und erhöht sich mit dem Alter der Mutter.

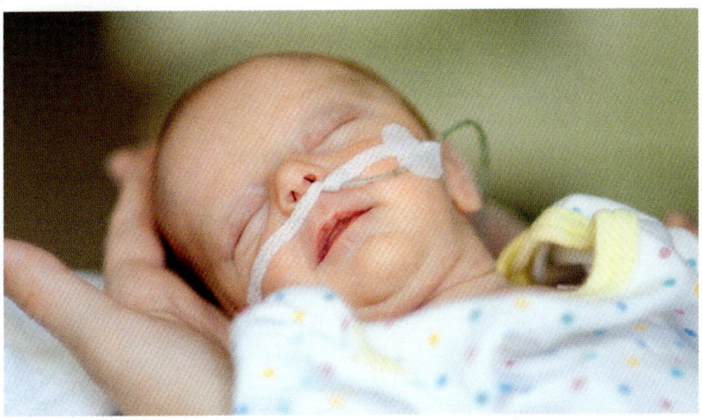

▲ Frühchen – insbesondere wenn sie weniger als 2.000 Gramm wiegen –, benötigen eine konstante Temperatur von 37 Grad Celsius.

FRÜHGEBURT

Kommt das Kind vor der vollendeten 37. Schwangerschaftswoche auf die Welt, wird es als Frühgeburt bezeichnet. Frühchen wiegen in der Regel unter 2.500 Gramm. Ab etwa 24 Wochen gelten Frühgeborene als überlebensfähig. Auch sehr kleine und unreife Frühgeborene um die 24. Schwangerschaftswoche haben heute schon Überlebenschancen. Die Medizin macht hier laufend Fortschritte, und es haben schon früher Geborene überlebt.

Wenn Babys zu früh auf die Welt kommen, sind ihre Lungen noch nicht ausgereift. Sie brauchen meistens Beatmungshilfe und müssen in den Brutkasten. Ursachen für Frühgeburten sind z. B. Fruchtwasserinfektionen, die durch Geschlechtsinfektionen ausgelöst werden können, Rauchen und verfrühte Wehen. Das Risiko bleibender Schäden ist umso höher, je früher die Schwangerschaft beendet wurde.

Känguru-Methode

Eine bis heute weitverbreitete Maßnahme ist die sogenannte Känguru-Methode, bei der ein Frühgeborenes regelmäßig Hautkontakt mit seiner Mutter hat, indem es auf ihren Oberkörper gelegt wird. Dies ist eine übliche Methode, da sie sich positiv auf die Entwicklung des Frühchens auswirkt. Es hat sich gezeigt, dass die Überlebenswahrscheinlichkeit steigt und die Anfälligkeit für Krankheiten sinkt.

WOHLFÜHLEN IN DER SCHWANGERSCHAFT

Jetzt dreht sich alles um Ihr Baby – und natürlich auch um Sie, denn Sie sollten es sich in dieser Zeit besonders gut gehen lassen. Mit den folgenden Tipps für Körper und Seele tanken Sie Energie, fühlen sich wohl und bleiben fit. Genießen Sie es!

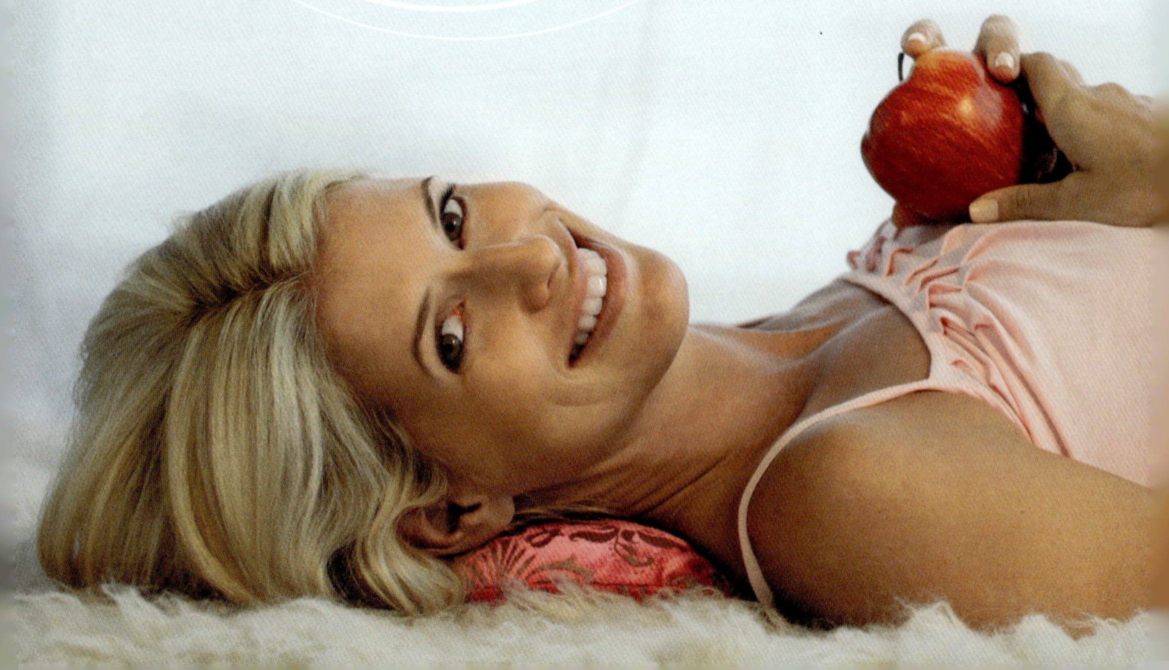

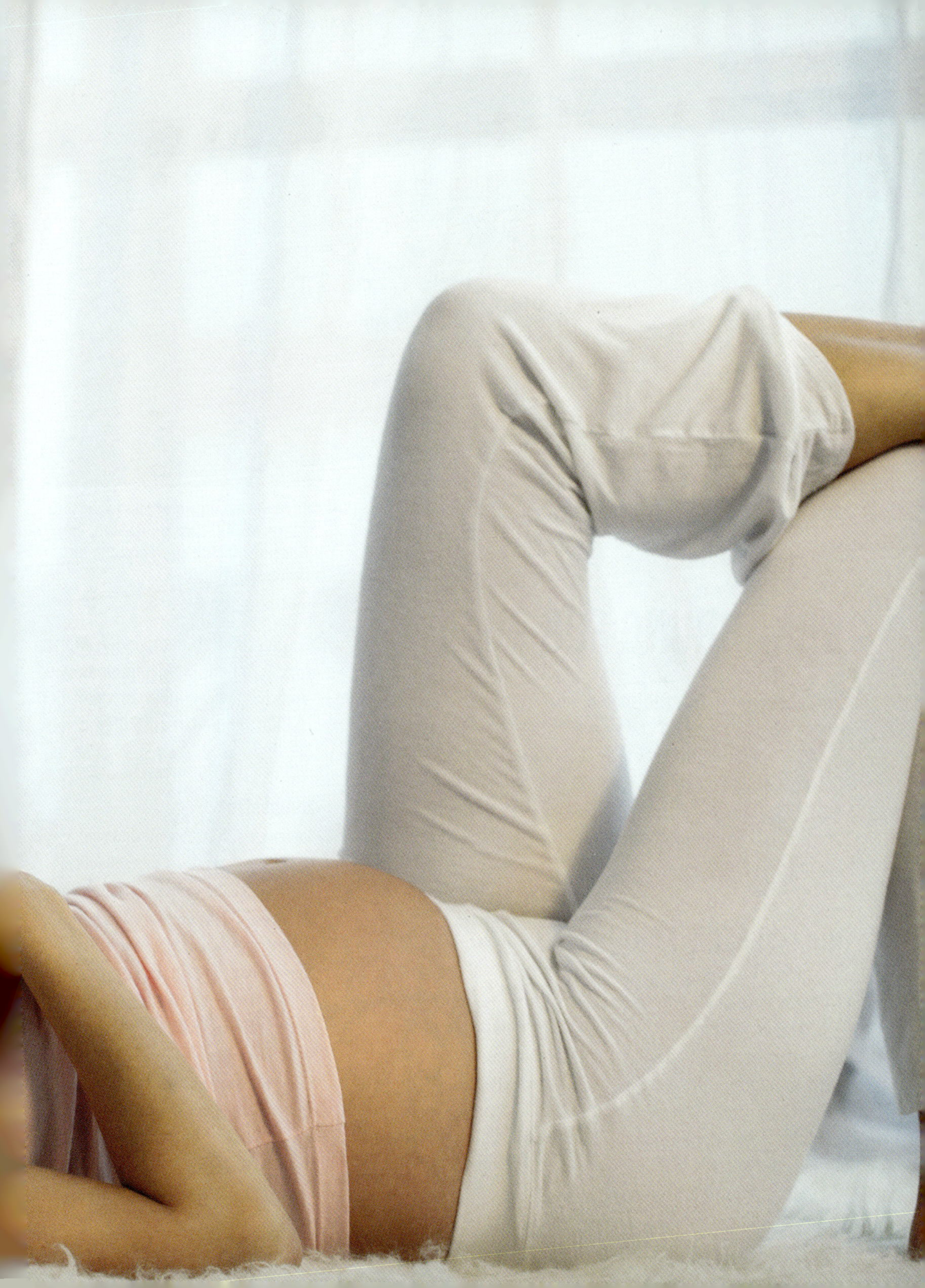

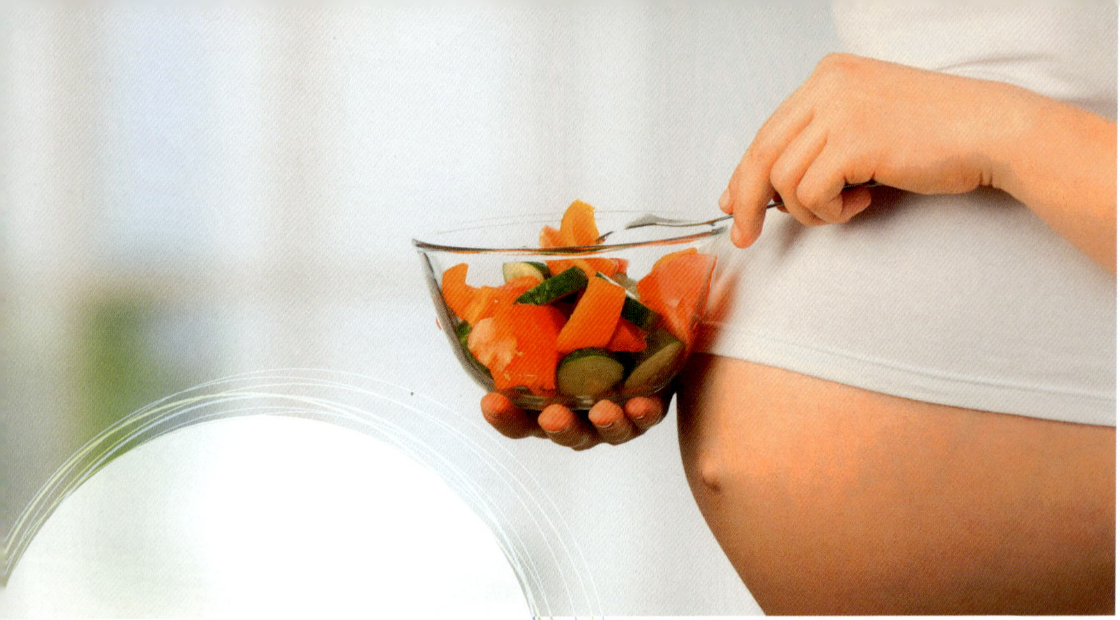

▲ Achten Sie auf eine möglichst schonende Zubereitung Ihrer Mahlzeiten, um die darin enthaltenen Nährstoffe nicht zu zerstören.

ERNÄHRUNG FÜR ZWEI

Ihr Baby isst mit. Deshalb sollten Sie sich in der Schwangerschaft möglichst gesund und vollwertig ernähren. Davon profitieren Sie beide. Eine bestimmte Diät müssen Sie nicht einhalten, aber achten Sie darauf, dass Sie sich und das Ungeborene mit den wichtigen Nährstoffen versorgen. Zurückhaltung ist bei Alkohol und Stoffen geboten, die sich schädlich auf das Kind auswirken können.

VOLLWERTIGE ERNÄHRUNG

Eine ausgewogene und gesunde Ernährung ist während der Schwangerschaft besonders wichtig. Wenn die Aufnahme an Kalorien, Vitaminen und Mineralien deutlich unter den empfohlenen Mengen liegt, kann es sein, dass das Kind mit einem zu niedrigen Geburtsgewicht auf die Welt kommt. Bevorzugen Sie Vollkornprodukte und essen Sie ausreichend Hülsenfrüchte, die wichtige Nährstoffe enthalten. Manche Schwangere stochern in den ersten drei Monaten lustlos im Essen herum und verlieren sogar Gewicht. Spätestens ab dem vierten Monat kommt der Appetit im Allgemeinen wieder. Von diesem Zeitpunkt an steigt der tägliche Kalorienbedarf auf 300 Kalorien

Baustelle

Stellen sie sich vor, Sie möchten ein Haus bauen, das schön sein soll und ein Leben lang halten muss. Welches Material wählen Sie? Natürlich nur das beste! Ebenso ist es in der Schwangerschaft: Sie bauen Ihrem Kind ein Haus, seinen Körper, der stark und gesund sein soll und lange halten muss. Wählen Sie auch hier hochwertige Materialien. Aus „Schrott" kann kein Palast entstehen, vermutlich noch nicht einmal eine stabile Hütte. Sorgen Sie daher stets für eine gute Versorgung mit allen wichtigen Nährstoffen.

▶ Der Bedarf an Vitaminen und Mineralstoffen steigt während der Schwangerschaft an und muss entsprechend gedeckt werden.

zusätzlich. Das entspricht etwa einem belegten Brot und einem Glas Milch. Verteilen Sie das Essen auf fünf bis sechs kleine Mahlzeiten statt drei große. Zu Beginn der Schwangerschaft beugen Sie damit Übelkeit vor, und im letzten Schwangerschaftsdrittel können Sie nicht mehr so viel auf einmal essen, weil der Magen auf die Gebärmutter drückt.

LEBENSMITTEL, DIE SIE MEIDEN SOLLTEN

- Nicht pasteurisierter Weichkäse kann Listeriose verursachen.
- Lebensmittel aus Weißmehl und Zucker haben wenig Nährwert, aber viele Kalorien. Besser sind Vollkornprodukte.
- Rohe Eier können mit Salmonellen infiziert sein.
- Leber und leberhaltige Produkte enthalten viel Vitamin A, das in größeren Mengen zu Missbildungen führen kann. Eine kleine Portion Leber in der Woche ist erlaubt.
- Rohes oder halbrohes Fleisch, nicht pasteurisierte Ziegenmilch und Ziegenmilchprodukte können Toxoplasmoseerreger enthalten (siehe Seite 43).

Frühstück im Bett

Wenn Sie berufstätig sind und unter der Woche wenig Zeit haben, dann lassen Sie es sich am Wochenende richtig gut gehen, z. B. mit einem ausgiebigen Frühstück. Vielleicht verwöhnt Sie Ihr Partner mit frisch gepresstem Orangensaft, Vollkornbrötchen, leckerem Belag und frischen Früchten. Genießen Sie dieses Frühstück in Ruhe zu zweit im Bett. Das ist ein gesunder und entspannnter Start in den Tag!

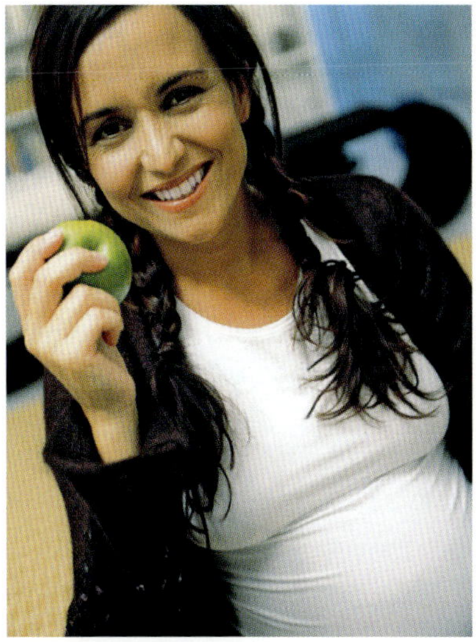

DER TÄGLICHE SPEISEPLAN

Frühstück: Mit Vollkornbrot, das Sie mit Quark, Fruchtaufstrich oder magerem Käse und Wurst belegen können, Müsli ohne Zuckerzusatz und mit frischem Obst oder einem Naturjoghurt mit Früchten fängt der Tag gut an. Dazu schmeckt Früchte- oder Rotbuschtee.

Mittagessen: Mittags füllt mageres und fettarm zubereitetes Fleisch die Eisenreserven. Dazu schmecken Kartoffeln, frische Salate und Gemüse. Wenn Sie berufstätig sind, können Sie abends eine warme Mahlzeit zu sich nehmen und im Büro einen knackigen mitgebrachten Salat essen.

Abendessen: Abends empfiehlt sich Vollkornbrot mit schmackhaftem Belag, wie Kräuterquark oder vegetarischem Brotaufstrich. Dazu passen Tomatensalat oder frische Gemüsestücke (Paprika, Möhren) mit einem Dip.

Snacks: Verzichten Sie auf kalorienreiche Zwischenmahlzeiten, wie Chips, Schokolade oder zuckerhaltige Müsliriegel. Machen Sie sich appetitliche Brothappen mit frischen Kräutern, knabbern Sie ein paar Nüsse, essen Sie frisches Obst oder eine wohlschmeckende Suppe.

EIWEISSBEDARF

In der Schwangerschaft steigt Ihr Eiweißbedarf etwa auf das Eineinhalbfache an. Diesen Bedarf können Sie mit einem halben Liter Milch, 100 Gramm Käse, drei Eiern oder einer Fisch- bzw. Fleischportion täglich decken. Pflanzliches Eiweiß, wie es in Erbsen, Samen, Linsen oder Nüssen vorkommt, sollten Sie mit tierischem kombinieren. Tierisches Eiweiß enthält alle nötigen Aminosäuren, die Ihr Körper während der Schwangerschaft benötigt. Wenn Sie keine Milch mögen, können Sie Milchprodukte, wie Joghurt, Sauermilch oder Quark, essen.

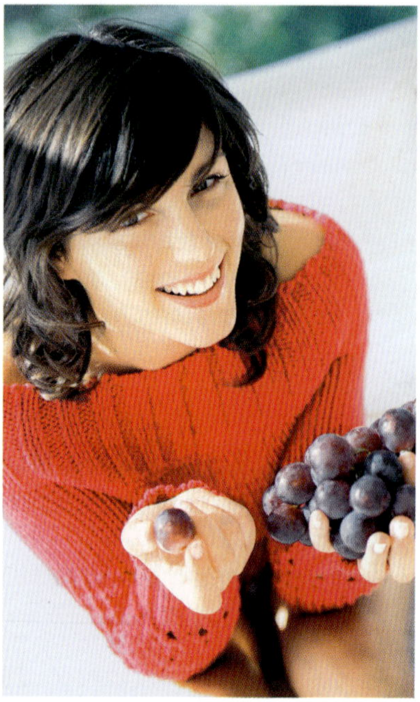

▶ Frische Weintrauben sind gesund und enthalten u. a. Traubenzucker, Mineralstoffe und Vitamine.

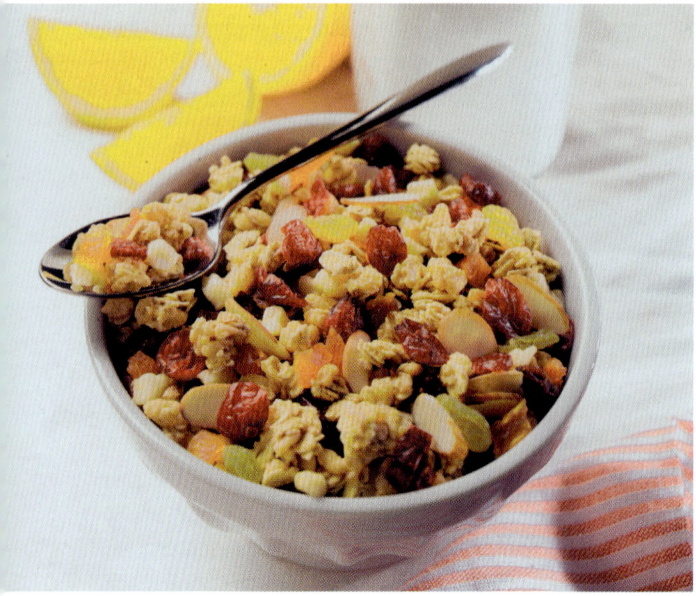

▲ Ein vollwertiges Müsli, verfeinert mit frischen Früchten, ist ein guter Start in den Tag.

Listeriose

Listeriose ist eine seltene Krankheit, die durch Bakterien ausgelöst wird. Sie äußert sich in Übelkeit, Durchfall, Fieber, Bauchschmerzen, Brechdurchfall und allgemeinem Unwohlsein. Im schlimmsten Fall kann Listeriose während der Schwangerschaft zu einer Fehl- oder Totgeburt führen. Die Erreger können sich in Weichkäse befinden, der nicht pasteurisiert wurde, wie in Brie, Camembert und Blauschimmelkäse. Deshalb sollten Sie auf Weichkäse verzichten und stattdessen Hartkäse bzw. Käse aus pasteurisierter Milch essen. Mozzarella und Hüttenkäse sind unbedenklich. Als Therapie bei Listeriose hilft ein Antibiotikum.

REZEPTIDEEN

Genießen Sie morgens, mittags, abends und zwischendurch gesunde, abwechslungsreiche Kost, die nicht nur Ihnen, sondern auch dem Baby guttut. Nehmen Sie sich morgens Zeit für ein gemütliches Frühstück, essen Sie in Ruhe zu Mittag und gönnen Sie sich ein reichhaltiges Abendessen. So sind Sie den ganzen Tag bestens versorgt. Die folgenden Rezepte sind jeweils für zwei Personen berechnet.

FRÜHSTÜCK

MUNTERMACHER-DRINK

Für 2 Drinks:
80 g Beeren
1 Grapefruit
1 Orange
400 ml Vollmilch
2 TL Haferkleie oder Haferflocken
1 EL Zitronensaft
2 TL Akazienhonig (z. B. von Alnatura)
1 TL Leinöl
frische Beeren zum Garnieren

Zubereitungszeit:
10 Min.
Nährwerte pro Drink:
355 kcal, 1.485 kJ, 9 g EW, 13 g F, 46 g KH

Zubereitung:
1 Die Beeren waschen, abtropfen lassen und putzen. Grapefruit und Orange schälen und das Fruchtfleisch in kleine Stücke schneiden. Das Obst mit der Vollmilch in einem geeigneten Gefäß pürieren.
2 Haferkleie bzw. Haferflocken, Zitronensaft, Akazienhonig und Leinöl zu den pürierten Früchten geben. Alles noch einmal pürieren oder gründlich umrühren. Den Muntermacher-Drink in 2 Gläser füllen und mit Beeren garniert servieren.

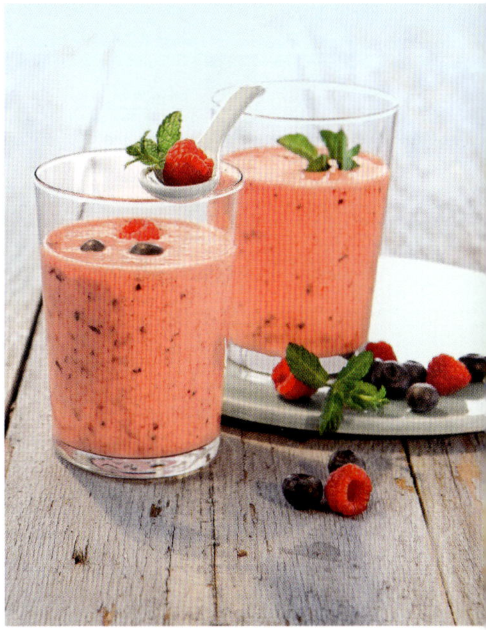

Saisonale Variante
Nach Geschmack und Angebot können ganz verschiedene Beeren verwendet werden. Wenn Sie frische Beeren verarbeiten wollen, achten Sie unbedingt darauf, reife und damit besonders aromatische Früchte zu kaufen und diese gut zu waschen. Wenn Sie tiefgefrorene Beeren verwenden, lassen Sie sie vor dem Pürieren auftauen.

BIRCHERMÜSLI

Für 2 Personen:
2 EL Großblatt-Haferflocken (z. B. von Alnatura)
1 EL Zitronensaft, frisch gepresst
2 EL Kaffeesahne
4 Äpfel
2 EL Mandeln

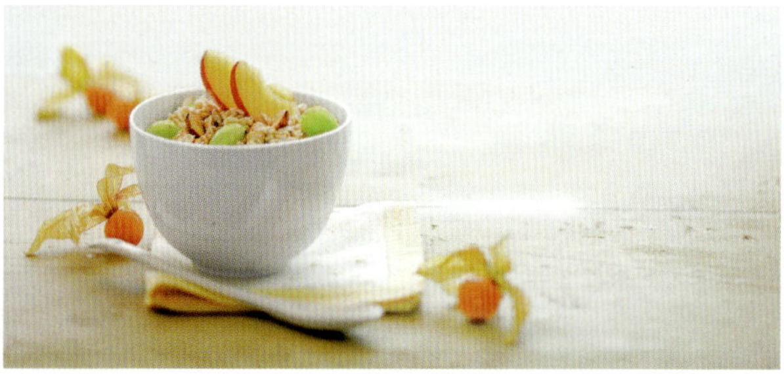

Feintuning
Verfeinern Sie Ihr Birchermüsli nach Geschmack und Saison mit weiteren frischen Früchten und Nüssen oder Kernen.

Zubereitungszeit:
10 Min.
Quellzeit:
12 Std.
Nährwerte pro Person:
151 kcal, 632 kJ, 3 g EW, 8 g F, 17 g KH

Zubereitung:
1 Die Haferflocken in eine Schale geben und in 6 EL Wasser 12 Stunden quellen lassen. Anschließend die Flocken gründlich mit Zitronensaft und Kaffeesahne verrühren. Die Äpfel waschen, vierteln und von den Kerngehäusen befreien. Das Fruchtfleisch mit Schale auf der Küchenreibe raspeln.
2 Äpfel unter die Haferflocken rühren. Die Mandeln darüberstreuen und das Birchermüsli servieren.

BANANEN-WALNUSS-BROT

Für ca. 16 Scheiben:
Fett für die Form
je 75 g weißer und brauner Zucker
6 EL Rapsöl
2–3 reife Bananen (insgesamt ca. 250 g)
2 Eier (Größe M)
1 ½ TL Vanilleextrakt
100 g gehackte Walnüsse
70 g Weizenmehl (Type 405)
140 g Vollkornmehl
1 TL Natron
½ TL Salz
¼ TL Backpulver

Zubereitungszeit:
30 Min.
Backzeit:
1 Std.
Abkühlzeit:
15 Min.
Nährwerte pro Scheibe:
179 kcal, 749 kJ, 3 g EW, 7 g F, 34 g KH

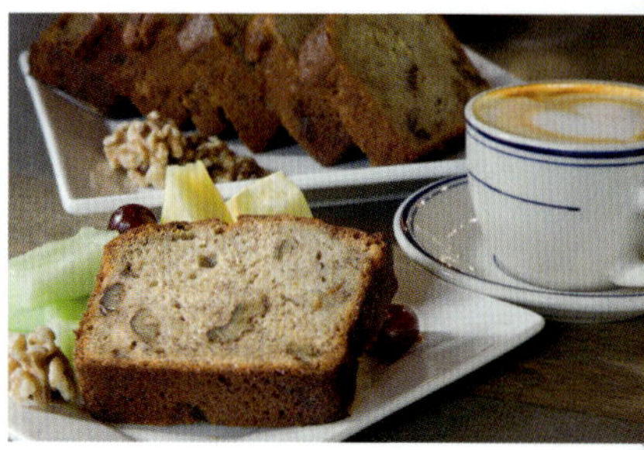

Zubereitung:
1 Den Backofen auf 175 Grad Ober- und Unterhitze (150 Grad Umluft) vorheizen. Eine Kastenform mit 30 cm Länge ausfetten.

2 Den weißen und braunen Zucker mit Rapsöl in einer Schüssel mit einem Rührbesen verquirlen. Die Bananen schälen, in Stücke schneiden und mit einer Gabel sorgfältig zu Mus zerdrücken. Bananenmus, Eier und Vanilleextrakt in die Schüssel geben und alles gut vermengen. Gehackte Walnüsse einrühren.
3 In einer zweiten Schüssel Weizen- und Vollkornmehl, Natron, Salz und Backpulver mischen. Die Bananenmischung zum Mehl in die Schüssel geben und alle Zutaten zu einem glatten Teig verrühren.
4 Den Teig in die Kastenform geben. Das Bananen-Walnuss-Brot in den Ofen schieben und auf der mittleren Schiene ca. 1 Stunde backen. Zwischendurch mit einem Messer die Garprobe machen. Sobald am Messer nach dem Einstechen keine Teigreste haften bleiben, ist das Brot fertig.
5 Nach Ende der Backzeit das Brot aus dem Ofen nehmen und ca. 15 Minuten in der Form abkühlen lassen. Dann aus der Form lösen und auf einem Kuchengitter vollständig auskühlen lassen.

BUCHWEIZENPFANNKUCHEN MIT BLAUBEER-APFEL-KOMPOTT

Für 2 Personen:
190 g Buchweizenmehl
300 ml Milch
1 Ei (Größe M)
20 g + 1 EL Zucker
Salz
½ Limette
1 säuerlicher Apfel (ca. 150 g)
150 g wilde Blaubeeren im eigenen Saft aus Kanada (Glas oder tiefgefroren)
½ TL Speisestärke
1 EL Öl
½ EL Puderzucker

Zubereitungszeit:
50 Min.

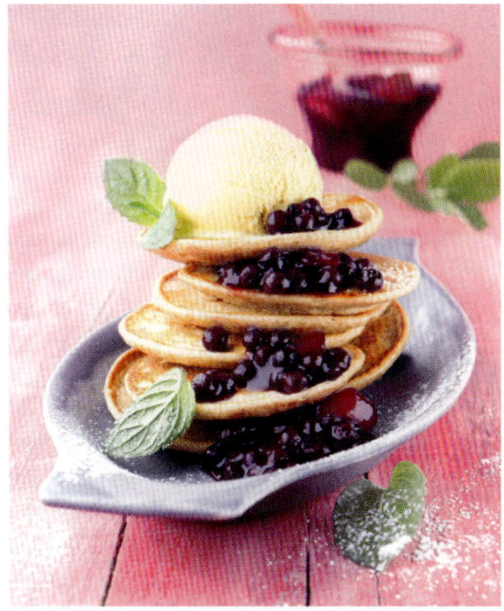

Nährwerte pro Portion:
673 kcal, 2.820 kJ, 13,4 g EW, 15,5 g F, 117 g KH

Zubereitung:
1 Mehl, Milch, Ei, 20 g Zucker und 1 Prise Salz mit den Schneebesen des Handrührgerätes zu einem glatten Teig verquirlen. Zugedeckt ca. 30 Minuten quellen lassen.
2 Inzwischen die halbe Limette auspressen und den Saft in einen Topf geben. Den Apfel schälen, Kerngehäuse herausschneiden und grob würfeln. Apfelwürfel und 1 EL Zucker zum Limettensaft geben. Die Blaubeeren abgießen und den Saft auffangen. Sollten Sie gefrorene Beeren verwenden, diese antauen lassen und den Saft auffangen. 100 ml Saft abmessen und in den Topf geben. Aufkochen und 10 Minuten köcheln lassen.
3 Die Stärke mit Wasser glatt rühren. Kompott damit binden. Aufkochen

und vom Herd ziehen. Die Blaubeeren zufügen und unterheben. Mit Folie bedecken und abkühlen lassen.

4 Inzwischen das Öl in einer großen Pfanne erhitzen und aus dem Buchweizenteig 12 kleine Pfannkuchen goldbraun backen. Die Pfannkuchen mit Kompott servieren und mit Puderzucker bestäuben.

HAUPTGERICHTE

ROSENKOHLTARTE

Für 2 Personen:
225 g TK-Blätterteig
500 g Rosenkohl
250 ml Gemüsebrühe
½ Stange Lauch
1 Knoblauchzehe
½ rote Chilischote
25 g Walnüsse (z. B. von Alnatura)
40 g Gouda
1 EL Olivenöl
¼ TL Kümmel

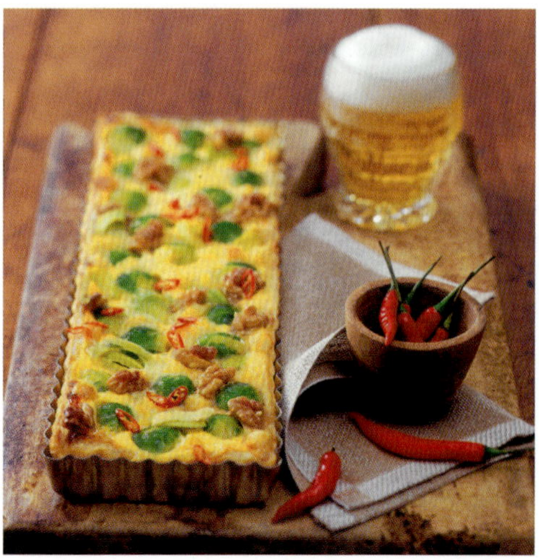

¼ TL getrockneter Majoran
1 Ei (Größe M)
50 g saure Sahne
Salz
Pfeffer aus der Mühle

Zubereitungszeit:
35 Min.
Backzeit:
40 Min.
Nährwerte pro Person:
468 kcal, 1.960 kJ, 19 g EW,
25 g F, 21 g KH

Zubereitung:

1 Den Blätterteig auftauen. Die Kanten der Platten mit Wasser bestreichen und aufeinanderlegen. Leicht ausrollen, sodass ein Quadrat mit ca. 32 cm Seitenlänge entsteht. Den Rand einer Springform (26 cm Durchmesser) leicht in den Teig eindrücken. Eine Teigplatte ausschneiden, die 3 cm größer als die Springform ist. Natürlich kann die Tarte auch in einer länglichen Form zubereitet werden. Die ungefettete Backform mit der Teigplatte auskleiden.

2 Den Rosenkohl waschen, putzen und in der Gemüsebrühe bissfest garen. 100 ml der Brühe auffangen. Den Lauch waschen, putzen und in dünne Ringe schneiden. Den Knoblauch schälen und fein hacken. Die Chilischote halbieren, entkernen und in feine Ringe schneiden. Die Walnüsse grob hacken. Den Gouda würfeln.

3 Das Olivenöl in einer Pfanne erhitzen. Lauch und Knoblauch dazugeben und andünsten. Rosenkohl, Kümmel

und Majoran kurz mitdünsten. Das Gemüse auf dem Blätterteig verteilen. Eier, saure Sahne, Gouda und aufgefangene Brühe verquirlen. Mit Salz und Pfeffer würzen und Chiliringe zugeben. Über das Gemüse gießen. Mit den Walnüssen bestreuen.

4 Tarte in den auf 200 Grad Ober- und Unterhitze (180 Grad Umluft) vorgeheizten Backofen stellen. Ca. 40 Minuten backen und dann warm servieren.

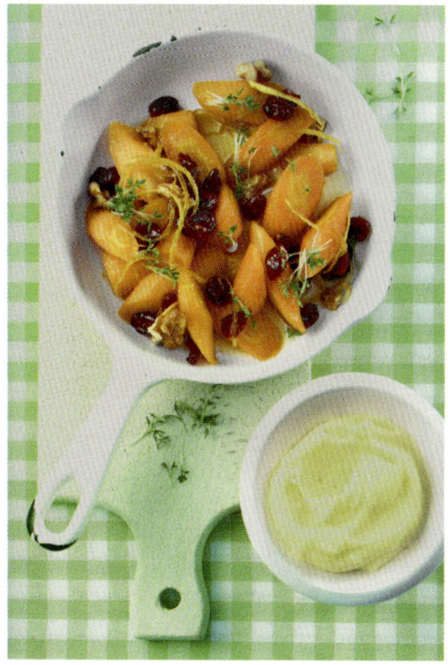

ZITRONEN-MÖHREN MIT CRANBERRYS

Für 2 Personen:
½ Bd. Möhren
Salz
½ Zitrone (unbehandelt)
40 g getrocknete Cranberrys
15 g Walnüsse
1 EL Butter
1 EL Zucker
½ Kästchen Kresse

Zubereitungszeit:
25 Min.
Nährwerte pro Person:
211 kcal, 883 kJ, 3 g EW, 10 g F, 30 g KH

Zubereitung:

1 Die Möhren waschen, schälen und in mundgerechte Stücke schneiden. In etwas Salzwasser 6–8 Minuten garen. Anschließend abgießen, eiskalt abschrecken und abtropfen lassen.

2 Die Zitrone heiß waschen, trocken reiben und die Schale dünn abschneiden. Dann die Schale in dünne Streifen schneiden. Die Zitrone auspressen. Die Cranberrys und die Walnüsse hacken.

3 Die Butter in einer Pfanne erhitzen. Die Möhren hineingeben und mit Zucker bestreuen. Zitronenstreifen zugeben und die Möhren bei mittlerer Hitze unter Wenden ca. 5 Minuten karamellisieren lassen. Dabei nach und nach den Zitronensaft angießen.

4 In den letzten 2 Minuten der Garzeit Walnüsse und Cranberrys zugeben. Möhren mit etwas Salz abschmecken. Die Zitronen-Möhren mit Kresse bestreuen und dann servieren.

Beilage

Als Beilage passt hierzu Kartoffelpüree. Dafür 375 g mehligkochende Kartoffeln schälen und in Stücke schneiden. In reichlich gesalzenem Wasser gar kochen. Abgießen, abtropfen lassen und durch eine Presse drücken. 125 ml heiße Milch und nach Geschmack etwas Butter unterrühren. Mit Salz und Muskatnuss abschmecken.

BANDNUDELN MIT LACHS-DILL-SOSSE

Für 2 Personen:
1 Schalotte
1 Knoblauchzehe
200 g Lachsfilet
1 EL Olivenöl
½ geh. TL Weizenmehl (Type 550)
50 ml Gemüsebrühe (z. B. von Alnatura)
100 g Sahne
250 g grüne Bandnudeln
Meersalz
½ Bd. Dill
schwarzer Pfeffer aus der Mühle
½–1 EL Zitronensaft
Rohrohrzucker

Zubereitungszeit:
30 Min.
Nährwerte pro Person:
392 kcal, 1.640 kJ, 21 g EW, 29 g F, 8 g KH

Zubereitung:
1 Die Schalotte schälen und putzen, dann halbieren. Den Knoblauch abziehen und mit der Schalotte würfeln. Die Filets mit kaltem Wasser abspülen, trocken tupfen und in ca. 2 cm große Würfel schneiden.
2 Das Olivenöl in einer Pfanne erhitzen. Die Schalotten- und Knoblauchwürfel hineingeben und anbraten. Den Fisch zugeben und vorsichtig mitbraten. Von allen Seiten bräunen lassen. Danach alles aus der Pfanne nehmen.
3 Das Mehl über den Bratensatz stäuben und unterrühren. Mit Gemüsebrühe ablöschen. Unter Rühren aufkochen lassen. Dann die Pfanne vom Herd nehmen. Die Sahne unter Rühren zugießen. Die Soße wieder erwärmen.
4 Die Bandnudeln in Salzwasser bissfest garen. Den Dill mit kaltem Wasser abbrausen, trocken schütteln und ohne grobe Stielenden hacken. Zur Soße geben und diese mit Salz, Pfeffer, Zitronensaft und Zucker abschmecken.

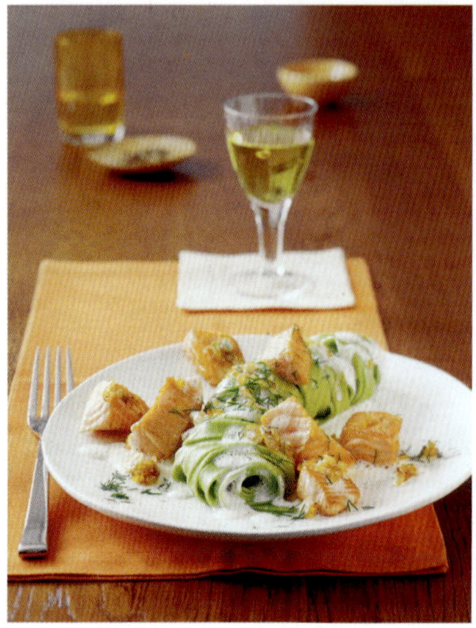

5 Lachs und Zwiebeln wieder in die Soße geben. Im Sud ziehen lassen, bis der Fisch warm ist. Die Soße heiß servieren.

GEMÜSEPFANNE

Für 2 Personen:
1 Knoblauchzehe
40 g Zwiebeln
je ½ rote und gelbe Paprikaschote
100 g Prinzessbohnen
100 g Möhren
100 g kleine Kartoffeln
½ EL Olivenöl (z. B. von Alnatura)
200 ml Geflügelbrühe
Salz
Pfeffer aus der Mühle
Saft von ½ Zitrone
2 Eier
1 EL Petersilie, frisch gehackt

Zubereitungszeit:
35 Min.
Garzeit:
15 Min.
Nährwerte pro Person:
250 kcal, 1.046 kJ, 17 g EW, 13 g F, 15 g KH

Zubereitung:
1 Den Knoblauch und die Zwiebeln schälen, beides in kleine Würfel schneiden. Paprikahälften halbieren, von Kernen sowie weißen Innenhäuten befreien und waschen. Dann in ca. 2 cm breite Streifen schneiden.
2 Die Prinzessbohnen putzen, waschen und halbieren. Die Möhren schälen und in ca. 1 cm dicke Scheiben schneiden. Die Kartoffeln gründlich waschen und vierteln.
3 Das Olivenöl in einer Pfanne erhitzen. Knoblauch und Zwiebeln dazugeben und kurz anbraten. Restliches Gemüse zufügen und ca. 5 Minuten andünsten. Mit der Geflügelbrühe aufgießen und dann das Ganze zugedeckt ca. 15 Minuten garen.
4 Das Gemüse mit Salz, Pfeffer und Zitronensaft abschmecken. Dann mit einem Löffel zwei Vertiefungen hineindrücken. Eier einzeln in einer Tasse aufschlagen und in je eine Vertiefung gleiten lassen.
5 Einen Deckel auflegen und die Eier bei schwacher Hitze ca. 10 Minuten stocken lassen. Das Gemüse mit Petersilie bestreuen und in der Pfanne servieren.

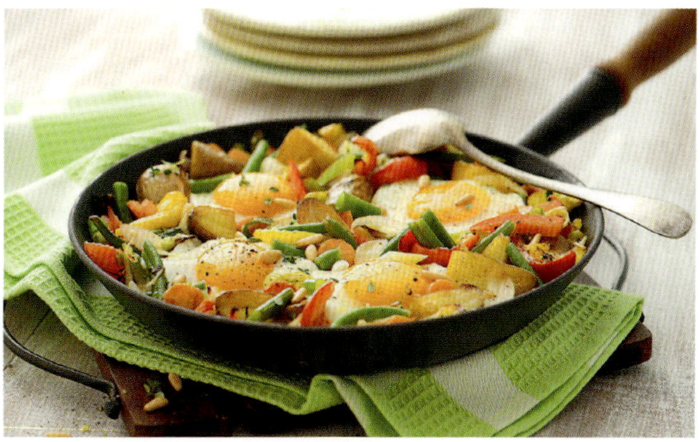

DEFTIGER GEMÜSEEINTOPF

Für 2 Personen:
250 g Rinderschulter
45 g Zwiebeln
1 Knoblauchzehe
60 g Lauch
70 g Möhren
60 g Knollensellerie
140 g festkochende Kartoffeln
80 g Wirsing
1 EL Rapsöl
300 ml Gemüsebrühe (z. B. von Alnatura)
½ EL gerebelter Thymian
1 Lorbeerblatt
3 Wacholderbeeren
1 EL Sojasoße
Salz, Pfeffer aus der Mühle
½ EL Petersilie, frisch gehackt

Zubereitungszeit:
40 Min.
Garzeit:
90 Min.
Nährwerte pro Person:
328 kcal, 1.372 kJ, 30 g EW, 16 g F, 16 g KH

Zubereitung:
1 Das Fleisch abbrausen und trocken tupfen. Dann in daumengroße Stücke schneiden. Die Zwiebeln schälen und in grobe Würfel teilen. Den Knoblauch abziehen und in feine Scheiben schneiden. Den Lauch putzen, waschen und in 1 cm dicke Röllchen schneiden, bei Bedarf nochmals waschen. Möhren, Sellerie sowie Kartoffeln schälen und alles in grobe Würfel schneiden.

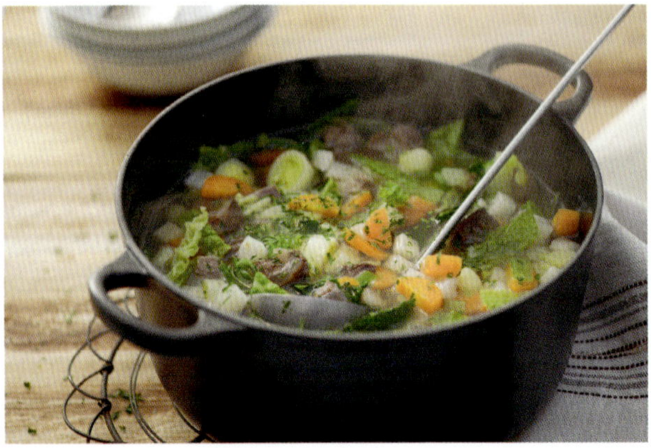

2 Den Wirsing von den äußeren Blättern befreien und halbieren. Den Strunk entfernen und die Blätter in grobe Streifen schneiden. Waschen und in einem Küchensieb abtropfen lassen. Das Rapsöl in einem Topf erhitzen. Das Fleisch hineingeben und rundum anbraten. Dann die Zwiebeln und den Knoblauch zufügen und andünsten.
3 Das vorbereitete Gemüse zugeben und unterrühren. Die Gemüsebrühe angießen. Mit Thymian, Lorbeerblatt, Wacholderbeeren und Sojasoße würzen. Den Eintopf 60–90 Minuten leicht köcheln lassen. Ab und zu umrühren. Den Gemüseeintopf mit Salz und Pfeffer abschmecken. Mit gehackter Petersilie bestreuen und heiß servieren.

TOSKANISCHER BLUMENKOHLAUFLAUF

Für 2 Personen:
½ kleiner Blumenkohl
Salz
4 getrocknete Tomaten
1 Handvoll Basilikum
½ rote Zwiebel
1 Knoblauchzehe
40 g Pinienkerne
65 g Mascarpone
125 g Sahne (z. B. von Alnatura)
1 Ei
Pfeffer aus der Mühle
Muskatnuss, frisch gerieben
25 g Parmesan, frisch gerieben

Zubereitungszeit:
30 Min.
Garzeit:
30 Min.
Nährwerte pro Person:
579 kcal, 1.423 kJ, 24 g EW, 47 g F, 14 g KH

Zubereitung:
1 Den Blumenkohl putzen, waschen und in Röschen teilen. Den festen Strunk abschneiden. In einem großen Topf reichlich Wasser mit Salz zum Kochen bringen. Die Blumenkohlröschen darin 2–3 Minuten kochen lassen, dann anschließend eiskalt abschrecken.
2 Die getrockneten Tomaten in Streifen schneiden, den Basilikum waschen, trocken tupfen und fein zerkleinern. Die Zwiebel sowie den Knoblauch schälen und hacken. Die Pinienkerne in einer Pfanne ohne Fett kurz anrösten.
3 Blumenkohl, Tomaten, Basilikum, Zwiebel, Knoblauch und Pinienkerne vermengen. Dann alles zusammen in eine hohe Auflaufform geben.

Vor dem Servieren
Das Auge isst ja bekanntlich mit: Garnieren Sie den Auflauf vor dem Servieren mit frischem Basilikum.

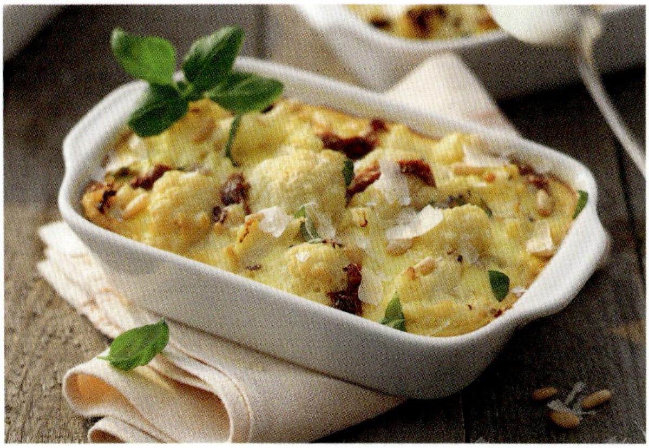

4 Die Mascarpone mit der Sahne und dem Ei glatt rühren. Mit Salz, Pfeffer und Muskatnuss würzen und über die Blumenkohlmischung geben. Das Ganze mit Parmesan bestreuen.

5 Die Form in den kalten Backofen auf die mittlere Schiene stellen. Bei 200 Grad Celsius ca. 30 Minuten backen.

SESAMGEMÜSE MIT SPINATDIP

Für 2 Personen:
250 g kleine Rote-Bete-Knollen
Salz
375 g kleine Kartoffeln
1 EL Sesamsamen
1 EL mildes Traubenkernöl (z. B. von Villa Masecri)
Pfeffer aus der Mühle
50 g frischer Blattspinat
25 g Mandeln mit Haut
250 g griechischer Joghurt

Zubereitungszeit:
25 Min.
Garzeit:
1 Std.
Nährwerte pro Person:
438 kcal, 1.833 kJ, 14 g EW, 22 g F, 45 g KH

Zubereitung:

1 Die Rote Bete waschen und in einen Topf mit reichlich gesalzenem Wasser geben. Erhitzen und die Knollen 40 Minuten kochen. Anschließend abgießen, etwas ausdampfen lassen und schälen.

2 Die Kartoffeln gründlich waschen. Mit der Schale in gesalzenes Wasser geben und ca. 15 Minuten garen. Den Backofen auf 200 Grad Celsius vorheizen. Die Rote-Bete-Knollen vierteln und die ungeschälten Kartoffeln halbieren. Beides in eine ofenfeste Form geben.

3 Die Rote Bete und die Kartoffeln mit den Sesamsamen bestreuen und das Ganze mit Traubenkernöl vermengen. Mit Salz und frisch gemahlenem Pfeffer würzen. In den Ofen schieben und ca. 20 Minuten backen.

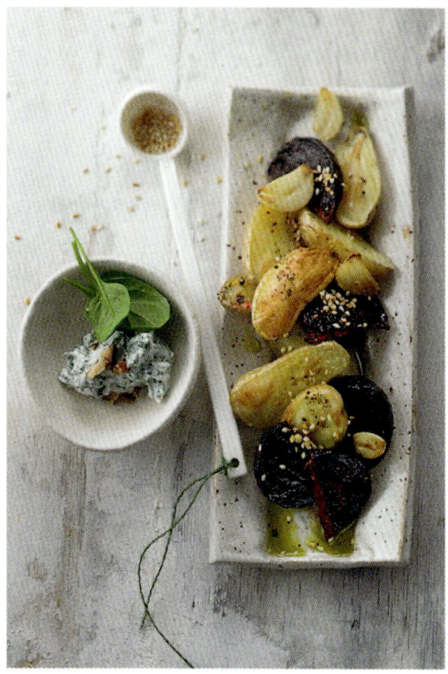

4 Den Spinat gründlich mit kaltem Wasser waschen, verlesen und hacken. Die Mandeln in einer Pfanne ohne Fett rösten. Dann abkühlen lassen und grob hacken. Den Joghurt mit Spinat und Mandeln glatt rühren. Mit Salz und Pfeffer abschmecken. Das Ofengemüse mit dem Spinat-Dip servieren.

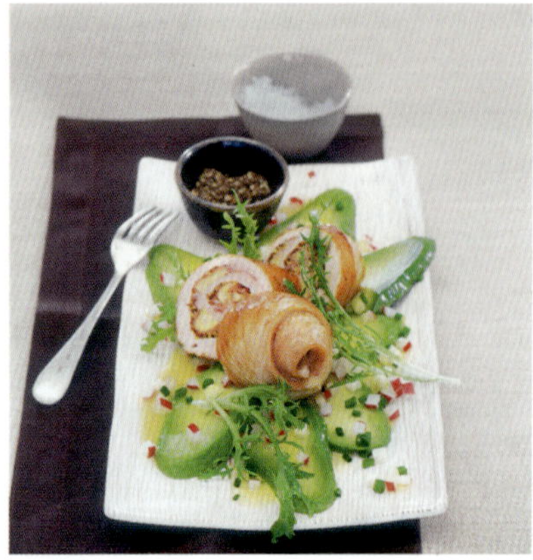

PUTENROULADEN AUF AVOCADOSALAT

Für 2 Personen:
100 g Champignons
3 TL Olivenöl (z. B. von Alnatura)
Meersalz
1 TL Zitronensaft
2 Putenrouladen (à ca. 180 g)
weißer Pfeffer aus der Mühle
1 EL körniger Senf
2 Scheiben Kochschinken
½ säuerlicher Apfel
4 Radieschen
1 EL Apfelessig
2 EL Distelöl
Rohrohrzucker
½ Kopf Friséesalat
½ Bd. Schnittlauch
1 Avocado

Zubereitungszeit:
30 Min.
Garzeit:
30 Min.
Nährwerte pro Person:
507 kcal, 2.121 kJ, 49 g EW, 32 g F, 6 g KH

Zubereitung:

1 Den Backofen auf 90 Grad Ober- und Unterhitze (70 Grad Umluft) vorheizen. Die Pilze putzen und würfeln. In einer Pfanne in 1 TL Öl anschwitzen, salzen und im Zitronensaft dünsten, bis keine Flüssigkeit mehr vorhanden ist. Abkühlen lassen.

2 Die Putenrouladen salzen und pfeffern, mit Senf bestreichen sowie mit Schinken belegen. Die Champignons darauf verteilen, alles aufrollen und mit Zahnstochern befestigen.

3 Die Putenrouladen im übrigen Olivenöl von allen Seiten kräftig anbraten. Dann auf eine Alufolie legen und im Ofen 30 Minuten garen.

4 Für die Vinaigrette den Apfel schälen und die Radieschen putzen. Beides fein würfeln und mit dem Essig vermengen. Das Distelöl unterschlagen und mit Zucker, Salz sowie Pfeffer abschmecken.

5 Den Friséesalat putzen, waschen und trocken schleudern. Den Schnittlauch fein schneiden. Die Avocado halbieren, entkernen, dann schälen und in Scheiben schneiden. Mit den Friséesalatblättern und dem Schnittlauch auf 2 Tellern anrichten und mit dem Dressing beträufeln.

6 Die Putenrouladen aus dem Ofen nehmen, aufschneiden und auf dem Salat anrichten.

WILDREISRISOTTO MIT ERBSEN

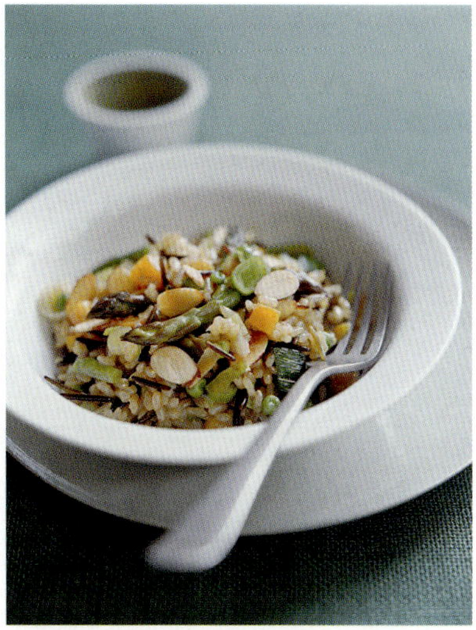

Für 2 Personen:
1 Knoblauchzehe
½ Stange Lauch
35 g junge Möhren
4 Stangen Spargel (Dose)
100 g Mandelblättchen
400 ml Gemüsebrühe
Salz
½ TL Pfeffer aus der Mühle
1 ½ EL Olivenöl
125 g Naturreis
65 g Wildreis
100 g Erbsen (frisch oder tiefgekühlt)

Zubereitungszeit:
35 Min.
Nährwerte pro Person:
610 kcal, 2.562 kJ, 22 g EW, 30 g F, 68 g KH

Zubereitung:
1 Die Knoblauchzehe schälen und hacken. Den weißen und den hellgrünen Teil vom Lauch putzen, längs halbieren, waschen und in feine Streifen schneiden. Die Möhren putzen, waschen und würfeln. Den Spargel abschütten und dann in 2,5 cm lange Stücke schneiden.
2 Die Mandelblättchen in einer beschichteten Pfanne ohne Fett goldbraun anrösten.
3 Die Brühe mit Salz und Pfeffer bei mittlerer Hitze in einem Kochtopf erhitzen und zum Kochen bringen. Anschließend die Hitze reduzieren.
4 Das Olivenöl in einer großen Pfanne bei mittlerer Hitze erwärmen, Knoblauch und Lauch hinzufügen und ca. 4 Minuten dünsten. Reis und Möhren unterrühren.
5 Etwas heiße Gemüsebrühe angießen und das Ganze umrühren. Sobald die Flüssigkeit verkocht ist, Brühe schöpflöffelweise unter Rühren nachgießen.
6 Spargel und Erbsen dazugeben, wenn nur noch ca. 200 ml Brühe übrig sind. Sobald der Reis gar ist, die Mandelblättchen unterrühren und sofort servieren.

Falscher Reis
Wildreis ist eigentlich kein Reis, sondern der Samen eines Grases, das u. a. in Nordamerika wächst. Er schmeckt nussig-mild, die Körner sind länglich und schwarzbraun.

GEFÜLLTE ZUCCHINI

Für 2 Personen:
250 ml Tomatensaft
½ Brühwürfel für Gemüsebrühe
1 Schalotte
1 Knoblauchzehe
1 EL Olivenöl

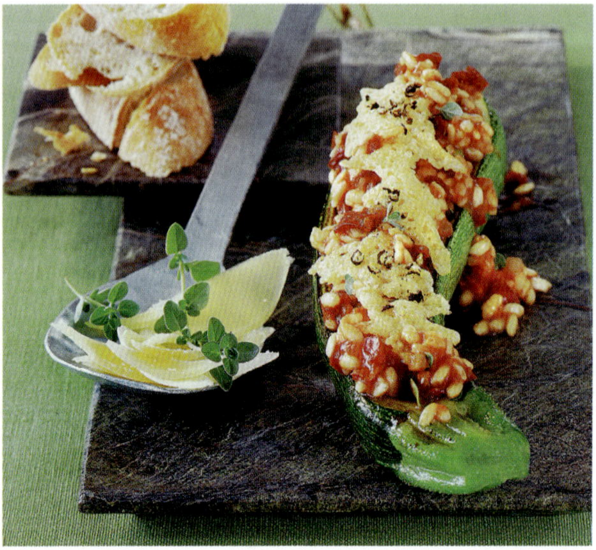

80 g Risottoreis (z. B. von Alnatura)
1 EL Tomatenmark
½ TL Rohrohrzucker
1 Lorbeerblatt
50 g getrocknete Tomaten
60 g Pecorino (alternativ Parmesan)
½ Bd. Oregano
2 große Zucchini
Meersalz
20 g kalte Butter, gewürfelt
Pfeffer aus der Mühle

Zubereitungszeit:
40 Min.
Garzeit:
15 Min.
Nährwerte pro Person:
485 kcal, 2.029 kJ, 19 g EW, 22 g F, 42 g KH

Zubereitung:

1 Den Tomatensaft mit dem Brühwürfel in einen Topf geben und aufkochen. Währenddessen die Schalotte sowie den Knoblauch abziehen, fein würfeln und in Olivenöl anschwitzen. Den Risottoreis dazugeben und unter Rühren glasig werden lassen.
2 Das Tomatenmark sowie den Zucker zum Reis geben und kurz anschwitzen. Mit dem kochenden Tomatenfond aufgießen. Das Lorbeerblatt hinzufügen und den Risotto unter gelegentlichem Rühren ca. 25 Minuten bei kleiner Hitze köcheln lassen.
3 Währenddessen die getrockneten Tomaten klein schneiden und den Pecorino fein reiben. Den Oregano, bis auf einige Stängel zum Garnieren, von den Stängeln zupfen, waschen, trocken tupfen und hacken.
4 Die Zucchini kalt abbrausen, trocken tupfen, längs halbieren und aushöhlen. Die Zucchinihälften in kochendem Salzwasser ca. 5 Minuten garen, dann herausnehmen und abtropfen lassen.
5 Den Backofen auf 200 Grad Celsius vorheizen. Der Reis sollte mit leichtem Biss gar sein, aber noch in sämiger Brühe liegen. Dann den Risotto vom Herd nehmen und das Lorbeerblatt entfernen. Getrocknete Tomaten, Oregano, die Hälfte des Pecorinos sowie Butter einrühren. Alles mit Meersalz und Pfeffer abschmecken.
6 Den Risotto in die gegarten Zucchinihälften füllen und mit dem restlichen Pecorino bestreuen. Gefüllte Zucchini in eine ofenfeste Form geben und das Ganze 15 Minuten im Ofen garen. Mit Oreganostängeln garnieren und heiß servieren.

LINGUINE MIT RICOTTA-SPINAT-SOSSE

Für 2 Personen:
200 g Linguine (z. B. von Alnatura)
Meersalz
½ kleine Zwiebel
½ Chilischote
1 Knoblauchzehe
350 g frischer Spinat (ersatzweise 450 g TK-Blattspinat)
25 g Walnüsse
40 g getrocknete Tomaten in Öl (Glas)
2 EL Olivenöl
Pfeffer aus der Mühle
100 g Ricotta
frische Petersilie zum Garnieren

Zubereitungszeit:
25 Min.
Nährwerte pro Person:
436 kcal, 1.824 kJ, 16 g EW, 27 g F, 31 g KH

Zubereitung:
1 Die Linguine nach Packungsanweisung in reichlich gesalzenem Wasser garen.

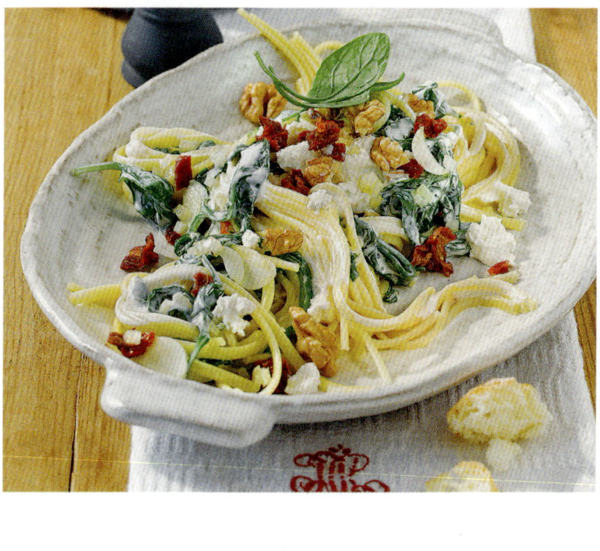

2 In der Zwischenzeit die Zwiebel schälen und zusammen mit der Chilischote fein hacken. Den Knoblauch abziehen und durch eine Presse drücken.
3 Den frischen Spinat putzen, gründlich mit kaltem Wasser waschen und in einem Küchensieb abtropfen lassen.
4 Die Walnüsse hacken. Die Tomaten etwas abtropfen lassen und dann in feine Würfel schneiden.
5 Das Olivenöl in einer Pfanne erhitzen und die gehackten Walnüsse kurz anrösten. Knoblauch, Chili und Tomaten dazugeben und kurz braten.
6 Den Spinat mit in die Pfanne geben und 4–5 Minuten mitgaren. Dabei immer wieder umrühren. Das Ganze mit Salz und Pfeffer nach Belieben abschmecken.
7 Die Linguine in ein Küchensieb abgießen und etwas abtropfen lassen. Die Spinatmischung mit den Nudeln und dem Ricotta locker vermischen. Die Pasta auf vorgewärmte Teller verteilen. Mit grob gehackter Petersilie bestreut servieren.

PASTA BROKKOLI

Für 2 Personen:
250 g Linguine
Salz
200 g Brokkoli
1 Zwiebel
2 EL Olivenöl
½ Handvoll Rosinen
(z. B. von Alnatura)
Pfeffer aus der Mühle

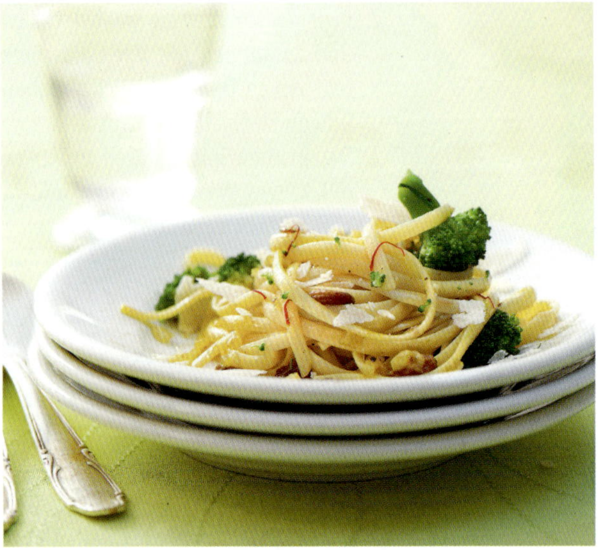

ein paar Fäden Safran
Parmesan, frisch gerieben

Zubereitungszeit:
30 Min.
Nährwerte pro Person:
355 kcal, 1.485 kJ, 16 g EW, 14 g F, 42 g KH

Zubereitung:
1 Die Pasta nach Packungsanweisung in reichlich gesalzenem Wasser al dente kochen.
2 Den Brokkoli putzen, in Röschen teilen und waschen. Die Röschen dann mit etwas Wasser in einem Topf so dünsten, dass sie noch viel Biss haben.
3 Die Zwiebel schälen und sehr fein hacken. Das Olivenöl erhitzen und die Zwiebelstückchen darin dünsten. Die Rosinen hinzufügen und weiterdünsten. Dann mit Pfeffer und Salz abschmecken.
4 Den Safran in wenig heißem Wasser auflösen. Mit den Brokkoliröschen zu der Zwiebel-Rosinen-Mischung geben. Den Brokkoli mit der gegarten Pasta und reichlich Parmesan vermengen. Pasta Brokkoli heiß servieren.

SALATE & SUPPEN

STEIRISCHE KÜRBISSUPPE

Für 2 Personen:
175 g Muskatkürbis
2 Schalotten
1 EL Butter
½ Msp. Chilipulver
1 EL Honig
125 ml Geflügelbrühe
75 g Sahne
½ TL Koriander
1 EL Kürbiskernöl (z. B. von Villa Masecri)
Salz
Pfeffer aus der Mühle

Zubereitungszeit:
40 Min.
Nährwerte pro Person:
373 kcal, 1.561 kJ, 8 g EW, 25 g F, 17 g KH

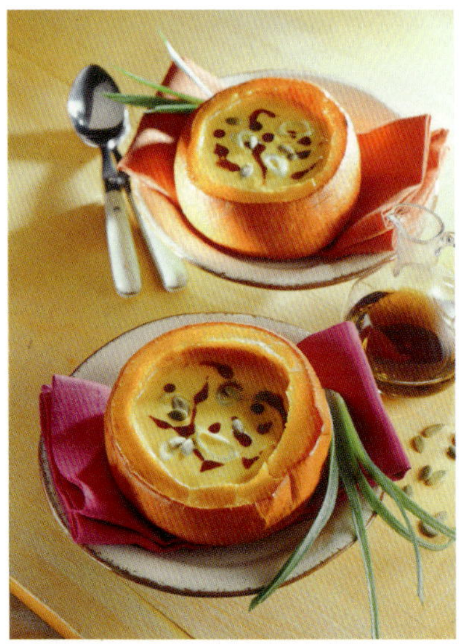

Zubereitung:

1 Den Kürbis schälen und von Kernen sowie Fasern befreien. Das Fruchtfleisch in feine Stücke schneiden. Die Schalotten abziehen und grob hacken.
2 Die Butter in einem ausreichend großen Topf erhitzen. Den Kürbis und die Schalotten zufügen und diese unter Rühren glasig andünsten. Das Chilipulver und den Honig dazugeben.
3 Das Ganze einige Minuten einkochen lassen. Den Kürbissud mit Geflügelbrühe und Sahne aufgießen. Nochmals etwas einkochen lassen. Den Koriander und das Kürbiskernöl in die Suppe geben. Das Ganze mit dem Pürierstab kräftig aufmixen.
4 Vor dem Servieren die Kürbissuppe durch ein feines Sieb passieren und mit Kürbiskernöl, Salz und Pfeffer abschmecken.

Vitaminbombe

Feldsalat wird auch Rapunzelsalat genannt. Er ist mild und nussig im Geschmack und reich an Vitamin A, C, Provitamin A, Folsäure, Kalium, Zink und Eisen.

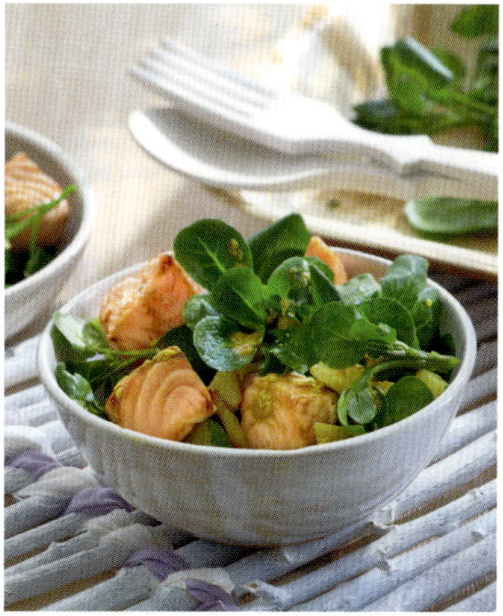

BRUNNENKRESSE-FELDSALAT MIT LACHS

Für 2 Personen:

1 große Kartoffel
3 EL Öl
200 g Lachsfilet (z. B. aus Norwegen)
Salz
Pfeffer aus der Mühle
1 TL Currypulver
3 TL Sesamsamen
25 ml Apfelsaft
3 TL Apfelessig
75 g Feldsalat
50 g Brunnenkresse

Zubereitungszeit:
25 Min.
Nährwerte pro Person:
318 kcal, 1.331 kJ, 21 g EW, 21 g F, 10 g KH

Zubereitung:

1 Die Kartoffel schälen, waschen und in 1 cm große Würfel schneiden. 2 EL Öl in einer Pfanne erhitzen und die Kartoffelwürfel ca. 5 Minuten bei mittlerer Hitze goldbraun braten. Die Würfel aus der Pfanne nehmen und auf Küchenpapier entfetten lassen.
2 Das Lachsfilet in ca. 1 cm große Würfel schneiden und in die noch heiße Pfanne geben. Mit Salz und Pfeffer würzen. Den Fisch rundum 4 Minuten braten und anschließend aus der Pfanne nehmen.
3 Das Currypulver und den Sesam in die Pfanne geben und 30 Sekunden rösten. Mit dem Apfelsaft ablöschen und aufkochen. Restliches Öl und den Apfelessig einrühren und das Ganze abkühlen lassen.

4 Den Feldsalat und die Brunnenkresse putzen, dann beides waschen und abtropfen lassen. Mit dem abgekühlten Dressing vermengen. Lachs- und Kartoffelwürfel dazugeben und servieren.

FRUCHTIGER TOMATENSALAT

Für 2 Personen:
200 g Cocktailtomaten
3 TL Olivenöl
2 kleine Stangen Sellerie
½ Bd. Frühlingszwiebeln
1 TL heller Balsamico-Essig
Salz
Pfeffer aus der Mühle
½ Handvoll Blattsalat
25 g getrocknete Cranberrys

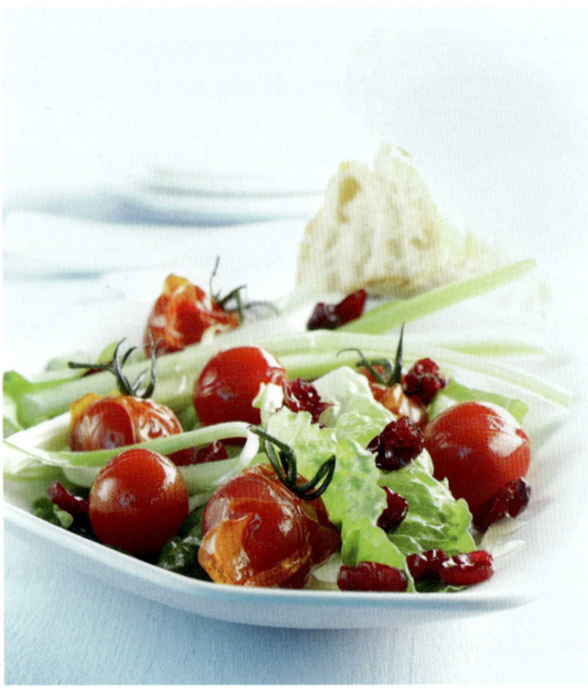

Zubereitungszeit:
20 Min.
Nährwerte pro Person:
130 kcal, 544 kJ, 2 g EW, 8 g F, 14 g KH

Zubereitung:

1 Die Tomaten abbrausen und trocken tupfen. Eine beschichtete Pfanne trocken erhitzen. Dann 1 TL Olivenöl hineingeben und die Tomaten bei starker Hitze kurz in der Pfanne schwenken. Anschließend sofort aus der Pfanne nehmen.
2 Den Sellerie und die Frühlingszwiebeln putzen, waschen und in feine Scheiben schneiden. Das restliche Olivenöl mit Balsamico-Essig, Salz und frisch gemahlenem Pfeffer verschlagen.
3 Den Blattsalat waschen, trocken schleudern und putzen. In mundgerechte Stücke zupfen und auf Salattellern anrichten.
4 Tomaten, Sellerie, Frühlingszwiebeln und getrocknete Cranberrys vermengen und auf dem Blattsalat anrichten. Die Marinade darüberträufeln und den Salat servieren.

Vollwertige Beilage

Reichen Sie zu diesem fruchtigen Salat frisches Vollkornbaguette. Besonders köstlich wird dieser Salat noch mit darüber gestreuten gerösteten Sonnenblumen- oder Kürbiskernen.

DESSERTS

APFELKOMPOTT

Für 2 Personen:
3 große Boskop-Äpfel
1 Päckchen Bourbon-Vanillezucker (z. B. von Alnatura)
½ Msp. Zimtpulver
½ EL Zitronensaft

Zubereitungszeit:
20 Min.
Nährwerte pro Person:
151 kcal, 632 kJ, 1 g EW, 1 g F, 34 g KH

Zubereitung:
1 Die Äpfel waschen, schälen und vierteln. Die Kerngehäuse entfernen und das Fruchtfleisch in große Würfel schneiden.
2 Die Äpfel in einen Topf geben. Mit Vanillezucker, Zimt und Zitronensaft vermengen. Das Ganze aufkochen und ca. 10 Minuten köcheln lassen, bis die Äpfel weich sind.
3 Nach Garzeitende das Kompott vom Herd nehmen. Nach Geschmack noch warm oder abgekühlt servieren.

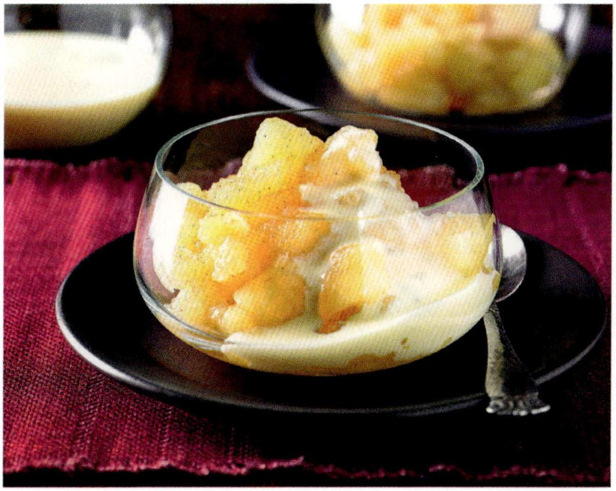

Vanillesoße

Und dazu eine leckere Vanillesoße! Dafür 400 ml Milch mit 2 EL Rohrohrzucker und 1 EL Bourbon-Vanillezucker vermengen und in einem Topf aufkochen. 100 ml Milch mit ½ Päckchen Vanillepuddingpulver glatt rühren. Das Ganze in die kochende Milch rühren und einmal kurz aufkochen lassen. Dann vom Herd nehmen und servieren.

RHABARBER-BAISER-MUFFINS

Für 12 Stück:
200 g Rhabarber
Mehl zum Bestäuben
150 g Butter
100 g Rohrohrzucker (z. B. von Alnatura)
1 Päckchen Bourbon-Vanillezucker
Salz
3 EL Milch
abgeriebene Orangenschale
2 EL Orangensaft
3 Eier, getrennt
200 g Weizenmehl (Type 1050)
50 g gemahlene Mandeln
2 TL Weinsteinbackpulver
100 g Amarettini
2 EL Puderzucker

Zubereitungszeit:
30 Min.
Backzeit:
30 Min.
Nährwerte pro Stück:
270 kcal, 1.130 kJ, 5 g EW, 16 g F, 28 g KH

Zubereitung:

1 Die Rhabarberstängel mit kaltem Wasser waschen, schälen und in 5 mm dicke Stücke schneiden. Dann mit etwas Mehl bestäuben. Den Backofen auf 180 Grad Celsius vorheizen.
2 Weiche Butter, Zucker und Vanillezucker in einer Schüssel mit dem Schneebesen schaumig rühren. 1 Prise Salz, Milch, Orangenschale und Orangensaft hinzufügen. Die 3 Eigelbe nach und nach unterrühren.
3 Mehl, Mandeln und Backpulver mischen und zügig unter den Teig rühren. Die Rhabarberstückchen unterheben. Die Amarettini in einen Gefrierbeutel geben und mit einem Nudelholz fein zerbröseln. Die Muffinform einfetten und mit einem Teil der Amarettinikrümel ausstreuen. Den Teig in die Mulden füllen und im Ofen auf der mittleren Schiene 20 Minuten backen.
4 Das Eiweiß steif schlagen, Puderzucker und restliche Amarettinikrümel einrieseln lassen. Die Muffins aus dem Ofen nehmen, Eiweißmasse auf den Muffins verteilen und weitere 10 Minuten backen; dabei darauf achten, dass die Baisermasse nicht zu dunkel wird. Die Muffins im Blech 5 Minuten ruhen lassen, dann aus der Form lösen und abkühlen lassen.

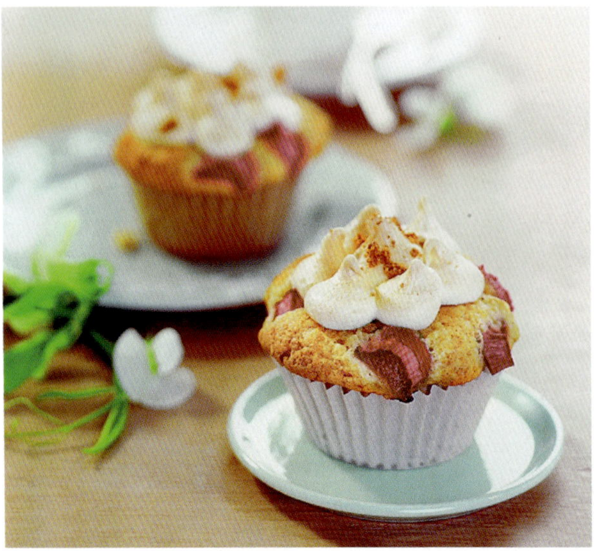

APRIKOSENKUCHEN

Für ca. 12 Stücke:

Butter und Paniermehl für das Backblech
750 g Aprikosenhälften
150 g Butter
100 g Zartbitterschokolade mit Orange (z. B. von Alnatura)
100 g brauner Zucker
1 Päckchen Bourbon-Vanillezucker
4 Eier
250 g Weizenmehl (Type 1050)
2 TL Weinsteinbackpulver
Salz
80 g Aprikosenkonfitüre

Zubereitungszeit:
20 Min.
Backzeit:
35 Min.
Nährwerte pro Stück:
319 kcal, 1.335 kJ, 6 g EW, 15 g F, 38 g KH

Zubereitung:

1 Ein Backblech mit Butter gut einfetten und mit Paniermehl ausstreuen. Den Backofen auf 175 Grad Celsius vorheizen. Die Aprikosen waschen, halbieren und entsteinen. Die Butter und die Schokolade in einem Topf bei milder Hitze schmelzen und wieder abkühlen lassen. Die Buttermasse in eine Schüssel geben und mit den Quirlen des Handrührgerätes schaumig schlagen.
2 Nach und nach braunen Zucker, Vanillezucker und 1 Ei unter die Buttermasse rühren. Restliche Eier trennen

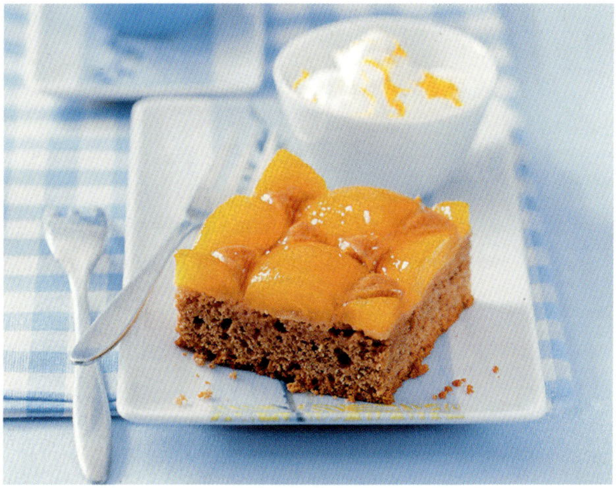

und die Eigelbe nacheinander gründlich unter die Masse mengen. Weitere 5 Minuten rühren.

3 Das Mehl und das Weinsteinbackpulver mischen und unter die Buttermasse arbeiten. Das Eiweiß mit 1 Prise Salz zu steifem Schnee schlagen und ebenfalls unter den Teig heben. Den Teig auf dem Backblech verstreichen und mit den Aprikosen belegen. Den Kuchen im heißen Ofen 30–35 Minuten backen.

4 Inzwischen die Aprikosenkonfitüre aufkochen und durch ein Sieb streichen. Den noch heißen Kuchen damit bepinseln.

SÜSSER HIRSESALAT

Für 2 Personen:
75 g Hirse
50 g Soft-Feigen (z. B. von Alnatura)
¼ Ananas
125 g Erdbeeren
125 g rote Weintrauben
½ Granatapfel
1 Pfirsich
½ Zitrone (unbehandelt)
1 EL Ahornsirup Grad A

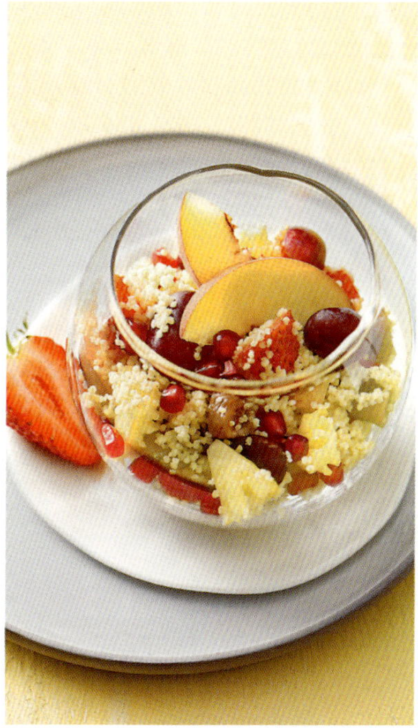

Zubereitungszeit:
25 Min.
Nährwerte pro Person:
407 kcal, 1.703 kJ, 7 g EW, 3 g F, 84 g KH

Zubereitung:

1 Die Hirse in 225 ml Wasser ca. 5 Minuten kochen und 10 Minuten ausquellen lassen. Danach abkühlen lassen.

2 Die Feigen in kleine Würfel schneiden. Die Ananas schälen, den Strunk entfernen und das Fruchtfleisch würfeln. Die Erdbeeren putzen, waschen und halbieren. Die Trauben waschen, von den Stielen zupfen und ebenfalls halbieren.

3 Die Kerne aus dem Granatapfel auslösen. Den Pfirsich waschen, halbie-

ren und entsteinen. Das Fruchtfleisch in schmale Spalten oder Stücke schneiden. Die Zitrone heiß waschen, die Schale abreiben und den Saft auspressen.

4 Das geschnittene Obst und die Granatapfelkerne in eine Schale geben. Hirse, Ahornsirup, Zitronenschale und -saft dazugeben und alles gut vermengen. In Dessertschalen oder -gläsern anrichten und dann servieren.

ZIMTQUARK MIT PFLAUMEN

Für 2 Personen:
75 g getrocknete kalifornische Pflaumen
1 EL Orangensaft, frisch gepresst
10 g Walnüsse
250 g Magerquark
½ TL Zimtpulver
einige Minzeblättchen zum Garnieren

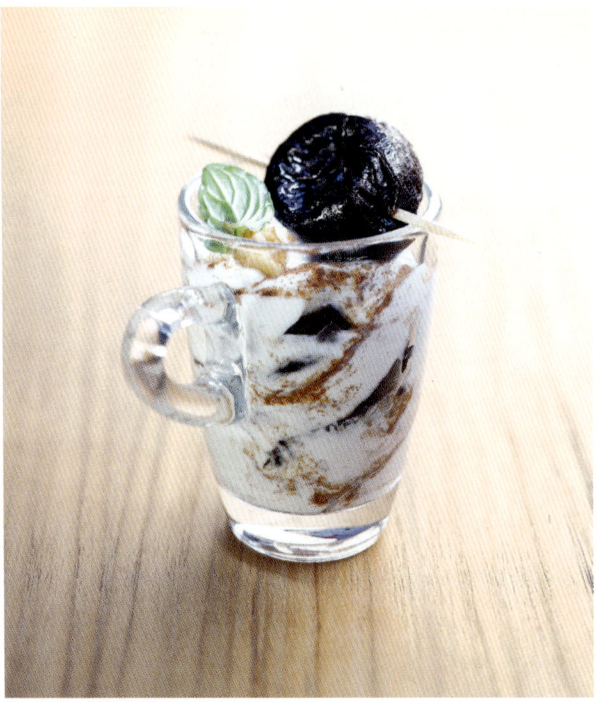

Zubereitungszeit:
10 Min.
Nährwerte pro Person:
212 kcal, 887 kJ, 19 g EW, 4 g F, 26 g KH

Zubereitung:

1 2 getrocknete Pflaumen beiseitelegen und die übrigen Pflaumen in feine Streifen schneiden. In einer Tasse mit dem frisch gepressten Orangensaft vorsichtig vermengen und kurz ziehen lassen.

2 Die Walnüsse hacken. Ohne Fett in eine kleine Pfanne geben und rösten, bis sie duften. Dabei häufig durchschwenken, damit die Nüsse nicht verbrennen.

3 Den Magerquark mit dem Zimtpulver verrühren. Die Walnüsse und die klein geschnittenen getrockneten Pflaumen untermengen.

4 Den Zimtquark in 2 Gläser oder Dessertschälchen füllen. Je 1 getrocknete Pflaume auf ein Holzspießchen stecken und den Zimtquark damit garnieren.

5 Mit den frischen Minzeblättchen bestreuen und dann anschließend servieren.

Nussige Alternativen

Ganz nach Geschmack können die Walnüsse auch durch grob gehackte Mandeln, Sonnenblumenkerne oder andere gehackte Nüsse ersetzt werden.

VITAMINE UND MINERALSTOFFE

In der Schwangerschaft steigt der Bedarf an bestimmten Vitaminen und Mineralstoffen. In der Regel holt sich das Baby, was es braucht – schlimmstenfalls auf Kosten der Mutter. Wenn Sie sich ausgewogen ernähren und vor allem viel frisches Obst und Gemüse essen, ist die Wahrscheinlichkeit groß, dass Sie mit allen wichtigen Vitaminen versorgt werden. Nehmen Sie keine Multivitaminpräparate, ohne mit Ihrem Arzt darüber gesprochen zu haben.

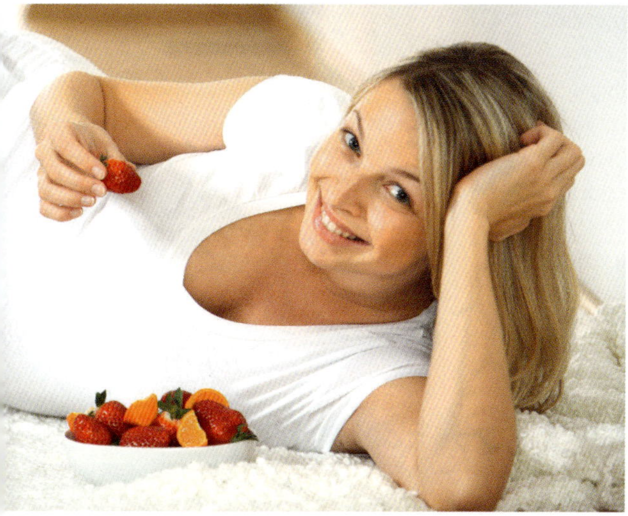

▲ Essen Sie vor allem viel frisches Obst und Gemüse. So sind Sie bestens versorgt!

FOLSÄURE

Folsäure bzw. Vitamin B9 spielt eine wichtige Rolle für die Zellteilung. Viele Frauen nehmen zu wenig Folsäure auf. Ein Mangel kann schlimmstenfalls Missbildungen beim Neugeborenen wie Neuralrohrdefekte, zu denen *Spina bifida* (offener Rücken) gehört, verursachen. Der Körper kann Folsäure nicht speichern und scheidet es während der Schwangerschaft schneller aus als sonst. Schwangere sollten möglichst schon vor der Empfängnis bis zur zwölften Schwangerschaftswoche – das ist die Zeit, in der sich das Rückenmark entwickelt – täglich zwischen 400 und 600 Milligramm Folsäure zu sich nehmen. Folsäure ist vor allem in Brot, Nüssen, Weizenkeimen, Spargel, Eigelb, Kirschen, Milchprodukten und dunkelgrünem Blattgemüse enthalten. Folsäure ist hitze- und lichtempfindlich, deshalb sollten Sie frisches Gemüse schonend dämpfen und sofort servieren. Auch bei einer ausgewogenen Ernährung ist es schwierig, den Folsäurebedarf allein mit Lebensmitteln zu decken. Die meisten Ärzte verordnen deshalb Folsäurepräparate. Wenn Sie eine Schwangerschaft planen, sollten Sie bereits zur Vorsorge ein Vierteljahr vor der Empfängnis nach Absprache mit Ihrem Arzt Folsäure einnehmen.

KALZIUM

In der Schwangerschaft steigt nicht nur der Bedarf an Vitaminen, sondern auch an Mineralstoffen und Spurenelementen. Wenn Sie sich vollwertig und abwechslungsreich ernähren, nehmen Sie normalerweise genügend Mineralstoffe und Spurenelemente auf. Achten Sie darauf, dass Sie Ihren Kalziumbedarf decken, der für die Entwicklung von Knochen und Zähnen des Babys wichtig ist. Während der Schwangerschaft brauchen Sie etwa 1.200 Milligramm Kalzium täglich. Kalzium ist in Samen, Milchprodukten und Gemüse enthalten.

Folgende Lebensmittel decken Ihren täglichen Kalziumbedarf:

- ein großes Glas fettarme Milch, drei Scheiben Käse, z. B. Emmentaler, und ein großes Glas Kefir oder Buttermilch

- eine Scheibe Käse, z. B. Gouda, Edamer oder Emmentaler, ein Joghurt oder ein großes Glas frischer Orangensaft evtl. sogar mit Kalziumzusatz und zwei Portionen Gemüse, z. B. Brokkoli, Lauch oder auch Grünkohl mit Kräutern.

Genießen Sie die Schwangerschaft!
Die neun Monate mit dem Baby im Bauch sollten Sie sich so angenehm wie möglich gestalten. Denn wenn es Ihnen gut geht, fühlt sich auch das Ungeborene wohl. Genießen Sie die Zeit und seien Sie neugierig auf die körperlichen Veränderungen, die nun auf Sie zukommen. Eine ausgewogene und vollwertige Ernährung trägt einen wichtigen Teil zu Ihrem persönlichen Wohlbefinden bei. Freuen Sie sich gemeinsam mit Ihrem Partner auf die neue Zukunft und nehmen Sie sich Zeit, sich über Ihre Gefühle klar zu werden und darüber zu reden. In der Freizeit müssen Sie sich zu Beginn der Schwangerschaft kaum einschränken.

EISEN

Weil durch die Schwangerschaft mehr Blut im Körper zirkuliert, brauchen Sie für die roten Blutkörperchen mehr Eisen. Mit ausreichend Eisen kann das Blut leichter transportiert werden und somit wird auch die Plazenta gut versorgt. Zwischen der achten und 22. Schwangerschaftswoche ist der Eisenbedarf am höchsten. Das Baby bildet für die Zeit nach der Geburt bereits im Mutterleib einen eigenen Vorrat an diesem Spurenelement. Eigelb, Schalentiere, rotes Fleisch, Rosinen, Backpflaumen und Aprikosen enthalten Eisen. Mit Vitamin C kann der Körper es besser umwandeln. Kombinieren Sie deshalb Ihre eisenhaltigen Mahlzeiten mit einem Glas frischen Orangensaft. Die Bestimmung des roten Blutfarbstoffs, der mithilfe von Eisen gebildet wird, gehört zur Schwangerenvorsorge. Bei Bedarf kann der Arzt Ihnen Tabletten verschreiben.

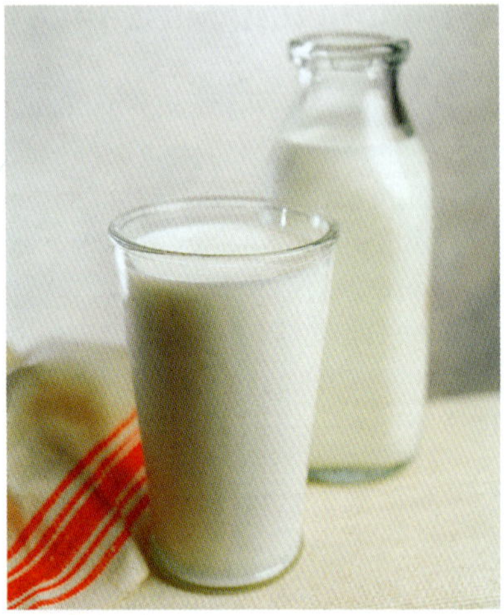

▲ Achten Sie darauf, Ihren Kalziumbedarf zu decken, denn dieser ist wichtig für die Entwicklung von Knochen und Zähnen des Babys. Kalzium ist u. a. in Milchprodukten enthalten.

JOD

Jodmangel kann zu einer vergrößerten Schilddrüse, Schilddrüsenüberfunktion, Hörproblemen und Konzentrationsstörungen bis hin zu Unfruchtbarkeit führen. Wird in der Schwangerschaft zu wenig Jod aufgenommen, kann sich das Risiko für Missbildungen erhöhen. Achten Sie deshalb auf eine ausreichende Jodzufuhr.

- Nehmen Sie täglich Milch und Milchprodukte zu sich.
- Verwenden Sie jodiertes Speisesalz.
- Essen Sie ein- bis zweimal pro Woche Fisch.
- Bevorzugen Sie Lebensmittel, die mit jodiertem Speisesalz hergestellt sind.
- Nehmen Sie im Bedarfsfall nach Absprache mit dem Arzt regelmäßig ein Jodpräparat ein.

GEWICHTSZUNAHME

Machen Sie sich frei von Ängsten wegen einer Gewichtszunahme. Wenn Sie jetzt zu wenig essen, gefährden Sie unter Umständen Ihr Baby, das dann nicht mehr ausreichend mit Nährstoffen versorgt werden kann. In der unten stehenden Tabelle erfahren Sie, abhängig von Ihrem Ausgangsgewicht vor der Schwangerschaft, wie viel Sie etwa zunehmen sollten. Die höchste Gewichtszunahme findet zwischen der 24. und 32. Woche statt. Führen Sie keinesfalls auf eigene Faust eine Diät durch, wenn Sie mehr zunehmen, sondern sprechen Sie mit Ihrem Arzt darüber.

Optimale Gewichtszunahme in Abhängigkeit vom Ausgangsgewicht

BMI (*) vor der Schwangerschaft	Gewichtszunahme in kg
Untergewicht (<19,8)	12,7-18,2
Normalgewicht (19,8-26,0)	11,4-15,9
Übergewicht (26,1-29,0)	6,8-11,4
Starkes Übergewicht (>29,0)	6,8
Zwillingsschwangerschaft	15,9-20,4

(*) BMI = Body Mass Index = Körpergewicht/Körperlänge im Quadrat. Bei einem Gewicht von 60 Kilogramm und einer Größe von 1,65 Meter beträgt der BMI 22,1.

Durchschnittliche Verteilung der Gewichtszunahmen
Die Gewichtszunahme verteilt sich folgendermaßen (Angaben in g):

Gebärmutter	970
Brust	400
Blut	1.250
Wasser	1.680
Fett	3.350
Baby	3.400
Plazenta	650
Fruchtwasser	800
Gewichtszunahme insgesamt	12.500

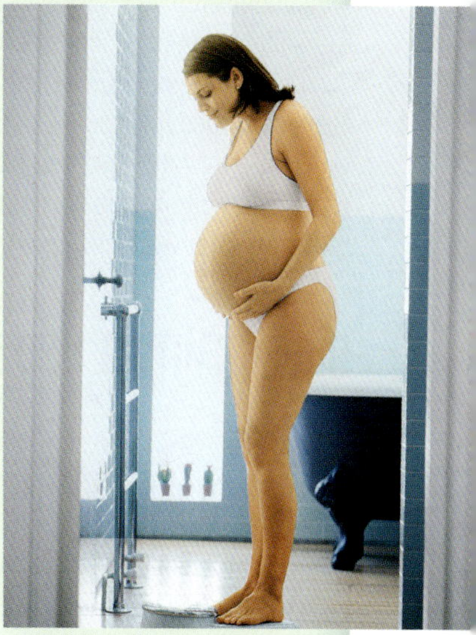

▲ Die Gewichtszunahme während der Schwangerschaft beträgt durchschnittlich zwischen neun und 13,5 Kilogramm.

GETRÄNKE

Eine ausreichende Versorgung mit Flüssigkeit ist während der Schwangerschaft besonders wichtig. Der Stoffwechsel arbeitet jetzt auf Hochtouren, und jeder Mangel an Flüssigkeit belastet den Körper zusätzlich. Trinken Sie deshalb über den Tag verteilt mindestens zwei Liter. Warten Sie mit dem Trinken nicht, bis sich ein Durstgefühl einstellt, denn dann ist es oft schon zu spät. Als Durstlöscher empfehlen sich stilles Wasser, Fruchtsaftschorlen und Tees, wie Früchte- oder Rotbuschtee. Pfefferminz- und Kamillentee sind auch in der Schwangerschaft unbedenklich, Verbena und Himbeerblättertees, Wermutkraut und Frauenmantel können Wehen auslösen. Trinken Sie deshalb lieber Früchtetees. Fruchtsaftgetränke, Fruchtnektare und Limonaden enthalten sehr viel Zucker und somit leere Kalorien. Sie sollten darauf in der Schwangerschaft lieber verzichten. Zwei bis drei Tassen Kaffee und ein bis zwei Tassen schwarzer Tee sind unbedenklich. Milch oder Milchmixgetränke sind lecker und ein guter Kalziumspender, sie gelten aber als Nahrungsmittel und müssen wegen des teilweise hohen Kaloriengehalts bei der Gesamtkalorienzufuhr berücksichtigt werden.

Fruchtbowle ohne Promille

Mit diesem leckeren Rezept können Sie auch ohne Alkohol auf jeder Party feiern! 1 l Früchtetee mit 1 Zimtstange aufkochen und abkühlen lassen. 1 Apfel, 1 Kiwi und 1 Orange schälen, entkernen und in Stücke schneiden. Früchte in ein großes Gefäß geben, mit dem Tee und jeweils ½ l Orangen-, Schwarzem Johannisbeersaft und Mineralwasser auffüllen. Nach Geschmack mit Honig süßen und kalt genießen.

RAUSCHMITTEL UND MEDIKAMENTE

ALKOHOL

So verlockend es vielleicht ist, auf einen positiven Schwangerschaftstest mit einem Gläschen Sekt anzustoßen – lassen Sie es Ihrem Baby zuliebe besser sein und trinken Sie stattdessen ein leckeres alkoholfreies Getränk. Es ist wissenschaftlich nicht bekannt, wie viel Alkohol eine Frau zu sich nehmen kann, ohne ihr ungeborenes Kind zu schädigen, daher empfehlen Fachleute, vorsichtshalber ganz darauf zu verzichten. Die Leber eines Ungeborenen kann Alkohol noch nicht abbauen, deshalb gelangt er ungefiltert ins Gehirn, wo er schwere Schäden anrichten kann. Im ersten Trimester kann Alkohol die inneren Organe schädigen und zu einer Minderentwicklung des Gehirns führen, im zweiten Trimester zu Wachstumsrückständen und Fehlgeburten und im dritten ebenfalls zu Wachstumsrückständen und einer Schädigung des Zentralnervensystems.

Ein Gläschen Alkohol sollte deswegen in der Schwangerschaft die absolute Ausnahme sein. Bei dauerhaftem und starkem Alkoholkonsum ist die Wahrscheinlichkeit groß, dass das Kind unter fetalem Alkoholsyndrom (FAS) leidet. Diese Kinder sind körperlich und geistig zurückgeblieben und haben meistens ihr ganzes Leben mit den Folgewirkungen des Alkohols zu kämpfen. FAS ist unter Neugeborenen die häufigste geistige Behinderung, die nicht genetisch bedingt ist. Etwa ein bis drei von 1.000 Babys leiden darunter.

Bitter Lemon

Bitter Lemon enthält das Alkaloid Chinin, das Ungeborene möglicherweise gesundheitlich schädigen kann, wenn es in großen Mengen konsumiert wird. Verzichten Sie besser darauf.

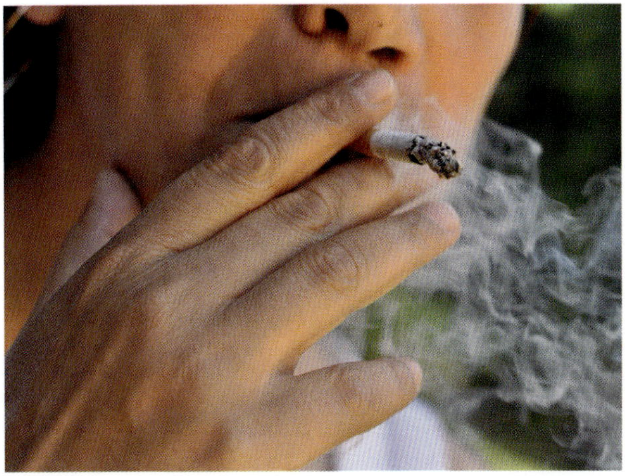

◄ Nikotin schadet Ihnen und dem Baby. Stellen Sie das Rauchen spätestens ein, wenn Ihre Schwangerschaft bestätigt ist.

NIKOTIN

Hören Sie auf zu rauchen, sobald Ihre Schwangerschaft bestätigt ist, denn Ihr Baby raucht mit. Die etwa 3.000 unterschiedlichen Gifte, die im Rauch jeder Zigarette enthalten sind, gelangen auch zum Ungeborenen. Die gefäßverengende Wirkung des Nikotins verengt auch die Versorgungsleitungen der Plazenta, und das Baby wird schlechter ernährt. Kinder von Raucherinnen haben oft ein niedrigeres Geburtsgewicht und leiden häufiger unter Allergien und Infektionen als Babys von Nichtraucherinnen. Das Risiko von Fehlgeburten, vorgeburtlichen Wachstumsstörungen, plötzlichem Kindstod, Hyperaktivität, Asthma und Leukämie ist erhöht. Holen Sie sich professionelle Hilfe, wenn Sie es nicht allein schaffen, mit dem Rauchen aufzuhören. Ein Rauchverzicht kann auch mit Nikotinersatzpräparaten aus der Apotheke unterstützt werden.

DROGEN

Auch die Wirkstoffe von Drogen, wie Ecstasy und Heroin, gehen auf den Organismus des ungeborenen Kindes über. Ecstasy kann Plazentablutungen auslösen, Heroin und Methadon führen zu niedrigem Geburtsgewicht, vorzeitigen Wehen und Entzugserscheinungen nach der Niederkunft. Sie sollten deshalb während der Schwangerschaft und Stillzeit keinerlei Drogen zu sich nehmen. Gehen Sie zu einer Drogenberatungsstelle und sprechen Sie mit Ihrem Arzt, wenn Sie abhängig sind.

MEDIKAMENTE

In den 1960er-Jahren kamen etwa 5.000 fehlgebildete Kinder auf die Welt, deren Mütter während der Schwangerschaft das als harmlos geltende Schlaf- und Beruhigungsmittel Contergan mit dem Wirkstoff Thalidomid eingenommen hatten. Eine Wiederholung dieser Tragödie ist unwahrscheinlich, kann aber keinesfalls ausgeschlossen werden, weil über viele Medikamente keine Informationen bezüglich einer fruchtschädigenden Wirkung beim Menschen vorliegen. Deshalb sollten Sie auch frei verkäufliche Arzneimittel nicht auf eigene Faust einnehmen. Besprechen Sie jede Medikamenteneinnahme mit Ihrem Arzt und wägen Sie gemeinsam Nutzen und mögliche Risiken sorgfältig ab. Bei leichteren Beschwerden helfen oft Naturheilmittel. Ein Heilpraktiker kann Ihnen auch homöopathische Mittel verordnen, die dem Baby nicht schaden.

Tabletten fürs Baby?

Die Berliner Universitätsklinik Charité stellt auf www.embryotox.de gut verständliche Informationen zur Wirkung verschiedener Medikamente und Wirkstoffe in der Schwangerschaft und Stillzeit zur Verfügung. Es gibt dort sogar auch eine Hotline.

KÖRPERLICHE VERÄNDERUNGEN

Je weiter eine Schwangerschaft fortschreitet, desto weniger ist sie auch für Außenstehende zu übersehen. Der Hormoncocktail macht die werdenden Mütter schön: Die Haare sind voll und glänzend, die Haut ist prall, die Augen strahlen. Der Körper nimmt weiche Rundungen an und wird weiblich. Genießen Sie diese neue Üppigkeit in vollen Zügen und gönnen Sie sich eine Extraportion Pflege.

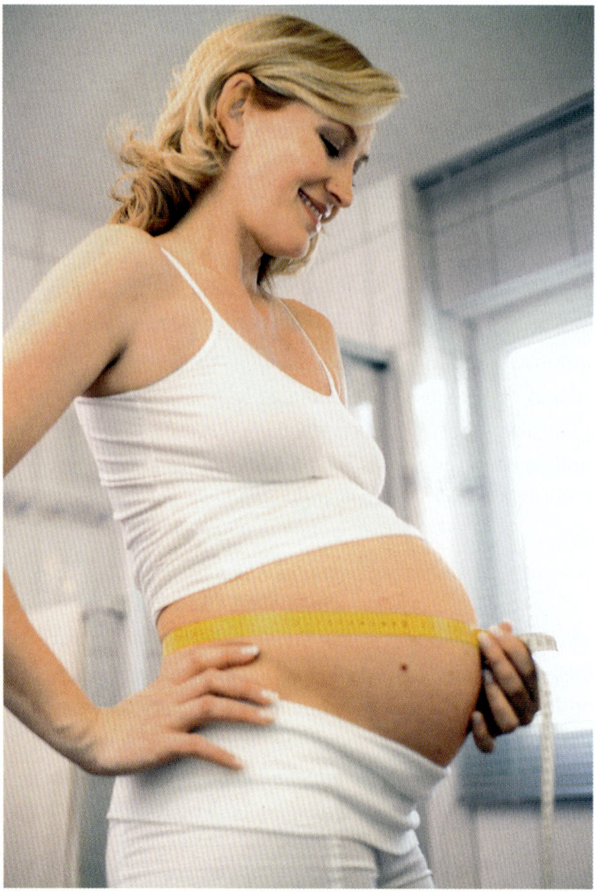

SANFTE PFLEGE FÜR DIE BRUST

Ihre Brust bereitet sich schon von den ersten Tagen der Schwangerschaft an darauf vor, bald ein Baby zu säugen. Viele Frauen merken am Busen zuerst, dass sich etwas im Körper verändert. Er spannt manchmal, fühlt sich fest an und wird schwerer. Etwa 400 Gramm nimmt die Brust während der Schwangerschaft zu. Die Brustwarzen können empfindlich werden und kribbeln, der Brustwarzenvorhof kann dunkler und größer werden, und die Adern auf dem Busen treten möglicherweise stärker hervor. Bei manchen Frauen rötet sich die Brust oder vergrößert sich unregelmäßig. Beobachten Sie Ihren Busen. Normalerweise verschwinden diese Phänomene nach wenigen Tagen. Gehen Sie sicherheitshalber zum Arzt, wenn die Brust über längere Zeit auffällig ist. Ab dem fünften Schwangerschaftsmonat kann die Brust Vormilch absondern. Das ist eine gelblich durchsichtige Flüssigkeit, die aus der Brustwarze läuft. Dieser Vorgang ist normal und kein Grund zur Sorge.

Extrapflege tut Ihrer Brust jetzt gut.

- Brausen Sie die Brüste ein- bis zweimal am Tag mit kühlem (nicht eiskaltem) Wasser ab, um sie straff zu halten.
- Massieren Sie Ihren Busen nach dem Duschen mit Massage-, Schwangerschafts- oder Olivenöl.

◀ Nicht nur an Ihrem Bauchumfang werden Sie Veränderungen feststellen.

- Tragen Sie einmal pro Woche eine reichhaltige Brustmaske auf.
- Sparen Sie die Brustwarzen bei der Pflege aus. Öle, Masken und Cremes machen die Brustwarzen zu weich und könnten das Stillen erschweren.
- Härten Sie Ihre Brustwarzen für das Stillen mit einer sanften Handtuchmassage ab.
- Tragen Sie Schwangerschafts-BHs, die besonderen Halt geben, ohne einzuengen. Auf Bügel-BHs sollten Sie besser verzichten.

DER BABYBAUCH

An Ihrem Bauch sieht man zuerst, dass Sie schwanger sind. Er dehnt sich am meisten und wird am stärksten belastet. Vor allem im letzten Schwangerschaftsdrittel ist er groß, damit das Baby genügend Platz hat. Im Durchschnitt beträgt der Bauchumfang am Ende der Schwangerschaft 100 Zentimeter.

BAUCHPFLEGE

Gönnen Sie Ihrem Bauch Extrapflege. Baden oder duschen Sie mit reichhaltigen Ölen und massieren Sie anschließend Ihren angewärmten Bauch mit der Zupfmassage (siehe Seite 88) oder einfach sanft im Uhrzeigersinn. Bei manchen Frauen bildet sich in der Schwangerschaft eine dunkelbraune Linie oberhalb des Sehnenstreifens der Bauchmuskulatur. Dieser Streifen entsteht durch eine verstärkte Pigmentierung und ist harmlos. Die Linie kann auch nach der Geburt erhalten bleiben. Sobald Ihre Kleidung anfängt zu spannen, sollten Sie sie in die hintere Ecke Ihres Kleiderschranks verbannen. Wenn es für Schwangerschaftsmode noch zu früh ist, kaufen Sie sich am besten zwei oder drei Kleidungsstücke mit bequemem Gummibund, die Sie noch nach der Geburt tragen können.

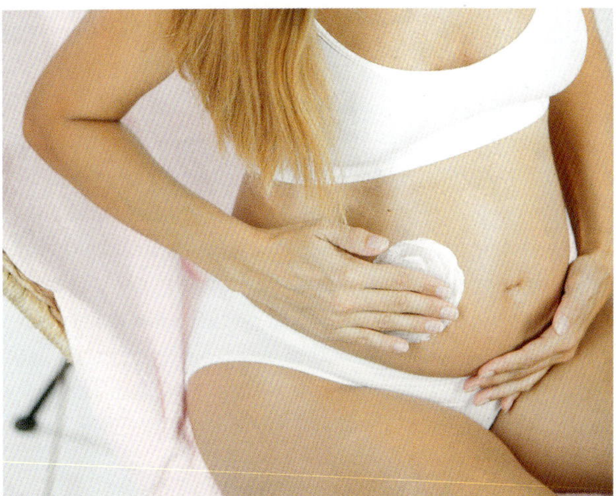

WAS HILFT GEGEN SCHWANGERSCHAFTSSTREIFEN?

Wenn sich das Gewebe in relativ kurzer Zeit sehr dehnen muss, können Schwangerschaftsstreifen entstehen. Ob Sie Streifen bekommen, hängt von der Veranlagung ab. Manche Frauen haben nach fünf Kindern noch einen jugendlichen Bauch, andere bekommen die Streifen bereits in der Pubertät, wenn sie innerhalb kurzer Zeit viel an Gewicht zunehmen. Haben sich Schwangerschaftsstreifen erst einmal gebildet, bleiben sie ein Leben lang. Die anfangs rosavioletten Streifen werden im Laufe der Zeit silbrig weiß und unauffälliger. Wer sich damit gar nicht anfreunden kann, kann eine Laserbehandlung in Erwägung ziehen.

◄ Massieren Sie Ihren Bauch sanft im Uhrzeigersinn, wenn Sie sich eincremen.

So können Sie Schwangerschaftsstreifen vorbeugen:

- Kalter Guss: Regelmäßiges Abduschen mit kühlem Wasser bzw. Wechselduschen können helfen, den Geweberissen vorzubeugen.
- Öl: Verwenden Sie Schwangerschaftsöl oder das Vitamin-E-reiche Weizenkeimöl für die Pflege Ihrer Haut.
- Zupfmassage: Massieren Sie sich von der Schwangerschaft bis zum dritten Monat nach der Geburt an Brust, Bauch, Oberschenkel und Po. Für die Zupfmassage etwas Öl auftragen, die oberste Hautschicht zwischen Daumen und Zeigefinger nehmen und hin- und herrollen. Die Massage soll angenehm sein und nicht schmerzen.
- Duschpflege: Duschen Sie mit reichhaltigem Öl und verwenden Sie einen Massagehandschuh.
- Sonne: Kurze Sonnenbäder können Schwangerschaftsstreifen vorbeugen. Achten Sie dabei auf ausreichenden Sonnenschutz.
- Lebensmittel: Achten Sie bei der Ernährung auf Vitamin-A- und Vitamin-C-reiche Kost. Vitamin A ist in Milch, Milchprodukten und den meisten Gemüsesorten enthalten, Vitamin C in Südfrüchten, Paprika und Schwarzen Johannisbeeren.

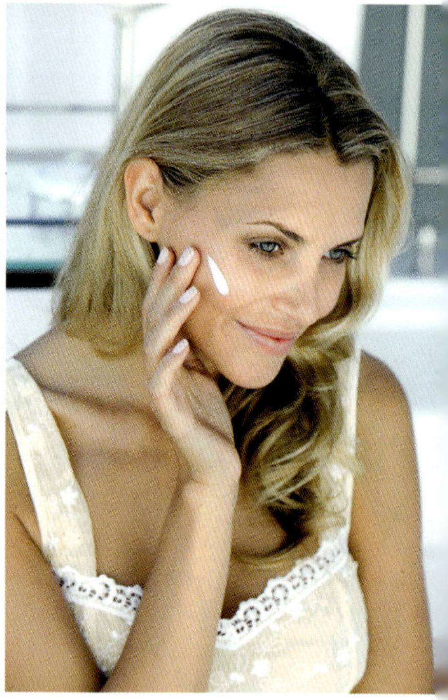

▲ Oft verbessert sich die Haut während der Schwangerschaft. Unterstützen Sie die natürliche Schönheit Ihrer Haut mit sanfter Pflege.

HAUTPFLEGE

Die Hormone in Ihrem Blut sorgen dafür, dass Ihre Haut jetzt frisch, glatt und jugendlich aussieht. Manche Frauen bekommen einen zarten, rosigen Schimmer. Oft verbessert sich trockene Haut in der Schwangerschaft und auch fettige Haut normalisiert sich. Pickel oder Mitesser treten seltener auf, leichte Falten und Linien können sogar ganz verschwinden, weil die Haut praller wird und weil Sie vielleicht etwas zugenommen haben. Unterstützen Sie die natürliche Schönheit Ihrer Haut mit sanfter Pflege. Verwenden Sie möglichst keine Seife, weil sie die Haut austrocknet. Bevorzugen Sie pH-neutrale Waschlotionen.

Eine leichte Feuchtigkeitscreme bildet morgens eine gute Grundlage für das Make-up. Vergessen Sie abends nicht, Gesicht und Augen gründlich zu reinigen. Für die Nacht können Sie eine

Lavendelbad

Gönnen Sie sich ein reichhaltiges Lavendelbad, das gleichzeitig beruhigt und die Haut pflegt. Dazu einen guten Schuss Olivenöl in ein Schälchen geben, ein paar Tropfen naturreines Lavendelöl und einen Esslöffel Sahne zufügen. Vermischen Sie das Ganze und geben Sie es in den Wasserstrahl. Nach dem Bad ist Ihre Haut reichhaltig gepflegt und wunderbar zart.

reichhaltigere Pflege verwenden. Manche Frauen bekommen während der Schwangerschaft Flecken im Gesicht, die dunkler sind als die normale Gesichtsfarbe. Eine Tagescreme mit Lichtschutzfaktor kann vorbeugen. Die Pigmentflecken entstehen durch die Hormone, die im Blut zirkulieren. Sie sind harmlos und verschwinden nach der Geburt wieder. Sollten Sie diese Flecken stören, können Sie sie mit einem leichten Make-up und etwas Puder ausgleichen. Ein gelungenes Augen-Make-up und dezent geschminkte Lippen lenken von dem etwas unregelmäßigen Teint ab. Nagellackentferner enthält Lösungsmittel, die schädlich für das Baby sein können. Entfernen Sie Ihren Nagellack am besten im Freien oder zumindest am geöffneten Fenster. Halten Sie die Nägel dabei immer möglichst weit von der Nase entfernt, um die gefährlichen Stoffe nicht einzuatmen. Selbstverständlich müssen Sie in der Schwangerschaft nicht auf Ihr gewohntes Make-up verzichten. Tragen Sie die Schminke nicht zu dick auf, weil sonst die Poren verstopfen und die Haut nicht mehr richtig atmen kann. Bevorzugen Sie Kosmetik, die auf Allergien getestet wurde. Wenn Sie Kosmetik zum ersten Mal verwenden, können Sie eine kleine Menge in der Armbeuge auftragen und beobachten, ob sich am nächsten Tag eine Rötung zeigt. Wenn das zutrifft, sollten Sie das Produkt nicht mehr verwenden.

Dammmassage

Hebammen empfehlen, spätestens ab der 34. Schwangerschaftswoche den Damm regelmäßig zu massieren und ihn so auf die starke Dehnung während der Geburt vorzubereiten. Verwenden Sie zum Massieren Olivenöl oder ein spezielles Dammmassageöl. Tragen Sie ein wenig Öl zwischen Vagina und After auf und massieren Sie es ein. Führen Sie Zeige- und Mittelfinger in die Vagina ein und spreizen Sie die Finger sanft und vorsichtig. Wenn Sie Ihren Damm regelmäßig massieren, können Sie das Risiko starker Dammrisse reduzieren.

▼ Ein warmes Bad entspannt und pflegt.

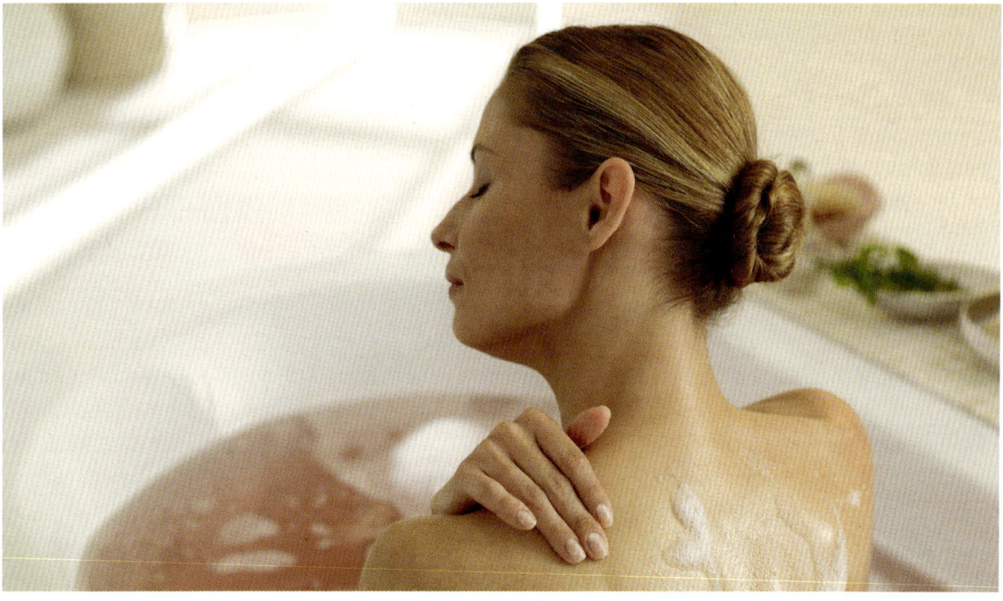

AMBIVALENTE GEFÜHLE

Nicht immer machen junge Frauen einen Luftsprung, wenn sich das Stäbchen beim Schwangerschaftstest färbt und darauf hindeutet, dass ein Baby im Bauch wächst. Manchmal begleiten zwiespältige Gefühle die Schwangerschaft. Kein Wunder: Nach der Geburt wird nichts mehr so sein, wie es einmal war.

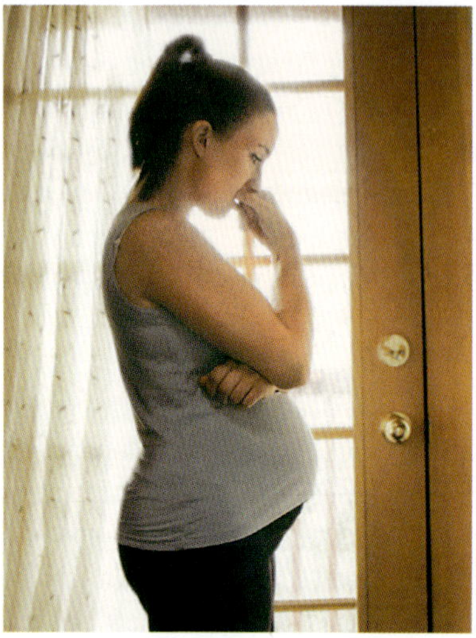

▲ Emotionale Reaktionen sind durch die Schwangerschaftshormone bedingt und können deshalb unter Umständen etwas heftiger ausfallen.

DAS ANNEHMEN DER MUTTERROLLE

Auch Frauen, die sich sehnlichst wünschten, schwanger zu werden, reagieren bei einem positiven Testergebnis manchmal etwas verunsichert: „So schnell ist das gegangen? Damit habe ich noch gar nicht gerechnet." „Will ich das wirklich? Mein ganzes Leben wird sich ändern." „Ob unsere Beziehung das aushält, wenn wir keine Nacht mehr durchschlafen können?"

ÄNGSTE SIND NORMAL!

Es ist normal, dass nicht alle Reaktionen und ersten Gedanken nach dem Testergebnis positiv sind. Ängste, Sorgen und Bedenken gehören auch zu einer Schwangerschaft dazu. Schieben Sie Ihre Ängste und Sorgen keinesfalls zur Seite, sondern räumen Sie ihnen genügend Platz ein. Führen Sie ein Tagebuch und schreiben Sie auf, was in Ihrem Kopf vorgeht. Reden Sie mit Ihrem Partner, Ihrer besten Freundin oder Ihrer Mutter darüber. Wenn Sie die Schwangerschaft über lange Zeit planten, werden Sie sicher bald gemeinsame Pläne mit Ihrem Partner schmieden. Überlegen Sie sich, in welcher Farbe Sie das Kinderzimmer streichen werden, wem das Baby ähnlich sehen wird, welche Namen Ihnen gefallen und was für ein wunderbares Gefühl es sein wird, das nackte Bündel zum ersten Mal in den Armen zu halten.

UNGEWOLLT SCHWANGER

Wenn Sie ungewollt schwanger wurden, sind Sie nach dem positiven Testergebnis wahrscheinlich erst einmal schockiert. Schlafen Sie eine Nacht darüber. Am nächsten Tag sieht die Welt anders aus. Manche Frauen können es sich überhaupt nicht vorstellen, Mutter zu werden, andere hätten lieber noch ein paar Jahre gewartet, einige haben keinen festen Partner und zweifeln daran, ob sie die große Aufgabe, ein Kind zu erziehen, allein bewältigen können.

SCHWANGER WÄHREND DER AUSBILDUNG

Wenn Sie noch in der Schule, der Ausbildung oder im Studium sind, sich aber eigentlich ein Kind wünschen, sollten Sie zu Beginn der Schwangerschaft mit Ihren Eltern, dem Schulleiter, Ihrem Vorgesetzten im Betrieb oder der Sozialberatung an der Universität sprechen. Die meisten werden Verständnis für Ihre Lage haben und Ihnen beispielsweise anbieten, das Abitur im nächsten Jahr nachzuholen, die Abschlussprüfung um ein Jahr zu verschieben oder ein bis zwei Semester an der Uni zu pausieren.

ALLEINSTEHENDE FRAUEN

Für Frauen ohne festen Partner ist die Entscheidung noch schwieriger. Reden Sie mit dem zukünftigen Vater Ihres Babys, auch wenn Sie keine Beziehung mit ihm eingehen möchten. Möglicherweise ist er bereit, Sie finanziell und emotional zu unterstützen, Sie zur Geburt zu begleiten und die Vaterrolle zu übernehmen. Vielleicht hat er eine Mutter, die sich darauf freut, Oma zu werden, und das Enkelkind gern betreuen möchte. Das kann die Entscheidung für ein Kind erleichtern. Fragen Sie bei sozialen Einrichtungen Ihrer Stadt nach, in welcher Form Alleinerziehende unterstützt werden. Und vergessen Sie nie, dass das Erziehen eines Kindes zwar eine schwierige, aber gleichzeitig auch eine wunderschöne und erfüllende Aufgabe ist. Auch wenn Sie sich sicher waren, dass Sie nie Kinder wollten und nun ungewollt schwanger sind, sollten Sie keine kurzfristigen Entscheidungen fällen, sondern sich eine Auszeit von ein paar Tagen nehmen. Natürlich können Sie Listen anfertigen und das Für und Wider gegeneinander abwägen. Letztendlich sollten Sie sich aber auf Ihr Bauchgefühl verlassen.

ANGST VOR DER BERUFLICHEN SACKGASSE

Manche Frauen haben beruflich gerade Fuß gefasst, wenn sie von ihrer Schwangerschaft erfahren und sorgen sich um ihre Zukunft im Job. Einige Schwangere befürchten, dass eine Schwangerschaft das Ende ihrer Karriere bedeutet. Doch das muss nicht sein. Viele beruflich erfolgreiche Frauen sind Mütter und schätzen den Ausgleich, den ihnen Kinder zum Berufsalltag schenken. Natürlich erfordert es eine gute Organisation, wenn man mit Kindern weiterhin einen verantwortungsvollen Job übernehmen möchte, aber es ist machbar. Heutzutage, wo immer mehr Männer Elternzeit nehmen und ihr Kind von Anfang an aufwachsen sehen möchten, ist die Vereinbarung eines Voll- oder Teilzeitjobs mit Kindern einfacher als früher. Damit die gesetzlichen Schutzvorschriften für Schwangere eingehalten werden, sollten Sie Ihren Vorgesetzten baldmöglichst von der Schwangerschaft unterrichten. Finden Sie mit Ihrem Chef eine Regelung, falls Sie noch in der Ausbildung sind. Die meisten Vorgesetzten haben Verständnis für Schwangere und lassen beispielsweise Abschlussprüfungen nach der Geburt nachholen. Die Elternzeit (siehe Seite 186 ff.) ist eine gute Möglichkeit, sich eine Zeit lang der Erziehung der Kinder zu widmen, ohne einen Karriereknick zu befürchten. Für den Zeitraum der Elternzeit muss Ihnen Ihr Arbeitsplatz bzw. eine gleichwertige Stelle freigehalten werden.

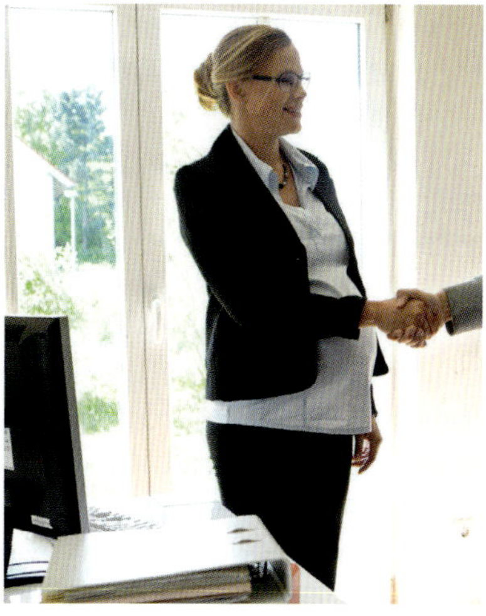

▶ Viele beruflich erfolgreiche Frauen sind Mütter und schätzen die Abwechslung zwischen Familienleben und Karriere.

Gegenüber dem Vorgesetzten
Sie haben keine rechtlichen Nachteile zu befürchten, wenn Sie Ihren Vorgesetzten nicht schon nach dem ersten Arztbesuch von Ihrer Schwangerschaft in Kenntnis setzen. Viele wollen das Wissen erst für sich behalten. Sobald es der Chef weiß, ist es offiziell. Sagen Sie ihm Bescheid, sobald Sie persönlich so weit sind.

MUTTER WERDEN MIT MITTE ODER ENDE 30

Während junge Frauen in den 1970er-Jahren ihr erstes Kind im Schnitt mit 24 Jahren bekamen, liegt das heutige durchschnittliche Gebäralter bei 29 Jahren. Tendenziell bekommen Frauen ihre Kinder immer später. Akademikerinnen bekommen ihr erstes Kind im Durchschnitt sogar erst mit 34 Jahren. Die strengen Richtlinien im Mutterpass bescheinigen Spätgebärenden zwar ab 35 Jahren ein besonderes Risiko, aber wenn Sie gesund und fit sind, sich abwechslungsreich ernähren und regelmäßig bewegen, brauchen Sie sich keine Sorgen zu machen. Zwar steigt mit zunehmendem Alter das Risiko, ein Kind mit Trisomie 21 zu gebären, aber mit medizinischen Checks (siehe Seite 34 ff.) können Sie herausfinden, ob Ihr Kind gesund ist. Eine späte Mutterschaft bietet viele Vorteile. Die Partnerschaft ist meist gefestigt, und auch finanziell stehen die werdenden Eltern in der Regel besser da als mit Anfang 20. Auch beruflich haben sich Paare mit Mitte oder Ende 30 in der Regel etabliert, sodass ein Wiedereinstieg nach der Babypause oft relativ problemlos abläuft und Rückschritte in der Karriere die Ausnahme bilden. Dasselbe gilt für die emotionale Einstellung. Mit Mitte 30 haben die meisten Männer und Frauen Erfahrung in verschiedenen Bereichen gesammelt. Sie sind durch die Welt gereist, hatten sexuelle Erlebnisse, haben Nächte durchgetanzt und Partys besucht. Wenn das Baby auf der Welt ist und erst einmal alle Aufmerksamkeit für sich in Anspruch nimmt, haben ältere Mütter und Väter weniger das Gefühl, etwas versäumt zu haben und können sich deshalb manchmal leichter auf die Elternschaft einlassen als jüngere Eltern.

▼ Pränatale Depressionen sind häufiger als Wochenbettdepressionen, auch postnatale Depressionen genannt, aber weniger gut erforscht.

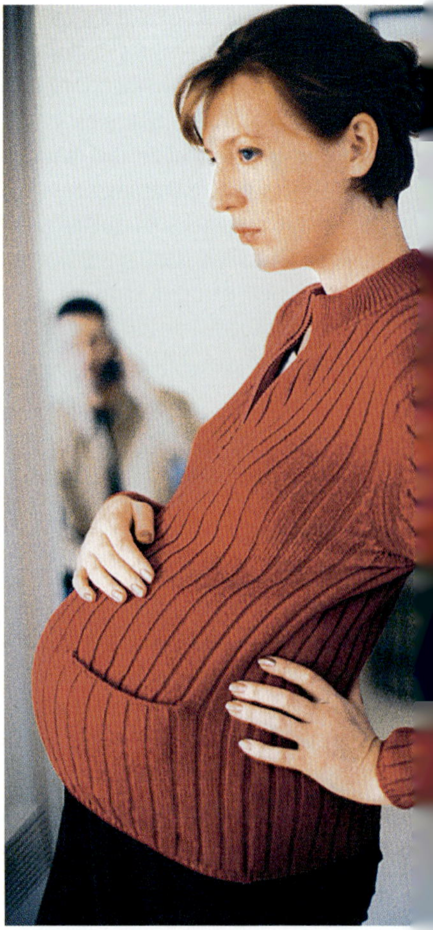

Schwangerschaftsabbruch

Schwangerschaftsabbrüche sind in Deutschland rechtswidrig (§ 218 StGB). Sie sind jedoch innerhalb von zwölf Wochen nach der Empfängnis straffrei, wenn die Schwangere bei der Schwangerschaftskonfliktberatung war.

Schwangerschaftskonfliktberatung

Beratungsstellen, die Schwangerschaftskonfliktberatungen anbieten, müssen eine staatliche Anerkennung haben. Dazu gehören u. a. pro familia, der Verein donum vitae oder Gesundheits- und Jugendämter. Nach der Beratung erhält die Schwangere eine Beratungsbescheinigung.

Methoden

Die meisten Abbrüche werden mit der Absaugmethode vorgenommen. Dabei wird unter örtlicher Betäubung oder Vollnarkose der Muttermund erweitert und der Embryo durch den Gebärmutterhals abgesaugt. Wegen möglicher Komplikationen wird die sogenannte Kürettage, bei der die Gebärmutterschleimhaut ausgeschabt wird, nicht mehr so häufig angewandt. Bis zum Ende der siebten Schwangerschaftswoche ist ein Abbruch mit der sogenannten Abtreibungspille RU-486 möglich. Der darin enthaltene Wirkstoff Mifepristone hemmt die Wirkung des Geschlechtshormons Progesteron. Der Muttermund öffnet sich, und die Gebärmutterschleimhaut löst sich ab. Zwei Tage nach Einnahme von RU-486 erhält die Patientin Prostaglandin, ein Hormon, das bewirkt, dass sich die Gebärmutter zusammenzieht und die Frucht ausgestoßen wird.

Risiken

Körperliche Risiken nach Abbrüchen sind gering. Wenn die Frauen in ihrer Entscheidung sicher waren und sich gut beraten fühlten, sind Gewissenskonflikte und Schuldgefühle nach Schwangerschaftsabbrüchen die Ausnahme.

Regelungen in Österreich und der Schweiz

In Österreich ist ein Abbruch nach vorangegangener Beratung innerhalb der ersten drei Monate straffrei. In der Schweiz müssen Frauen ihre Notlage schriftlich geltend machen und sich ausführlich beraten lassen. Dann ist ein Schwangerschaftsabbruch ebenfalls bis zur zwölften Woche straffrei.

PRÄNATALE DEPRESSIONEN

Wenn die Stimmung in der Schwangerschaft über einen längeren Zeitraum hinweg düster, hoffnungslos, traurig, ängstlich und gedrückt ist, liegt möglicherweise eine pränatale Depression vor. Die pränatale Depression zeigt sich meistens im achten Monat. 13,5 Prozent aller Schwangeren litten einer Studie zufolge in der 32. Schwangerschaftswoche unter pränataler Depression, in der 18. Woche waren es knapp zwölf Prozent. Die Frauen hatten häufig starke Angstgefühle, z. B. von der bevorstehenden Geburt.

Eine pränatale Depression wird durch folgende Faktoren begünstigt:

- Partnerlosigkeit
- ungewollte Schwangerschaft
- ambivalente Gefühle dem Kind gegenüber
- schwierige und belastende Partnerschaft
- finanzielle Notlagen

Viele Betroffene trauen sich nicht zum Arzt, weil die Umgebung erwartet, dass werdende Mütter nur so vor Glück strahlen. So stoßen sie oft auf Unverständnis, wenn sie sich jemandem anvertrauen. Falls Sie befürchten, unter einer pränatalen Depression zu leiden, sollten Sie sich nicht scheuen, sich professionelle Hilfe zu holen. Die Erkrankung gehört in ärztliche oder psychologische Behandlung. Eine Psychotherapie beispielsweise kann hier große Hilfe leisten.

▼ Gehen Sie respektvoll miteinander um und sprechen Sie offen über Probleme, Ängste und Sorgen.

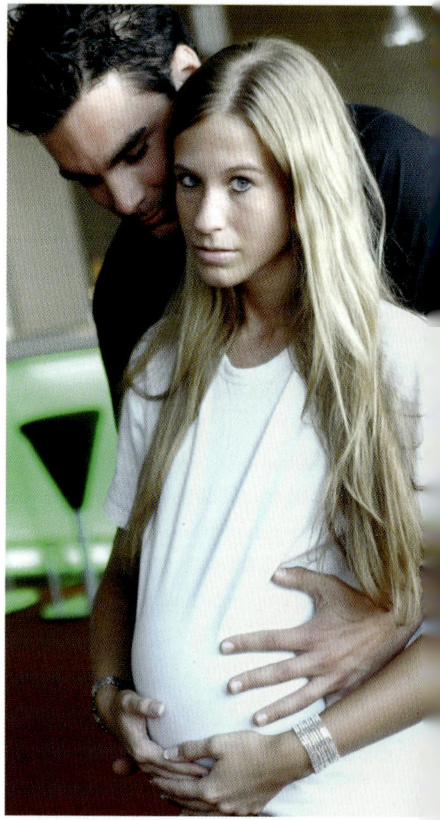

DIE BEZIEHUNG ZUM PARTNER

Keine Frage: Mit einem Baby tritt eine tief greifende Änderung in der Beziehung ein. Das macht manchen Paaren Angst. Dazu kommen Sorgen über die bevorstehende Geburt. Die Frau fürchtet sich vielleicht vor Schmerzen, der Mann hat Bedenken, ob er seine Partnerin ausreichend unterstützen kann. Versuchen Sie, gelassen zu bleiben, wenn es jetzt zu Auseinandersetzungen kommt. Und reden Sie offen über alles, was Sie bedrückt.

BEZIEHUNGSPROBLEME

Eine stabile Beziehung wird in der Regel durch die Schwangerschaft verstärkt, weil sich beide Partner auf das Baby und die neuen Aufgaben freuen, die auf sie zukommen. Trotzdem treten gerade in der Schwangerschaft bei manchen Paaren kleinere oder größere Probleme auf. Durch die Hormone sind Frauen abwechselnd himmelhoch jauchzend und mal zu Tode betrübt. Der Partner kann damit nicht immer umgehen, fühlt sich verunsichert und fragt sich, ob er etwas falsch gemacht hat. Seien Sie geduldig miteinander, versuchen Sie, vermeintliche Fehler des anderen großzügig zu verzeihen und machen Sie nicht aus jeder Lappalie eine große Sache. Sprechen Sie offen über Ihre Ängste und Sorgen. Nehmen Sie sich außerdem fest vor, auch nach der Geburt nicht nur Vater und Mutter, sondern Mann und Frau zu sein.

Reden Sie jeden Abend fünf Minuten über den Tag und erzählen Sie sich gegenseitig, wie es Ihnen ergangen ist und wie Sie sich in bestimmten Situationen gefühlt haben. Aber verstehen Sie dieses Gespräch nicht als Abrechnung: Sprechen Sie in „Ich-Botschaften" und vermeiden Sie Vorwürfe.

DIE ROLLE DES ZUKÜNFTIGEN VATERS

Auch wenn die Schwangerschaft über lange Zeit geplant war, müssen sich manche Männer erst an den Gedanken gewöhnen, Vater zu werden. Mit dem positiven Schwangerschaftstest wird vielen schlagartig bewusst, dass eine große Verantwortung auf sie zukommt. Diese Verantwortung macht manchen Männern Angst. Wenn Ihr Partner nie gelernt hat, offen über seine Gefühle zu sprechen, kann es sein, dass er Ihnen jetzt launisch und missmutig erscheint. Sprechen Sie ihn darauf an und bitten Sie ihn um Offenheit. Sie können ihm mitteilen, dass Sie beide die Verantwortung teilen und dass sie während der Geburt seine Unterstützung brauchen.

Freuen Sie sich auf das gemeinsame Geburtserlebnis und die ersten Tage mit dem Baby. Manche Männer reagieren eifersüchtig auf ihre schwangere Partnerin, weil sich jetzt alles um sie dreht. Deshalb sollten Sie Ihren Partner von Anfang an in die Schwangerschaft einbeziehen. Lassen Sie ihn seine Hand auf Ihren Bauch legen, die Kindsbewegungen spüren und mit dem Baby reden. Je mehr er integriert ist, desto weniger eifersüchtig wird er sein und desto mehr wird er sich auf den Nachwuchs freuen.

SEX IN DER SCHWANGERSCHAFT

Viele Paare genießen Sex während der Schwangerschaft in vollen Zügen. Der Mann liebt den sinnlichen Körper der Frau, die Frau ist durch die Hormonumstellung an vielen Körperteilen wie Brust oder Scham besser durchblutet und erregbarer und um Verhütung müssen sie sich auch keine Gedanken machen. Gleichzeitig entspannt Sex und festigt eine Beziehung.

Dem Baby schadet Sex überhaupt nicht, im Gegenteil. Die Gebärmutterkontraktionen während eines Orgasmus sind angenehm für die Ungeborenen. Der Fetus ist in Fruchtwasser eingebettet und dadurch wie in einem dicken Kissen geschützt. Sex in der Schwangerschaft kann eine große Bereicherung für Paare sein. Der üppige Bauch der Frau führt früher oder später dazu, dass neue Stellungen ausprobiert werden.

Besonders geeignet sind folgende Positionen:

- Umgekehrte Missionarsstellung: Die Frau liegt oben, der Mann unten.
- Angepasste Missionarsstellung: Der Mann ist oben und stützt sein Gewicht auf dem Bett ab.
- Seitenlage: Der Mann liegt auf der Seite, die Frau auf dem Rücken.
- Sex im Sitzen: Die Frau sitzt auf dem Schoß des Mannes.
- Doggy-Style: Die Frau kniet, der Mann dringt von hinten in sie ein.

Im ersten Schwangerschaftsdrittel haben Sie möglicherweise nicht immer Lust auf Sex, weil Sie sich müde fühlen oder weil Ihnen schlecht ist. Reden Sie offen mit Ihrem Partner darüber, damit es nicht zu Missverständnissen kommt.

Kann Sex Wehen auslösen?

Machen Sie sich keine Sorgen: Sex in der Schwangerschaft führt zu keinen vorzeitigen Wehen. Allerdings kann eine Geburt, die sowieso kurz bevorsteht oder gar überfällig ist, durch Sex in Gang kommen: Sperma enthält die Substanz Prostaglandin, die Wehen auslöst.

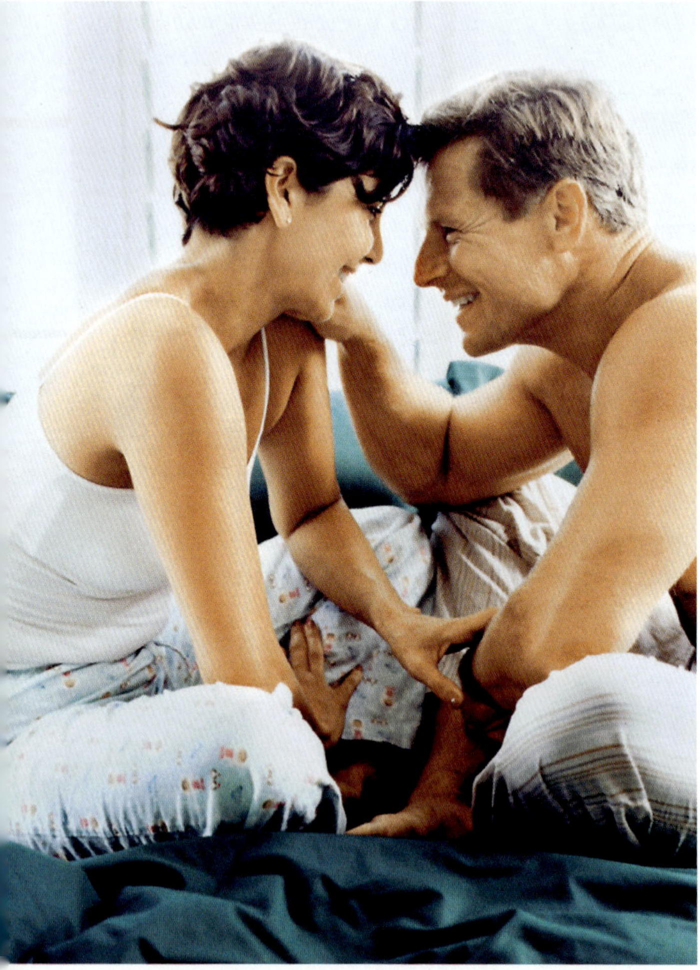

▲ In der Schwangerschaft ist Sex für Paare oft besonders erfüllend. Mann und Frau dürfen das ohne schlechtes Gewissen genießen, denn dem Baby schadet es überhaupt nicht.

Letzter Urlaub zu zweit

Verreisen Sie, wenn Sie sich am besten fühlen: Nach der zwölften Woche ist meist die Übelkeit vorbei, und vor der 34. Woche ist der Bauch noch nicht so groß. Dazwischen macht Urlaub am meisten Spaß.

FREIZEIT UND SCHWANGER-SCHAFT

Viele Frauen beschreiben ihre Schwangerschaft als eine der schönsten Zeiten ihres Lebens. Lassen auch Sie es sich in diesen neun Monaten gut gehen. Verreisen Sie noch einmal allein mit Ihrem Partner, entspannen Sie sich beim Sport und leisten Sie sich ein paar Teile Schwangerschaftsmode, in denen Sie sich nicht nur wohlfühlen, sondern auch richtig gut aussehen.

REISEN

Wenn Sie die Möglichkeit haben, sollten Sie auf alle Fälle in der Schwangerschaft noch einmal mit Ihrem Partner zusammen verreisen. Dieser Urlaub wird möglicherweise für längere Zeit der letzte sein, den Sie zu zweit erleben werden. Ideal für Reisen ist das zweite Schwangerschaftsdrittel. Vergessen Sie den Mutterpass nicht. Im ersten Trimester sind viele Frauen müde, schlapp und fühlen sich schlecht. Wenn Sie ständig unter Übelkeit leiden, wird schon die Fahrt für Sie zur Qual, und vom Urlaub werden Sie auch nicht viel haben. Im dritten Trimester ist der Bauch meistens so üppig, dass er zu Beeinträchtigungen führt und Bewegung beschwerlich macht.

FLUGREISEN

Wenn Sie gesund sind und die Schwangerschaft bislang unauffällig war, sind Flugreisen in der Regel problemlos. Allerdings transportieren die meisten Fluggesellschaften keine Schwangeren mehr nach der 34. Woche.

Mit folgenden Tipps wird die Flugreise angenehm:

- Fragen Sie Ihren Arzt, ob Sie auf der Flugreise Thrombosestrümpfe tragen sollen.
- Stehen Sie mindestens einmal pro Stunde auf und gehen Sie ein paar Schritte.
- Erkundigen Sie sich bei der Fluggesellschaft nach vorzeitigem Check-in und großzügigen Sitzplätzen.
- Vermeiden Sie es, Ihre Beine übereinanderzuschlagen.
- Sorgen Sie dafür, dass der Sicherheitsgurt unter dem Bauch entlangläuft.
- Trinken Sie viel während des Flugs.

WELLNESSURLAUB

Am besten suchen Sie sich ein Ziel aus, bei dem Sie sich verwöhnen lassen können, wie All-inclusive-Reisen oder ein Hotel mit Vollpension. Entdecken Sie schöne Reiseziele in Deutschland oder Europa. Ein Bad im Meerwasser tut allen Schwangeren gut. In der Schwangerschaft können Sie besser in Europa Urlaub machen als beispielsweise in den Tropen, wo die hygienischen und gesundheitlichen Standards nicht immer den europäischen entsprechen. Falls Sie dennoch eine Fernreise planen, sollten Sie mit Ihrem Arzt besprechen, welche Impfungen notwendig sind. Manche Ärzte scheuen sich davor, Schwangeren Lebendimpfstoffe zu verabreichen. Wenn an Ihrem gewünschten Urlaubsort Malaria, Polio oder Gelbfieber auftreten können, sollten Sie sich dennoch impfen lassen. Es ist unwahrscheinlich, dass Sie Ihrem Baby schaden, und mit der Impfung schützen Sie sich und Ihr Ungeborenes.

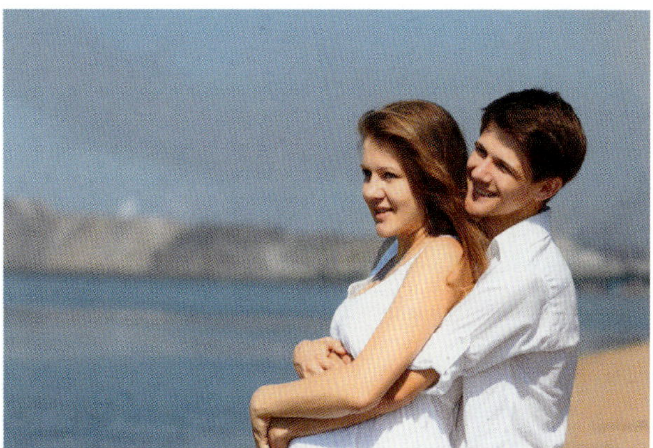

▲ Verreisen Sie noch einmal allein mit Ihrem Partner und genießen Sie die Zeit zu zweit.

AUTOFAHREN

Selbstverständlich können Sie auch mit Babybauch noch Auto fahren. Wenn der Bauch schon groß ist, haben Sie vielleicht Probleme, sich hinter das Lenkrad zu setzen. Lassen Sie sich Zeit und suchen Sie in Ruhe nach der optimalen Sitzposition, die für Sie bequem ist, aber gleichzeitig die notwendige Sicherheit gewährleistet. Vielleicht positionieren Sie Ihren Sitz etwas weiter nach hinten, damit der Bauch mehr Platz hat. Der Sicherheitsgurt ist jetzt möglicherweise unbequem für Sie, aber er schützt Sie und das Kind bei einem eventuellen Unfall. Die Gurte bieten außerdem normalerweise genügend Platz für den üppigsten Babybauch und müssen auch dann noch angelegt werden, wenn die

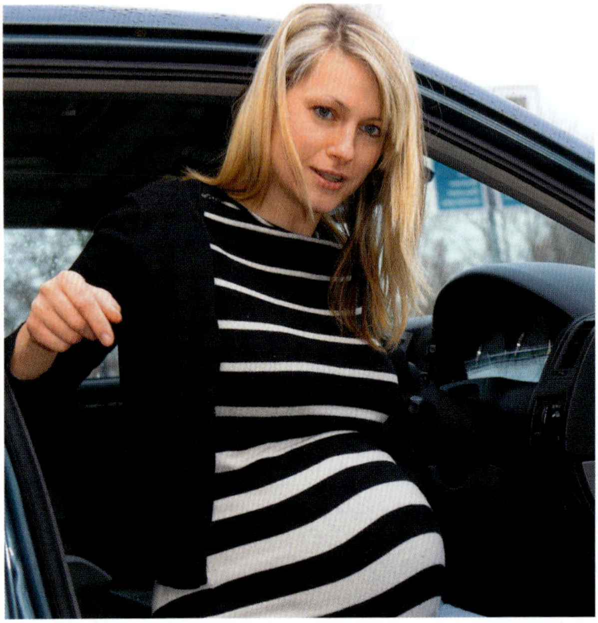

▲ Wenn Ihr Bauch schon groß ist, setzen Sie sich vorsichtig hinter das Lenkrad und suchen Sie in Ruhe nach der optimalen Sitzposition.

Gurte für werdende Mütter
Es gibt spezielle Gurtführungssysteme für Schwangere, die aus einer Sitzauflage und einem Gurtband mit Klettverschluss bestehen. Diese Systeme ermöglichen, dass der Beckengurt tief gehalten und so die Fruchtblase möglichst wenig belastet wird.

Geburt kurz bevorsteht. Legen Sie den Gurt straff an und führen Sie den Teil des Sicherheitsgurts, der über dem Becken verläuft, so tief wie möglich unterhalb Ihres Bauches. In seltenen Ausnahmefällen erteilt der Arzt ein schriftliches Attest, dass Schwangere den Gurt nicht mehr anlegen müssen. Airbags, die sich bei einem eventuellen Unfall auslösen, sind in der Regel kein Problem für Schwangere. Wichtig ist, dass Sie auf die Sitzposition achten und den richtigen Abstand zum Airbag einhalten. Lesen Sie diesen in der Bedienungsanleitung Ihres Fahrzeuges nach. Gehen Sie zum Arzt, wenn Sie in einen Unfall verwickelt waren. Selbst wenn Sie keine Schmerzen haben, kann in seltenen Fällen der Gurt die Plazenta oder Gebärmutter verletzt haben.

SPORT

Sportliche Frauen haben während der Schwangerschaft ein geringeres Risiko, an Thrombose zu erkranken und Wasser einzulagern. Auch Verdauungs- und Durchblutungsstörungen sind seltener. Zudem bekommen Frauen, die regelmäßig Sport treiben, seltener Schwangerschaftsstreifen und empfinden die Geburt als weniger schmerzhaft. Es gibt also genügend Gründe, auch während der Schwangerschaft mit dem gewohnten Sportprogramm weiterzumachen, das Körper und Seele guttut. Übertreiben sollten Sie es aber nicht, und Hochleistungssport sollten Sie vermeiden. Wer früher Fehlgeburten oder Komplikationen während vorangegangener Schwangerschaften hatte,

Für alle Fälle gerüstet!
Ab der 37. Schwangerschaftswoche ist es ratsam, bei längeren Autofahrten eine Begleitperson dabei zu haben, falls die Wehen vorzeitig einsetzen. Auf alle Fälle aber sollten Sie immer ein aufgeladenes Handy mit sich führen.

sollte mit dem Arzt sprechen. Dasselbe gilt für Frauen, die Bluthochdruck, Über- bzw. Untergewicht oder Schilddrüsenprobleme haben. Geeignete Sportarten für Schwangere sind Aerobic, Badminton, Bauchtanz, Jogging, Golf, Nordic Walking, Segeln, Skilanglauf, Tanzen, Wandern und Wassergymnastik.

Die beste Sportart ist Schwimmen. Sie können bedenkenlos bis zur Geburt schwimmen. Beim Schwimmen trainieren Sie sanft und effektiv Herz, Kreislauf und Gelenke. Empfehlenswert ist es, dreimal pro Woche für etwa 30 Minuten schwimmen zu gehen. Vermeiden Sie dabei sehr kaltes Wasser, weil Schwangere vermehrt zu Krämpfen neigen, die sich häufig in kaltem Wasser zeigen.

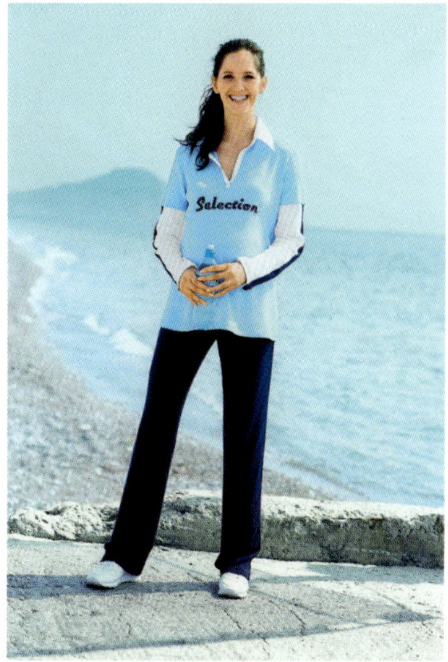

▲ Achten Sie beim Sport darauf, dass Ihr Puls nie längere Zeit über 140 Schläge pro Minute steigt.

GYMNASTIK

Wenn Sie während der Schwangerschaft regelmäßig Übungen machen, halten Sie sich fit und können das Baby neun Monate lang tragen, ohne dass Bänder oder Gelenke schmerzen. Durch Gymnastik können Sie Ihre Muskeln kräftigen und die Wirbelsäule schützen. Auf Übungen, bei denen die Bauchmuskeln trainiert werden bzw. bei denen Ihr Babybauch im Weg ist, sollten Sie etwa ab dem sechsten Schwangerschaftsmonat sicherheitshalber verzichten. Wenn Sie sich durch Übungen fit halten, bekommen Sie nach der Geburt Ihre Figur schneller wieder zurück. Zusätzlich können Sie natürlich auch Rückbildungsgymnastik machen.

TRAINING DER BECKENBODEN-MUSKULATUR

Die Beckenbodenmuskeln stützen Darm, Blase und Gebärmutter. Sie ziehen sich zum Scham- und Kreuzbein. Durch das Schwangerschaftshormon Progesteron

Sportarten, die Sie vermeiden sollten

Bewegung ist auch in der Schwangerschaft richtig und wichtig. Manche Sportarten bergen jedoch Gefahren:

- alpines Skilaufen: Gefahr durch Hinfallen
- Bungee-Jumping, Fallschirmspringen, Paragliding: zu große Gefahr
- Inlineskating: rasantes Fahren vermeiden
- Marathonlauf: Belastung zu groß, besser moderates Joggen
- Reiten: Sturzgefahr
- Tauchen: ganz vermeiden, kann zu geringem Geburtsgewicht und Missbildungen führen

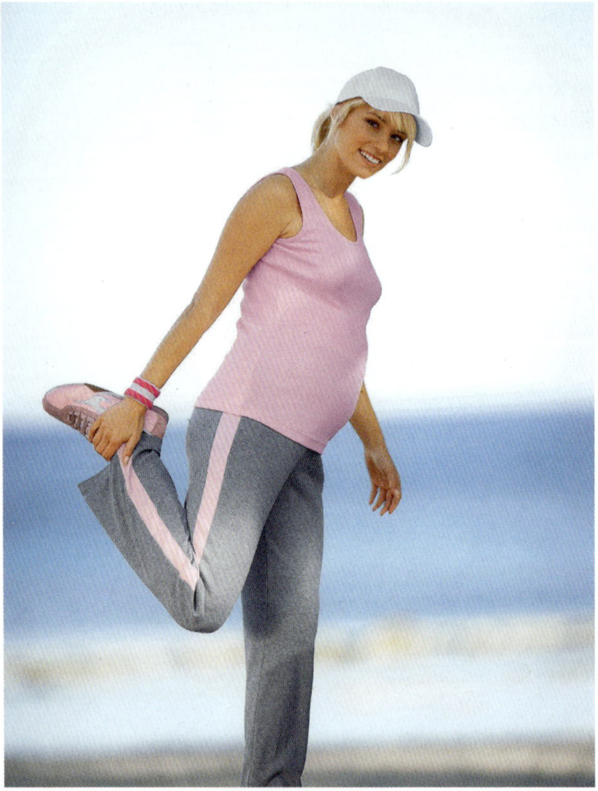

▲ Zehn bis 15 Minuten Gymnastik am Tag genügen schon, um den Körper fit für die Schwangerschaft und Geburt zu machen.

werden alle Gelenke und Bänder, auch die Beckenbodenmuskeln, weicher. Eine Beckenbodenschwäche kann dazu führen, dass die Ausscheidungsorgane nicht mehr richtig kontrolliert werden können. Schlimmstenfalls kann ein Gebärmuttervorfall entstehen, bei dem die Gebärmutter durch den Geburtskanal hindurchdrückt. Deshalb ist vor und nach der Schwangerschaft das Training der Beckenbodenmuskulatur besonders wichtig.

Übung 1: Halten Sie beim Wasserlassen das Wasser für einen Moment an, um die Beckenbodenmuskeln zu spüren. Entleeren Sie anschließend die Blase immer vollständig.

Übung 2: Legen Sie zwei Kissen auf den Boden, eins unter den Kopf und das andere unter Ihre Knie. Verschränken Sie Ihre Beine und pressen Sie sie zusammen. Spannen Sie die Gesäßmuskeln an und halten Sie sie für etwa fünf Sekunden, als ob Sie Ihre Blase leeren würden. Wiederholen Sie die Übung zehnmal.

Übung 3: Spannen Sie Ihre Muskeln um den After zusammen, als ob Sie Blähungen zurückhalten möchten. Zählen Sie wieder bis fünf und halten Sie die Spannung so lange. Wiederholen Sie die Übung zehnmal.

Übung 4: Stellen Sie sich Ihren Beckenboden als einen Aufzug mit verschiedenen Stockwerken vor und ziehen Sie die Muskeln in fünf unterschiedlichen Stärken an, ausgehend von der leichtesten Spannung, die dem ersten Stockwerk entspricht, bis zur stärksten Spannung bzw. dem fünften Stockwerk. Halten Sie die Spannung der unterschiedlichen Stärken an, ohne sich zwischendurch zu entspannen und zählen Sie dabei jedes Mal bis fünf. Wiederholen Sie die Übung fünfmal.

RÜCKENÜBUNGEN

Übung 1: Legen Sie sich auf den Rücken. Halten Sie Ihre Arme ausgestreckt am Boden liegend und die Beine leicht gespreizt. Ziehen Sie Ihre Knie nach oben und rollen Sie dabei jeweils fünfmal nach rechts und links, ohne dabei umzukippen. Wiederholen Sie die Übung zehnmal.

Übung 2: Legen Sie sich auf den Rücken mit abgespreizten Armen. Führen Sie das rechte Knie in Richtung Brust, ohne dabei den Rücken vom Boden zu bewegen. Legen Sie das rechte Bein ausgestreckt auf den Boden. Machen Sie die Übung rechts und links jeweils zehnmal.

Rückenlage in der Schwangerschaft

Wenn die Gebärmutter schwerer wird, kann sie einer schwangeren Frau in der Rückenlage auf die großen Blutgefäße drücken, die direkt vor der Wirbelsäule liegen (das sogenannte Vena-cava-Syndrom). Wenn Ihnen in Rückenlage flau wird, drehen Sie sich sofort auf die Seite, dann ist das Problem gelöst.

BEUGEÜBUNGEN FÜR DAS BECKEN

Übung 1: Gehen Sie in den Vierfüßlerstand und halten Sie Ihre Knie etwa 30 Zentimeter auseinander. Jetzt ziehen Sie Ihre Pomuskeln an und spannen Ihr Becken, bis sich ein Katzenbuckel bildet. Zählen Sie bis fünf und entspannen Sie sich wieder. Achten Sie darauf, dass Ihr Rücken nicht nach unten durchhängt. Wiederholen Sie die Übung zehnmal.

Übung 2: Stellen Sie sich bequem mit leicht gespreizten Beinen auf den Boden. Beugen Sie sich nun mit dem Oberkörper nach vorn, aber halten Sie den Rücken gerade. Verschränken Sie Ihre Hände hinter sich und strecken Sie diese möglichst weit nach hinten. Halten Sie den Kopf gerade. Zählen Sie wieder bis fünf, während Sie die Spannung halten und wiederholen Sie die Übung zehnmal.

HOCKEÜBUNGEN FÜR DAS GESÄSS

Übung 1: Gehen Sie in die Hocke und halten Sie sich dabei beispielsweise an einem Treppengeländer oder Regal fest. Stellen Sie Ihren rechten Fuß vor den linken und drehen Sie Ihr rechtes Bein leicht nach außen. Nun setzen Sie sich langsam mit Ihrem Po auf den Boden. Spannen Sie dabei die Gesäßmuskeln fest an und achten Sie darauf, dass Ihr Rücken gerade bleibt. Machen Sie die Übung insgesamt 20-mal und wechseln Sie dabei beide Beine ab.

Übung 2: Legen Sie ein großes Kissen vor eine freie Wandfläche. Stellen Sie sich mit dem Rücken an die Wand und halten Sie dabei Ihre Beine leicht gespreizt. Gleiten Sie nun langsam mit geradem Rücken in Hockestellung auf das Kissen hinunter. Wiederholen Sie die Übung 20-mal.

ENTSPANNUNG

Im ersten Trimester bringt die Umstellung auf die Schwangerschaft viele Frauen durcheinander. Körper, Geist und Seele bereiten sich auf die neue Situation vor und leisten dabei oft Schwerstarbeit. Deshalb tut Entspannung gerade im ersten Schwangerschaftsdrittel gut. Im zweiten Trimester werden Sie sich besser fühlen und wieder über mehr Energie verfügen. Im letzten Drittel sind Sie möglicherweise wieder müder oder machen sich Gedanken über die Geburt

▼ Tragen Sie während der Gymnastikübungen bequeme Kleidung, damit nichts einengt.

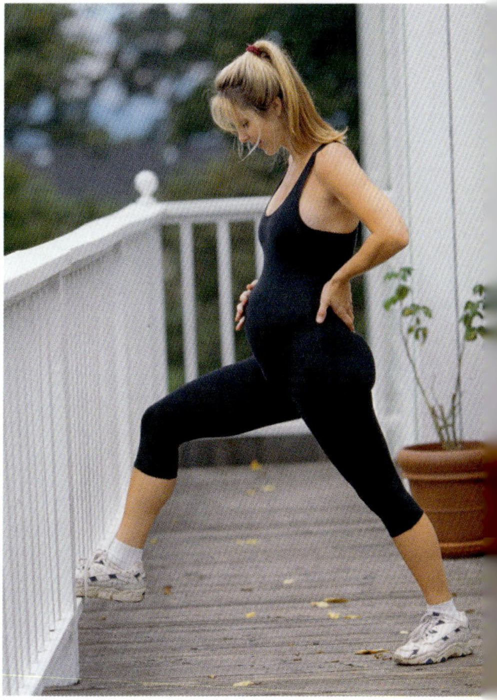

und die Zukunft zu dritt. Weil das Leben als Schwangere aufregend ist und viel Neues mit sich bringt, sollten Sie Zeiten, die Sie zur Entspannung und Ruhe nutzen, fest in Ihren Tagesablauf einplanen. Sonst sind Sie möglicherweise gereizt, nervös, übermüdet und unzufrieden. Wenn Sie ruhig und entspannt sind, profitiert auch Ihr Baby davon. Entspannungstechniken, die Sie vor der Geburt gelernt haben, helfen auch nach der Geburt, sich in kurzer Zeit zu erholen – beispielsweise, wenn das Baby gerade schläft.

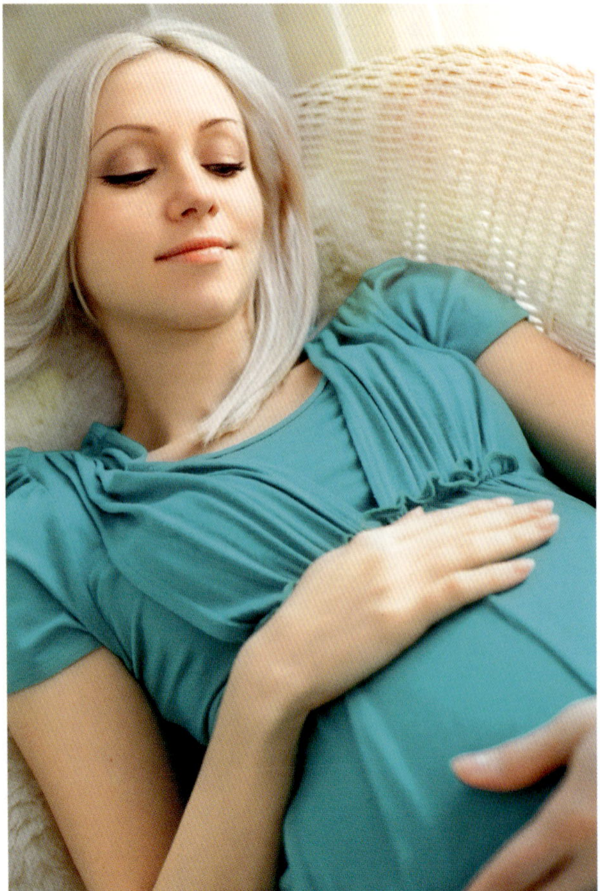

▲ Jede Schwangere sollte sich genügend Zeit für Ruhe und Entspannung einräumen. Ideal sind mindestens zweimal täglich 30 Minuten.

ENTSPANNUNGSTECHNIK

Sorgen Sie dafür, dass Sie nicht gestört werden, und legen Sie sich in einer bequemen Position auf den Rücken. Wenn Sie möchten, können Sie die Augen schließen. Atmen Sie einige Male durch den Mund ein und aus. Schließen Sie nun Ihren Mund und atmen Sie durch die Nase aus. Atmen Sie langsam und bewusst. Atmen Sie so lange im selben Tempo weiter, bis sich ein gleichmäßiger und angenehmer Rhythmus eingestellt hat. Gehen Sie Ihre Muskeln von den Füßen bis zum Kopf durch und entspannen Sie jeden einzelnen Muskel. Achten Sie dabei besonders auf die Muskeln im Schulter-Nacken-Bereich und im Kiefer. Wenn Sie körperlich entspannt sind, wird sich auch Ihr Geist bald beruhigen. Schließen Sie die Augen und konzentrieren Sie sich auf die Atmung, ohne an etwas zu denken. Wenn Ihre Gedanken abdriften und womöglich Sorgen oder Ängste auftauchen, versuchen Sie es mit Gedankenstopp. Denken Sie dann an eine schöne Szene und malen Sie sich dabei jedes Detail aus. Vielleicht stellen Sie sich vor, am Strand zu liegen. Sie spüren die Wärme der Sonne, hören das Rauschen des Wassers und ein paar Möwen. Bleiben Sie etwa 20 Minuten in Ihrer Fantasielandschaft und lassen Sie sich Zeit, langsam zurückzukehren. Je häufiger Sie die Übung gemacht haben, desto leichter fällt Sie Ihnen. Sie werden sich danach wunderbar entspannt und erfrischt fühlen.

Yoga in der Schwangerschaft

Yoga kann in der Schwangerschaft praktiziert werden. Sowohl der Verlauf der Schwangerschaft als auch der der Geburt können dadurch positiv beeinflusst werden. Die Atemübungen können evtl. auftretende Beschwerden verringern. Wenn Sie entspannt sind und sich wohlfühlen, überträgt sich das auch auf das Baby im Bauch.

Die Vorteile von Yoga in der Schwangerschaft sind:

- Atmung und Verdauung funktionieren effektiver.
- Die Übungen wirken entspannend.
- Sie werden nach der Geburt schneller wieder in Form kommen.

Das sollten Sie bei Yoga während der Schwangerschaft beachten:

- Es ist nicht empfehlenswert, während der Schwangerschaft erstmals Yoga zu praktizieren.
- Während der Schwangerschaft besteht eine erhöhte Verletzungsgefahr: Die erhöhten Werte des Hormons Relaxin sind daran schuld, dass die Muskeln schwächer, die Bänder elastischer und die Gelenke instabiler werden.
- Nicht alle Yogaübungen sind ideal für die Schwangerschaft. Wenn Sie selbst nicht vom Fach sind, besuchen Sie einen Kurs für Schwangere.

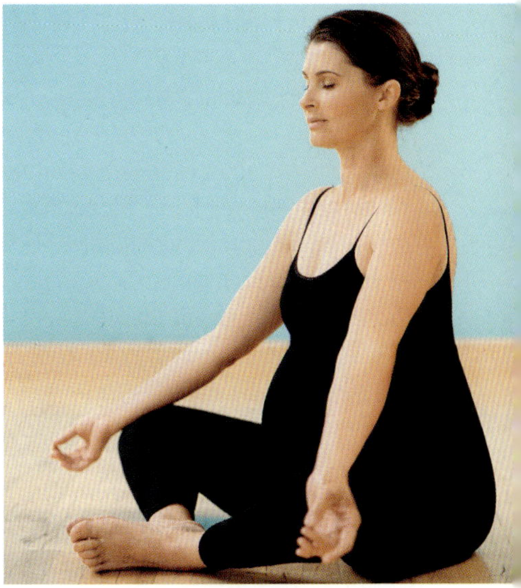

▲ Yoga kann sich positiv auf den Verlauf der Schwangerschaft und der Geburt auswirken. Sie sollten aber bereits vor der Schwangerschaft damit angefangen haben.

PARTNERMASSAGE

Eine Massage in der Schwangerschaft sorgt für großes Wohlbefinden. Sie lindert Rückenschmerzen und Verspannungen, regt den Kreislauf an, entspannt, vitalisiert und beruhigt durch die sanfte Berührung. Nehmen Sie vorher ein Bad oder duschen Sie, um Ihre Haut anzuwärmen. Entkleiden Sie sich, legen Sie sich in einer bequemen Lage auf den Bauch und decken Sie Ihre Beine zu. Bei fortgeschrittener Schwangerschaft können Sie sich auf einen Hocker setzen. Bitten Sie Ihren Partner, seine Hände anzuwärmen. Nun kann er mit seinen Fingern über Ihren Rücken streichen, ihn kneten, reiben und streicheln. Er kann die Fingerkuppen einsetzen oder die ganze Hand und dabei mit dem Körpergewicht den Druck verstärken, um evtl. stärker verspannte Bereiche zu lockern. Bei Spannungskopfschmerzen helfen kreisende, leicht drückende Bewegungen an Stirn und Schläfen. Rückenschmerzen werden durch eine festere Massage gelindert, die von oben nach unten gehen sollte. Ihr Partner sollte dabei mit seinen Händen sanften Druck ausüben, den er mit den Daumen noch verstärken kann. Im unteren Rückenbereich tut Druck auf beiden Seiten neben der Wirbelsäule gut und lindert Schmerzen. Hören Sie bei der Massage in sich hinein und teilen Sie Ihrem Partner Ihre Wünsche mit.

KONTAKT MIT ANDEREN SCHWANGEREN

Sie sehen im Fernsehen, wie ein Baby auf die Welt kommt, brechen vor Rührung in Tränen aus und wünschen sich in dieser Situation mehr Verständnis von Ihrem Partner? Sie möchten wissen, ob auch andere werdende Mütter hin und wieder mitbekommen, dass ihr Baby Schluckauf hat? Sie interessieren sich dafür, in welchen Kliniken andere Schwangere entbinden und welche Kurse sie besuchen? Suchen Sie Kontakt zu Gleichgesinnten. Niemand versteht Sie in Ihrer augenblicklichen Situation so gut wie eine Frau, die ebenfalls schwanger ist. Deshalb sollten Sie die Zeit Ihrer Schwangerschaft dazu nützen, neue Freundschaften zu knüpfen. Ist der Nachwuchs erst auf der Welt, wird die Zeit meist knapp. Wenn Sie jetzt Kontakte mit anderen Schwangeren knüpfen, bleiben die Freundschaften oft bis lange nach der Geburt bestehen, und Ihre Kinder haben gleichzeitig Spielkameraden, die etwa im gleichen Alter sind.

Erkundigen Sie sich bei Volkshochschulen, Familienbildungsstätten, Hebammen, kirchlichen Einrichtungen, Krankenkassen, Geburtshäusern und Frauenzentren nach Kursen für schwangere Frauen. Vielleicht hat auch Ihr Gynäkologe einen Tipp für Sie. Sie können Veranstaltungen für Schwangerschaftsgymnastik, Geburtsvorbereitung, Yoga für Schwangere, Bauchtanz, Atemtechniken, Körpererfahrung und Vorbereitung für Wassergeburten belegen.

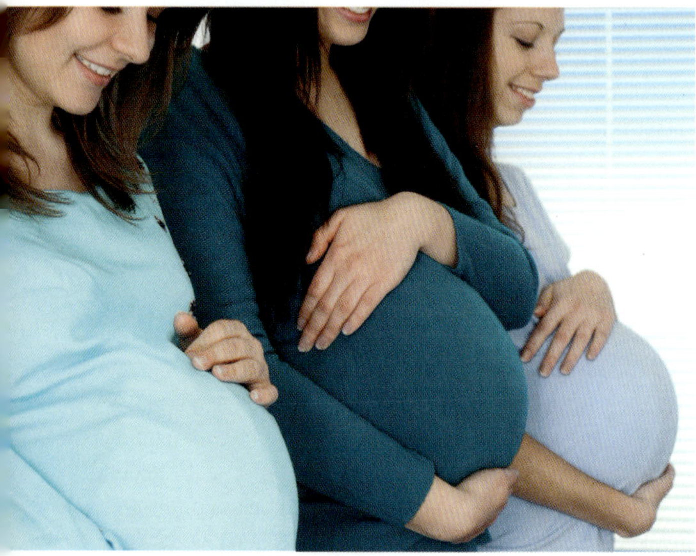

▲ Suchen Sie Kontakt zu anderen Schwangeren, denn niemand versteht Sie im Moment besser.

SCHWANGERSCHAFTSMODE

Die Zeiten der Hängekleider, die die rundlichen Formen der werdenden Mütter verdeckten, sind glücklicherweise vorbei. Heute zeigen Schwangere gern ihre sinnliche Figur, betonen den runden Babybauch und demonstrieren stolz ihr üppiges Dekolleté. Zeigen Sie die Freude an Ihrem wachsenden Körper mit bequemer und schicker Kleidung, in der Sie sich wohlfühlen. Unterschätzen Sie die Wirkung von Mode nicht. Wer tagaus, tagein in der Jogginghose herumläuft, fühlt sich selten wirklich attraktiv. Aber gerade das ist während der Schwangerschaft, die viele Veränderungen mit sich bringt, wichtig. Achten Sie schon in den ersten Monaten darauf, dass nichts drückt, einengt oder kneift und tragen Sie im Zweifelsfall lieber zu lockere Kleidung als zu enge. Sehen Sie Ihre Garderobe nach Stücken durch, die Sie auch noch am Ende der Schwangerschaft tragen können, und kombinieren Sie diese mit neuer Schwangerschaftsmode. Vermeiden Sie große Muster und bevorzugen Sie stattdessen Unifarben oder

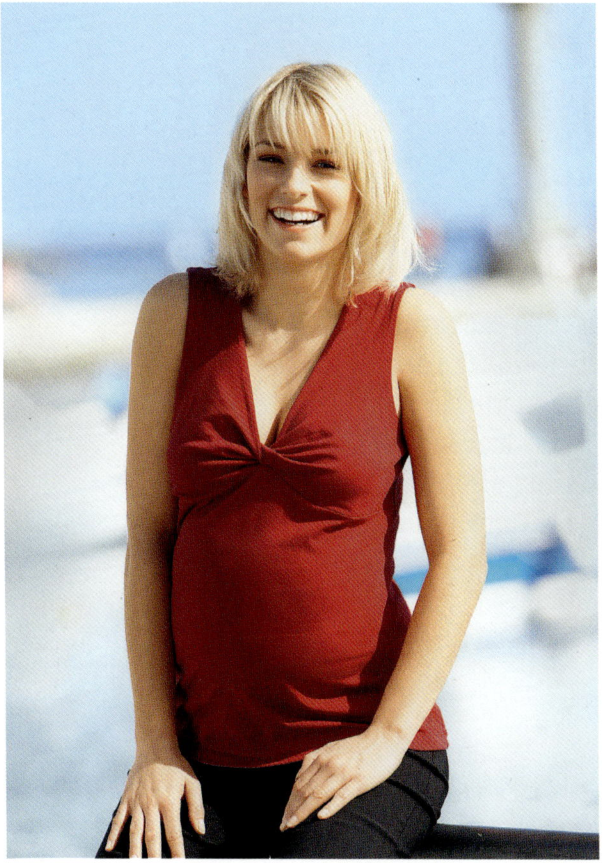

▲ Schwangerschaftsmode muss nicht nur bequem, sondern kann auch schick sein!

kleinere Muster. Mit bunten Tüchern können Sie Ihren schönen Babybauch betonen. Kaufen Sie nur Farben, die zu Ihnen passen und die Ihnen stehen. Neben der Standardkleidung (Hosen, Blusen, Pullover, T-Shirts, Unterwäsche, eine Jacke) sollten Sie sich mindestens ein wirklich schickes Teil leisten, beispielsweise ein Sommerkleid oder einen edlen Mantel.

MACHEN SIE SICH SCHICK!

Wahrscheinlich kommen Sie in den ersten Monaten mit Ihrer vorhandenen Garderobe aus, wenn Sie auch bequeme Kleidungsstücke in Ihrem Schrank haben. Warten Sie trotzdem nicht zu lange, bis Sie sich ein paar schicke Stücke Schwangerschaftsmode kaufen, denn früher oder später brauchen Sie sie sowieso.

Schwangerschaftstagebuch

Kaufen Sie sich ein schönes, buntes Buch mit unliniertem Papier und machen Sie daraus Ihr Schwangerschaftstagebuch. Hier können Sie alles aufschreiben, was Sie gerade bewegt, z. B. welches modische Schwangerschaftskleidungsstück Sie sich zuerst kauften, wann Sie das erste Mal Kindsbewegungen gespürt haben, wie sich die werdenden Großeltern gefreut haben etc. Lassen Sie auch Ihren Partner hineinschreiben, wie er sich als werdender Vater fühlt. Damit das Buch eine schöne Erinnerung wird, die auch Ihrem Kind gefällt, sollten Sie es nicht beim Schreiben belassen, sondern hineinkleben, was Ihnen persönlich während der Schwangerschaft wichtig ist: das gefärbte Stäbchen vom Schwangerschaftstest, das erste Ultraschallbild, ein gemaltes Bild von Erdbeeren, auf die Sie immer Heißhunger haben, die wachsenden Maße Ihres Bauchumfangs, Namensvorschläge für das Baby etc. Vervollständigen Sie Ihr Schwangerschaftstagebuch mit Fotos. Lassen Sie sich dafür etwa einmal pro Woche von Ihrem Partner im Körperprofil fotografieren. Sie werden sich später sehr über die schönen Erinnerungen freuen.

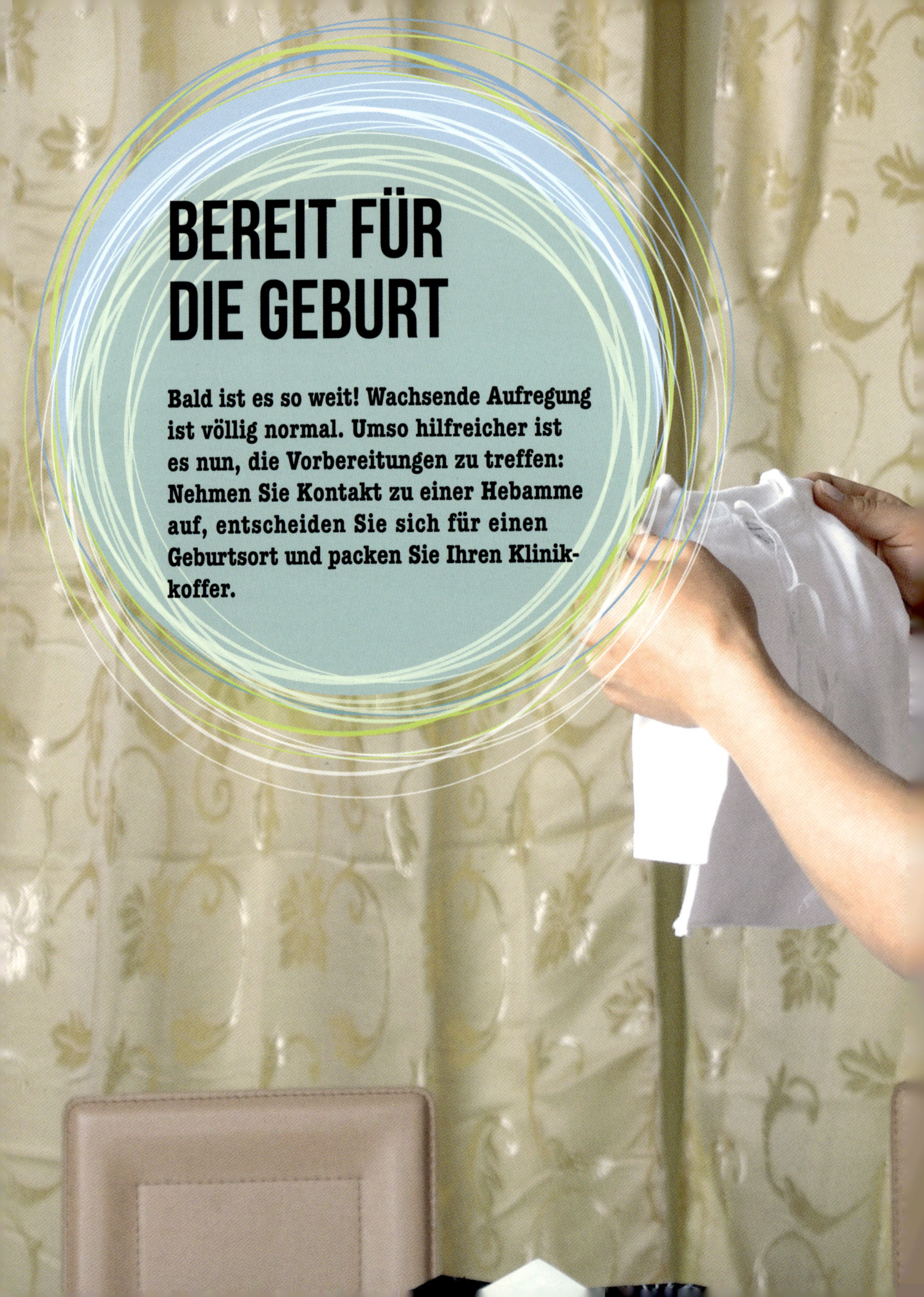

BEREIT FÜR DIE GEBURT

Bald ist es so weit! Wachsende Aufregung ist völlig normal. Umso hilfreicher ist es nun, die Vorbereitungen zu treffen: Nehmen Sie Kontakt zu einer Hebamme auf, entscheiden Sie sich für einen Geburtsort und packen Sie Ihren Klinikkoffer.

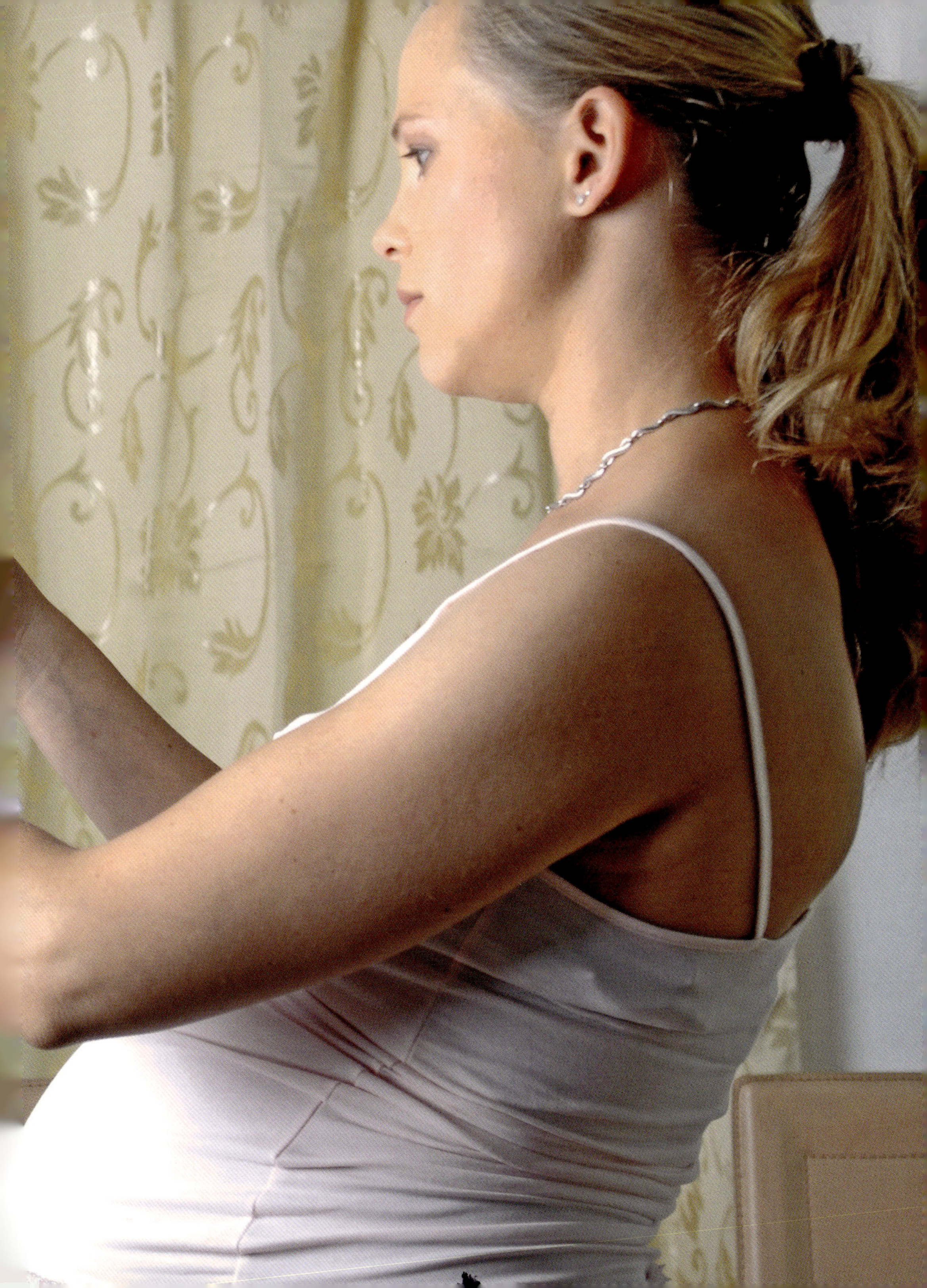

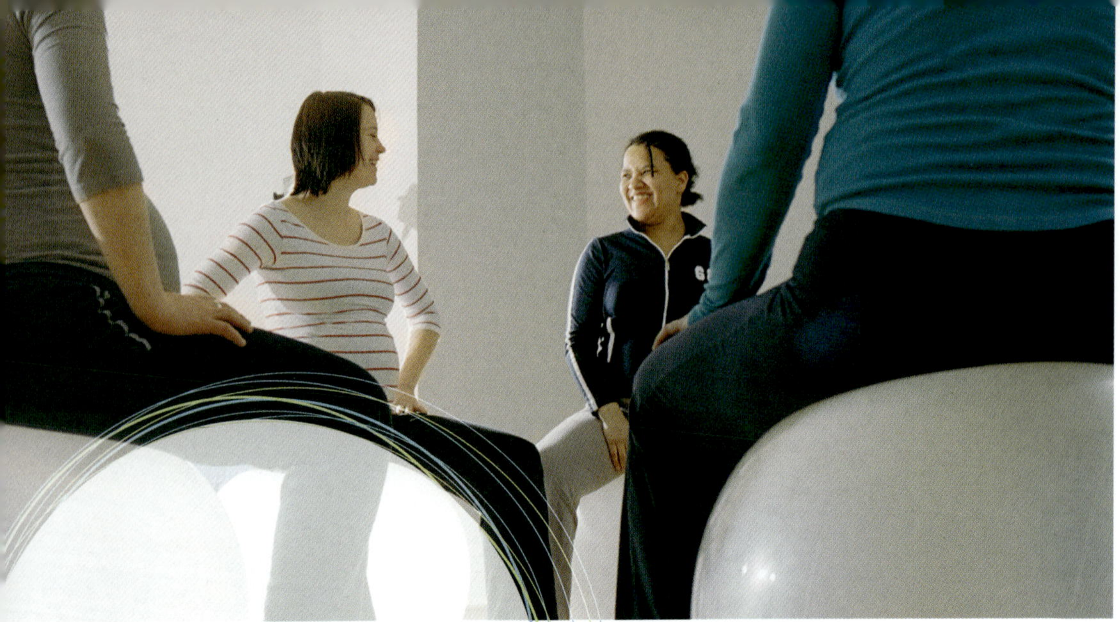

▲ In einem Aktiv-Kurs können Sie sich mit Gymnastikübungen körperlich auf die Geburt vorbereiten.

GEBURTSVORBEREITUNG

Bei einem Geburtsvorbereitungskurs lernen Sie viele andere Schwangere kennen und treten gleichzeitig in Kontakt mit einer Hebamme, die Sie bei allen Fragen rund um die bevorstehende Geburt und Ihr Baby betreut.

DIE HEBAMME

Eine Hebamme kümmert sich um Frauen während der Schwangerschaft, Geburt und Stillzeit. Sie ist qualifiziert, Schwangerenvorsorgeuntersuchungen durchzuführen, Frauen bei der Geburt zu unterstützen und Mutter und Kind im Wochenbett sowie während der Stillzeit zu betreuen. All dies sind Leistungen der gesetzlichen Krankenversicherung. Hebammen rechnen direkt mit den Krankenkassen ab, Schwangere müssen nicht in Vorleistung treten. Viele Hebammen bieten zusätzlich Kurse an, z. B. zu Geburtsvorbereitung, Rückbildung, Schwangerschaftsgymnastik, PEKiP, Babymassage und Säuglingspflege. Hebammen sind entweder in Kliniken oder Frauenarztpraxen fest angestellt oder freiberuflich tätig. Heutzutage verfügen Hebammen nicht nur über weitreichendes Wissen über die Schwangerschaft und den Geburtsvorgang, sondern kennen sich auch in alternativen Behandlungsmethoden aus wie in Akupunktur oder Homöopathie. Im Idealfall finden Sie eine Hebamme, die Sie von der Geburtsvorbereitung über die Geburt bis hin zum Wochenbett begleitet. So haben Sie eine feste Bezugsperson und treffen in den verschiedenen Kursen wahrscheinlich dieselben Mütter, mit denen Sie leichter Kontakt aufnehmen können. Die Krankenkasse bezahlt parallel zum Gynäkologen die Betreuung durch eine Hebamme für bestimmte Aufgaben. Hören Sie sich im Freundes- und Bekanntenkreis nach Hebammen um. Wenn Sie niemanden kennen, schauen Sie im Telefonbuch oder im Internet nach und fragen Sie Ihren

Vorbereitung ist wichtig!
Die Spannung wächst von Tag zu Tag. Nicht mehr lange und Sie werden gemeinsam mit Ihrem Partner einen neuen Erdenbürger begrüßen. Aufgeregt? Das ist völlig normal. Je besser Sie sich auf die Geburt vorbereiten, desto leichter wird alles für Sie.

Frauenarzt. Lernen Sie die Hebamme unverbindlich kennen und entscheiden Sie dann, ob Sie sich bei ihr gut aufgehoben fühlen. Eine Entscheidungshilfe für oder gegen eine Hebamme kann sein, ob sie Zusatzausbildungen absolviert hat, welche alternativen Methoden zur Geburtshilfe sie beherrscht, ob sie Rufbereitschaft anbietet, wie die vorgeburtliche Betreuung aussieht und vor allem, ob sie sich Zeit für Sie und Ihr persönliches Anliegen nimmt.

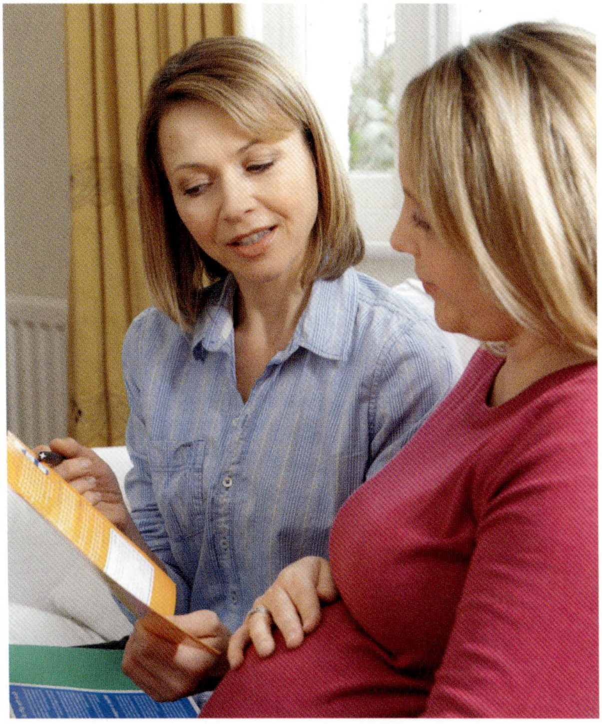

GEBURTSVORBEREITUNGSKURS

Ein Geburtsvorbereitungskurs empfiehlt sich für alle Schwangeren, weil dort wichtige theoretische Kenntnisse für die Geburt, Atemtechniken und Übungen vermittelt werden. Fragen Sie junge Mütter aus Ihrem Bekanntenkreis, wie deren Erfahrungen mit diesen Kursen sind, und kümmern Sie sich rechtzeitig um einen Platz, denn begehrte Kurse sind schnell ausgebucht. Sie können etwa ab der 20. Woche mit dem Geburtsvorbereitungskurs beginnen. Die meisten Hebammen notieren die geplanten Geburtstermine und nehmen Schwangere in einen Kurs, die etwa zur gleichen Zeit entbinden werden. Zu den Kursinhalten gehören:

- Gymnastik
- Beckenbodentraining
- Atemübungen
- Entspannungstechniken
- Theorie über den Geburtsvorgang
- Erklären der körperlichen Veränderungen
- Stillvorbereitung
- Wochenbett

Die Kassen übernehmen die Kosten für 14 Stunden Geburtsvorbereitung. Meistens sind Partnerstunden dabei, in denen die Schwangeren ihre Partner mitbringen können.

◄ Idealerweise begleitet Ihre Hebamme Sie von der Geburtsvorbereitung über die Geburt bis hin zum Wochenbett.

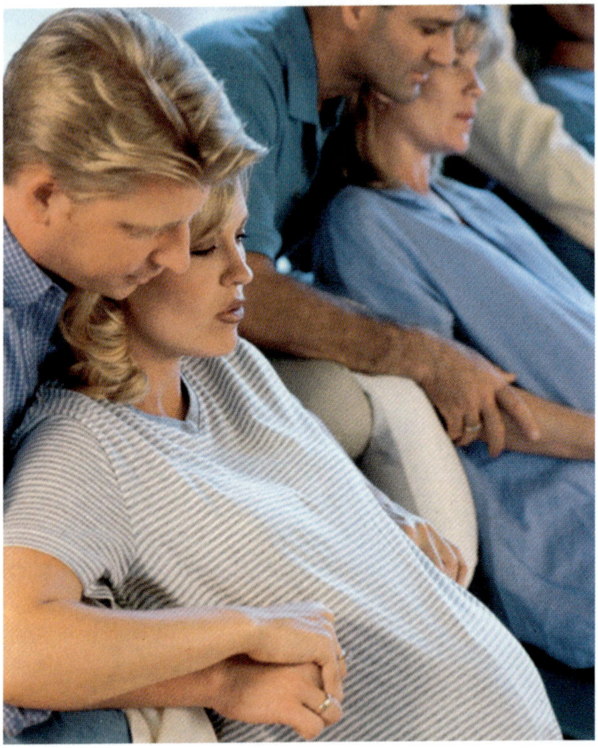

◀ In vielen Geburtsvorbereitungskursen werden Partnerstunden angeboten, in denen gemeinsam Atemtechniken eingeübt werden.

SÄUGLINGSPFLEGEKURS

Die Kosten für Säuglingspflegekurse werden von den Kassen nicht übernommen, lohnen sich aber besonders beim ersten Kind. Meistens bestehen diese Kurse aus einem theoretischen und einem praktischen Teil, in dem die werdenden Eltern mit lebensgroßen Babypuppen üben können. Zu den Kursinhalten gehören:

- Wickeltechniken (Wegwerf- und Stoffwindeln)
- Baden
- allgemeine Säuglingspflege (Haare waschen, Nägel schneiden, Nabelpflege, Baden)
- Halten des Säuglings
- Handhabung von Tragesitz und Tragetüchern
- Tipps für Erstausstattung und Kinderzimmereinrichtung
- Sicherheitshinweise (Schlafumgebung, Autoschale etc.)

DER GEBURTSORT

Früher war es ganz normal, dass Frauen unter der Betreuung einer Hebamme ihre Kinder zu Hause bekamen. Erst in den 1960er-Jahren setzte sich die Geburt im Krankenhaus durch und wurde mehr und mehr zum Standard. Heute entbinden etwa 95 Prozent aller Frauen im Krankenhaus. Eine Hausgeburt und ein Geburtshaus sind Alternativen zur Klinik.

ENTBINDUNG IM KRANKENHAUS

Die Zeiten der gekachelten und sterilen Kreißsäle sind zum Glück vorüber. Heute haben die Krankenhäuser erkannt, dass die Entbindung in einer schönen Atmosphäre viel angenehmer für die Frauen ist und haben sich darauf eingestellt. Hinzu kommt, dass durch den Geburtenrückgang der Konkurrenzdruck der Kliniken gewachsen ist und dass werdende Eltern heute nicht mehr unkritisch ins nächstgelegene Krankenhaus fahren, um zu entbinden. Das alles hat zur Folge, dass die meisten Entbindungsräume ansprechend gestaltet sind, mit farbig gestrichenen Wänden, schönen Möbeln und viel Zubehör. Kreißsäle ähneln eher einem Wohn-

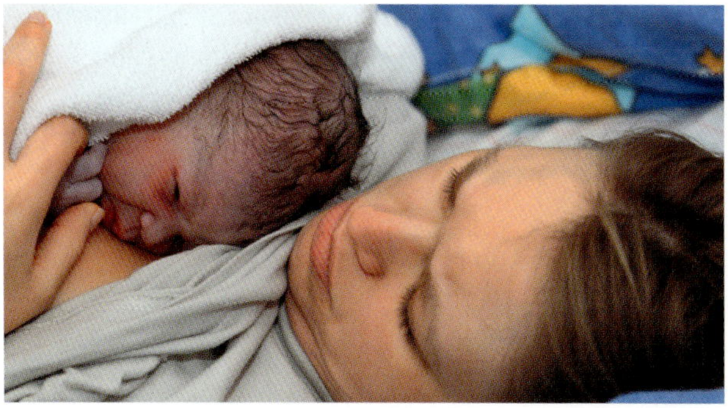

◀ Die meisten jungen Mütter möchten ihr Baby gleich nach der Geburt im Arm halten.

zimmer als einem Krankenhauszimmer. Manche verfügen über eine eigene Gebärbadewanne oder ein großes Bett, in dem Sie zusammen mit Ihrem Partner liegen können. Alle Krankenhäuser bieten Informationsveranstaltungen für werdende Eltern an. Scheuen Sie sich dabei nicht, Fragen zu stellen, und sehen Sie sich die Kreißsäle an.

ROOMING-IN

Erkundigen Sie sich, ob in Ihrem Wunschkrankenhaus das sogenannte Rooming-in üblich ist oder ob die Babys nach der Geburt auf die Säuglingsstation kommen, damit sich die Mütter ausruhen können. Die meisten jungen Mütter möchten trotz der Anstrengung ihr Baby bei sich haben.

STILLFREUNDLICHES KRANKENHAUS

Informieren Sie sich auch darüber, ob es sich um ein stillfreundliches Krankenhaus handelt. Sie sollten den Hebammen und Krankenschwestern dort vertrauen und sich bei allen Fragen rund um das Stillen gut beraten fühlen.

AMBULANTE GEBURT

Im Allgemeinen bleiben Sie nach einer normalen Geburt drei Tage im Krankenhaus. In allen Krankenhäusern sind jedoch auch ambulante Geburten möglich. Das bedeutet, dass Sie nach der Geburt noch einige Stunden zur Beobachtung in der Klinik bleiben und nach Hause fahren können, wenn keine Komplikationen auftreten. Manche Frauen erholen sich lieber in ihren eigenen vier Wänden von den Anstrengungen einer Geburt. Wenn Sie sich für eine ambulante Entbindung entscheiden, sollten Sie sicherstellen, dass Sie in den folgenden Tagen gut versorgt werden und sich um eine Hebamme und evtl. um eine Haushaltshilfe kümmern. Frauen, die bereits ein kleines Kind zu Hause haben, können sich wahrscheinlich im Krankenhaus besser erholen.

HAUSGEBURT

Bei einer Hausgeburt kommt Ihre Hebamme zu Ihnen nach Hause, betreut Sie während der gesamten Geburt und kümmert sich um die Nachsorge. Die Kosten für eine Hausgeburt übernimmt die gesetzliche Krankenkasse. Allerdings müssen Sie das Rufbereitschaftshonorar für die Hebamme meist selbst übernehmen; einige Kassen übernehmen das auch aus Kulanz.

VORTEILE

Früher waren Hausgeburten Standard, heute entbinden nur noch etwa ein bis zwei Prozent aller Frauen zu Hause. Wenn Sie alle Vorsorgeuntersuchungen wahrgenommen haben und keine Komplikationen zu befürchten sind, spricht nichts gegen eine Hausgeburt. Eine Geburt in den eigenen vier Wänden hat den Vorteil, dass Sie sich Ihre Hebamme selbst aussuchen können, in Ihrem vertrauten Umfeld sind und nicht zur Entbindung die Wohnung verlassen müssen. Ihre Hebamme wird mit Ihnen im Vorfeld besprechen, was sie für die Geburt noch benötigt und wie Sie das Zimmer herzurichten haben.

DIE GEBURT ZU HAUSE

Rufen Sie Ihre Hebamme an, sobald die Wehen einsetzen. Bis sie bei Ihnen ist, machen Sie die erlernten Entspannungs- und Atemübungen. Während der Geburt wird die Hebamme die Position des Babys kontrollieren, seine Herztöne abhören, Ihren Blutdruck, Puls und Ihre Temperatur messen. Hebammen können den Geburtsschmerz mit natürlichen Mitteln wie Homöopathie oder Akupunktur lindern. Sie können Ihnen aber auch schmerzlinderndes Lachgas verabreichen oder das synthetische Schmerzmittel Pethidin injizieren, das mit Morphium verwandt ist. Wenn Komplikationen auftreten, wird Ihre Hebamme dafür sorgen, dass Sie sofort ins nächstgelegene Krankenhaus gebracht werden.

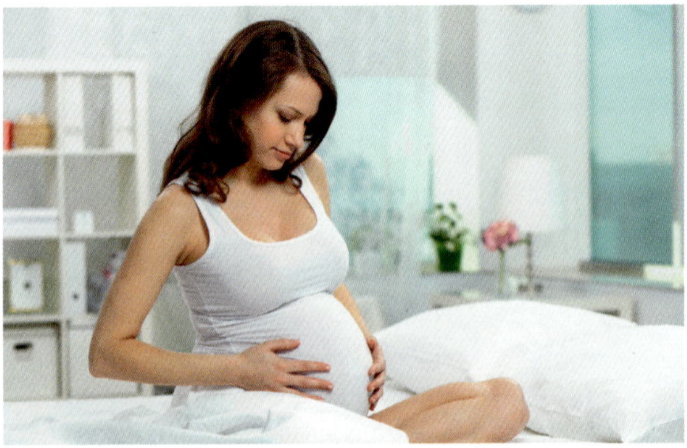

◄ Bei einer Hausgeburt können Sie in Ihrem vertrauten Umfeld bleiben.

GEBURTSHAUS

Seit den 1980er-Jahren gibt es Geburtshäuser in Deutschland, deren Zahl ständig ansteigt. Heute gibt es bundesweit über 50 Geburtshäuser, die alle von Hebammen geführt werden. Ein Geburtshaus ist ein guter Mittelweg zwischen einer Krankenhausgeburt mit medizinischer Sicherheit und einer Hausgeburt, die den Vorteil bietet, dass Schwangere in vertrauter Atmosphäre gebären können.

NATÜRLICHE GEBURT

Geburtshäuser setzen auf eine natürliche Geburt und fördern Frauen, selbstbewusst und selbstbestimmt ihr Baby auf die Welt zu bringen. Die Geburts-

Mit der „eigenen“ Hebamme entbinden

Wenn Sie zu der medizinischen Sicherheit eines Krankenhauses die Hebamme wünschen, die Sie bereits von der Geburtsvorbereitung kennen, können Sie in einigen Kliniken Ihre Geburtshelferin mit in die Klinik nehmen. Das hat den Vorteil, dass Sie unabhängig vom Schichtwechsel durchgängig von einer einzigen Hebamme betreut werden. Diese zusätzliche Geburtsbegleitung wird von den Krankenkassen nicht finanziert. Sie müssen mit mindestens 200 Euro rechnen, die sich aber lohnen können. Untersuchungen haben gezeigt, dass Frauen, die ihre eigene Hebamme mitbrachten, weniger Medikamente brauchten und eine kürzere Geburt hatten. Beleghebammen gibt es in Deutschland nicht flächendeckend – erkundigen Sie sich bei den Kliniken in Ihrer Region.

Namen finden

Eine spannende Frage, die sich jedem werdenden Elternpaar stellt, ist die nach dem richtigen Namen. Soll er eher ausgefallen sein oder allgemein bekannt? Modern oder traditionell? Bedenken sollten Sie bei der Wahl in erster Linie, dass Ihr Kind sein ganzes Leben lang so heißen wird. Sicher möchten Sie, dass es mit dem von Ihnen ausgesuchten Namen glücklich ist. Überlegen Sie sich daher z. B., ob der Vorname mit Ihrem Nachnamen zusammenpasst. Welche Assoziationen werden geweckt? Könnte Ihr Kind wegen des Namens gehänselt werden? Passt der Name auch zu einem Erwachsenen?

Anregungen

Um zunächst einige Ideen zu sammeln, bieten sich diverse Internetplattformen wie z. B. www.vornamenlexikon.de oder www.vorname.com an. Auch zahlreiche Bücher mit den beliebtesten Namen der vergangenen Jahre können eine Hilfestellung sein.

Einschränkungen bei der Wahl des Vornamens

Grundsätzlich dürfen Sie natürlich den Namen für Ihre Tochter oder Ihren Sohn wählen, der Ihnen am besten gefällt.

Rechtlich gilt:

- Ein Vorname muss eindeutig als ein solcher zu erkennen sein. Das bedeutet, dass keine Bezeichnungen gewählt werden dürfen, die ihrem Wesen nach keine Vornamen sind.
- Kosenamen dürfen nicht als Vorname verwendet werden, gängige Kurzformen jedoch schon.
- In der Regel werden auch Namen aus anderen Kulturkreisen zugelassen, allerdings muss in diesem Fall nachgewiesen werden, dass der Vorname dort gebräuchlich ist.
- Das Geschlecht des Kindes muss eindeutig festzustellen sein. Bei Namen, die geschlechtsneutral verwendet werden, müssen Sie einen zweiten Vornamen bestimmen, der das Geschlecht eindeutig erkennen lässt.
- Der Vorname sollte keine negativen Assoziationen mit sich bringen.

räume sind behaglich und wohnlich eingerichtet, und die Ausstattung an den verschiedensten Geburtsgeräten wie Gebärhocker oder -stuhl und großer Gebärwanne etc. ist sehr gut. Die Unterstützung des werdenden Vaters wird ausdrücklich gewünscht und meistens schon in Geburtsvorbereitungskursen gefördert.

HILFE IM NOTFALL

Die Hebammen in den Geburtshäusern arbeiten mit niedergelassenen Gynäkologen, Kliniken und Babynotärzten zusammen, sodass im Notfall ärztliche Hilfe rasch zur Hand ist. Bei schwierigen Geburten werden Ärzte hinzugezogen. Erkundigen Sie sich vorher im Geburtshaus, welche Methoden zur Schmerzbewältigung zur Verfügung stehen. Fragen Sie, ob Ihnen bei Bedarf ein Arzt eine Periduralanästhesie (PDA, siehe Seite 142) verabreichen kann oder ob Sie die Geburt in dem nächstgelegenen Krankenhaus fortsetzen müssen, falls sich während des Gebärens herausstellt, dass Sie eine PDA wünschen.

AMBULANT UND STATIONÄR

Die meisten Geburtshäuser bieten ambulante Geburten an. Das bedeutet, dass die frisch gebackenen Eltern einige Stunden nach der Niederkunft nach Hause fahren dürfen und dort von der Hebamme zur Nachbetreuung besucht werden. Manche Geburtshäuser betreuen die Schwangeren bis zu sechs Tage nach der Geburt stationär.

Die Kosten für die Betreuung während der Geburt übernimmt die gesetzliche Kasse, aber es kommen Betriebskosten in Höhe von etwa 400 Euro auf Sie zu, die nicht von allen Kassen übernommen werden, und evtl. noch weitere Kosten. Fragen Sie deshalb vorher genau nach, was Sie selbst bezahlen müssen.

WASSERGEBURT

Seit den 1990er-Jahren werden in Deutschland in fast allen Kliniken, Geburtshäusern und sogar zu Hause Wassergeburten angeboten. Das ist für die meisten Frauen während der Wehen eine hilfreiche Möglichkeit der Schmerzlinderung und für die Neugeborenen völlig ungefährlich.

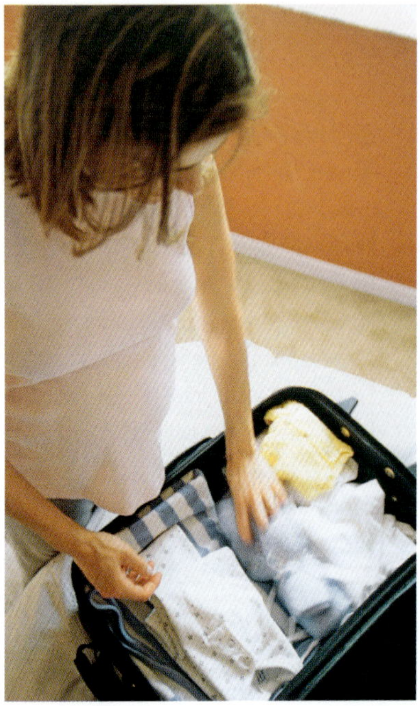

▲ Etwa vier Wochen vor dem errechneten Geburtstermin sollten Sie Ihren Klinikkoffer packen.

DIE KLINIKTASCHE

Etwa vier Wochen vor dem geplanten Geburtstermin sollte Ihr Köfferchen fertig sein. Fangen Sie also rechtzeitig mit den Besorgungen an. Schließlich dauert es, bis alles liebevoll ausgewählt ist. Packen Sie die schönsten Dinge für sich und Ihr Kind in die Tasche und stellen Sie diese an einen sicheren Platz, an dem Sie sie auch in der Aufregung der ersten Wehen garantiert wiederfinden. Wenn Sie sich für eine ambulante Geburt entschieden haben, müssen Sie entsprechend weniger mitnehmen.

FÜR DIE MUTTER

Packen Sie Ihre Lieblingskleidungsstücke in den Koffer, schließlich geht es um ein ganz besonderes Ereignis. Vielleicht kaufen Sie sich extra für die Geburt ein schönes Big-Shirt oder Nachthemd. Vergessen Sie nicht, einen Satz Kleider für die Heimfahrt von der Klinik einzupacken, denn Ihre Schwangerschaftskleidung wird Ihnen dann nicht mehr passen. Ihr Bauchumfang entspricht direkt nach der Geburt etwa dem vierten oder fünften Schwangerschaftsmonat. Nehmen Sie Umstandsmode aus dieser Zeit mit, wenn Sie Ihnen noch gefällt, oder kaufen Sie sich etwas Neues.

Folgende Kleidungsstücke sollten Sie in Ihren Koffer packen:

- Bademantel
- Schlappen
- dicke Socken (auch im Sommer, weil die Geburt kalte Füße machen kann)
- Strümpfe oder Socken für die Zeit nach der Geburt

- ein großes T-Shirt oder ein kurzes Nachthemd für die Geburt
- zwei bis drei große T-Shirts oder Nachthemden und eine bequeme Jogginghose für die Zeit nach der Geburt
- Unterwäsche oder Wegwerfslips
- Kleidung für die Heimfahrt nach der Geburt
- evtl. Jogginganzug
- Still-BHs und Stilleinlagen
- Plastiktüte für Schmutzwäsche

Neben der Kleidung sollten Sie je nach Bedarf noch weitere Dinge einpacken:

- Handtücher
- Naturschwamm und Lippenbalsam zum Befeuchten der Lippen
- Gesichtsspray zum Erfrischen
- Massageöl
- Duftlampe und ätherische Öle
- Lieblings-CDs, z. B. Entspannungs- und Meditationsmusik, MP3-Player
- Buch
- Schwangerschaftstagebuch
- Toilettenartikel
- Haarföhn
- Spiegel
- Haargummi, Haarbürste, Haarspange
- Ohrenstöpsel und Augenmaske für erholsamen Schlaf
- Mutterpass, Personalausweis, Versicherungskarte, Familienstammbuch bzw. Geburtsurkunde
- Schreibzeug
- Fotoapparat, Filme, Videokamera, Akku, Batterien
- wichtige Telefonnummern
- Kleingeld, Telefonkarte, Handy
- Reservetasche für Geschenke

Ergänzen Sie die Liste nach Ihren individuellen Wünschen. Vielleicht möchten Sie Babyfotos von sich und Ihrem Partner mitnehmen, den letzten Brief von Ihrer besten Freundin vor der Geburt oder das Lieblingskuscheltier, das Sie als Kind hatten.

FÜR DAS BABY

Für das Baby brauchen Sie verschiedene Kleidungsstücke, Pflegezubehör etc. In vielen Krankenhäusern ist es üblich, dass Neugeborene für die Zeit des Klinikaufenthalts die Strampelanzüge vom Krankenhaus gestellt bekommen. Erkundigen Sie sich am besten vorher.
Was Sie für das Baby benötigen:

- drei Bodys (Größe 56 oder 62)
- drei Strampelanzüge (Größe 56 oder 62)
- je nach Jahreszeit eine dickere oder dünnere Mütze, Handschuhe, Jacke
- Babydecke
- Babyschale
- Tragetasche oder Tragetuch
- evtl. eine Spieluhr, die Sie während der Schwangerschaft gehört haben

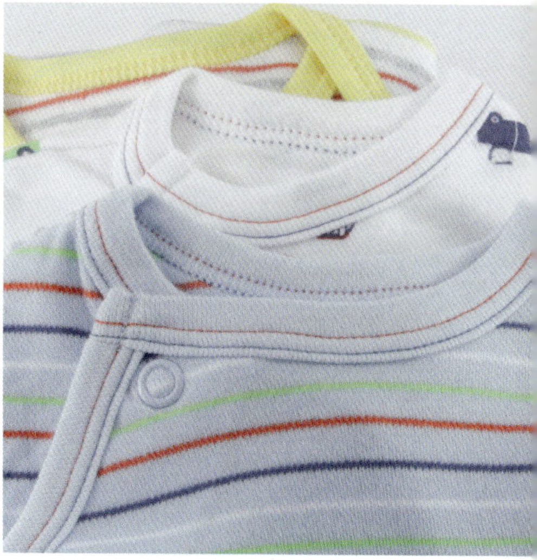

▲ Stellen Sie ein paar Kleidungsstücke für das Baby zusammen.

Snacks für die Geburt
Die meisten Krankenhäuser bieten den Gebärenden Mineralwasser an. Manchmal bekommen die Frauen eine Mahlzeit. Packen Sie sich für alle Fälle genügend Getränke und Snacks (z. B. Müsliriegel, Studentenfutter, Obst) ein, denn auch Ihr Partner wird Hunger bekommen und der Krankenhauskiosk hat nachts um zwei Uhr geschlossen. Besorgen Sie sich Ihre Lieblingssnacks. Während der Geburt ist alles erlaubt, was Ihnen guttut, auch Trüffelpralinen. Wenn Ihnen die Wehen den Appetit nehmen, haben Sie für die Stillzeit eine schöne Leckerei im Haus.

ÄNGSTE VOR DER GEBURT

Ängste während der Schwangerschaft sind ganz normal. Es ist auch nicht ungewöhnlich, dass die Angst größer wird, je näher der geplante Geburtstermin rückt. Fast jede Frau kennt Horrorgeschichten von Geburten. Lassen Sie sich davon nicht verunsichern.

ANGST VOR WEHENSCHMERZEN

Ängste vor der Geburt und den damit verbundenen Wehenschmerzen gehören zur Schwangerschaft dazu. Es ist ungewöhnlich, wenn eine Schwangere keine Ängste hat oder nicht zumindest beim Gedanken an die Geburt und die Wehen zwiespältige Gefühle verspürt. Wer noch kein Kind bekommen hat, kann Wehenschmerzen nicht einordnen und fürchtet sich deshalb möglicherweise davor. Vertrauen Sie sich Ihrer Hebamme an, wenn Sie große Ängste haben oder sprechen Sie mit Ihrem Arzt, damit Sie sich gemeinsam überlegen können, wie Sie der Geburt möglichst entspannt entgegensehen können. Lassen Sie sich alle Möglichkeiten erklären, die es zur Schmerzlinderung gibt.

SCHMERZFREIE GEBURT – EIN MYTHOS

Es ist leider eine Tatsache, dass es eine schmerzfreie Geburt sehr selten gibt. Mit der sogenannten schmerzfreien Geburt meinte beispielsweise der französische Gynäkologe Fernand Lamaze (1891–1957), dass die Gebärenden sich durch Entspannungs- und Atemtechniken nicht immer mehr verkrampfen und so immer tiefer in die Angst-Spannungs-Schmerz-Spirale hineinrutschen, sondern dass sie dadurch lockerer werden. Wenn die

▼ Angst vor den Schmerzen während der Geburt sind völlig normal.

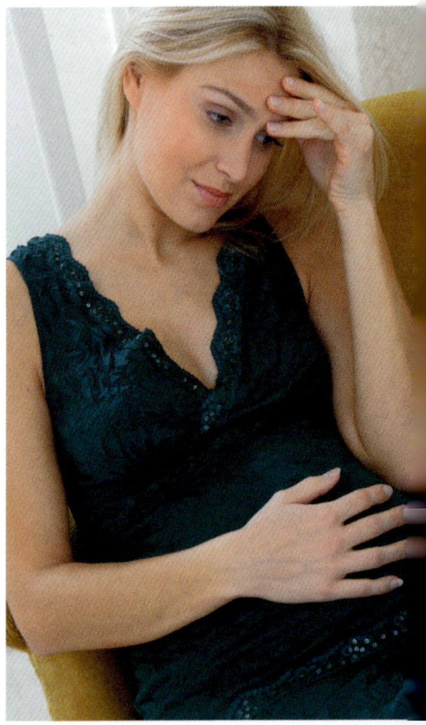

Schwangere durch die speziellen Techniken keine zusätzlichen Ängste aufbaut, wird die Geburt zwar nicht schmerzfrei, aber deutlich schmerzärmer. Eine gute Geburtsvorbereitung, in der Atem- und Entspannungstechniken erlernt und geübt werden, verhindert, dass der Wehenschmerz durch Ängste noch größer wird und sich die Gebärende dann in die Schmerzspirale hineinsteigert.

Wie stark die Wehenschmerzen nun tatsächlich empfunden werden, ist von Frau zu Frau unterschiedlich und abhängig von folgenden Faktoren:

- individuelles Schmerzempfinden
- Erst- oder Mehrgebärende
- Klinik und Personal
- Mithilfe des Partners
- Vorbereitung der Gebärenden

▶ Trösten Sie sich damit, dass alle Schmerzen sofort vergessen sein werden, sobald Sie Ihr Neugeborenes in den Armen halten.

WELLENARTIGE SCHMERZEN

Keine Gebärende wird urplötzlich von Wehenschmerzen überrannt. Die anfänglichen Wehenschmerzen vergleichen viele Frauen mit starken Menstruationsschmerzen. Natürlich steigert sich die Intensität bis zur Geburt, aber meist so langsam, dass Sie mitgehen und sich auf

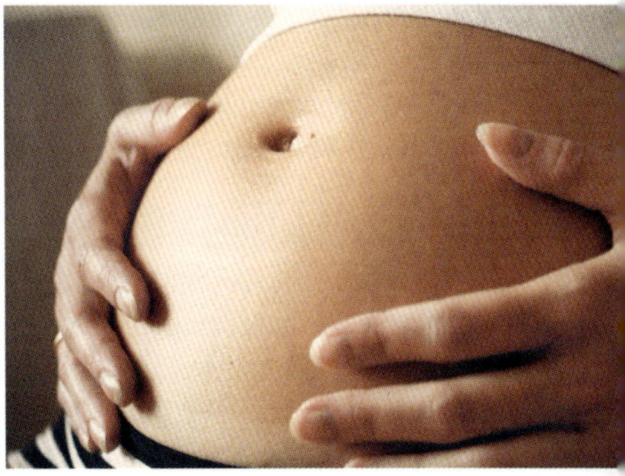

Schmerzmittel nur für Versagerinnen?

Manche Frauen nehmen sich fest vor, sich außer natürlichen Methoden zur Schmerzlinderung keine anderen Mittel verabreichen zu lassen. Das kann sich während der Wehen anders anfühlen. Keine Frau kann vorher wissen, wie sie sich während der Geburt fühlt und welche Bedürfnisse sie nach Schmerzlinderung hat. Die Niederkunft ist der falsche Zeitpunkt, um eine Heldin zu spielen. Machen Sie sich von der Meinung frei, dass bei einer Geburt in keinem Fall Schmerzmittel notwendig sind, weil es sich um einen natürlichen Vorgang handelt. Sie können die Fortschritte der modernen Medizin nutzen und sich das geben lassen, wonach Ihnen ist. Die meisten Mittel schaden Ihrem Baby nicht. Lassen Sie sich auf keinen Fall einreden, dass Sie eine Versagerin sind, wenn Sie unter Ihren Wehen nach einer PDA rufen, selbst wenn Sie dies vorher nicht geplant hatten. Wer Schmerzen hat, hat Angst und kommt schnell in die Spirale aus Angst und Schmerz, die alles schlimmer macht. Wenn die Schmerzen gelindert sind, geht auch die Angst, und dann können die meisten Frauen die Geburt auch viel entspannter erleben. Bleiben Sie während der gesamten Geburt für alles offen, was Ihnen Arzt und Hebamme an Möglichkeiten und Methoden anbieten, und lassen Sie sich von Ihrem Partner dabei unterstützen.

▶ Wehen verlaufen in Wellen, sie fangen leicht an, werden stärker und flauen wieder ab.

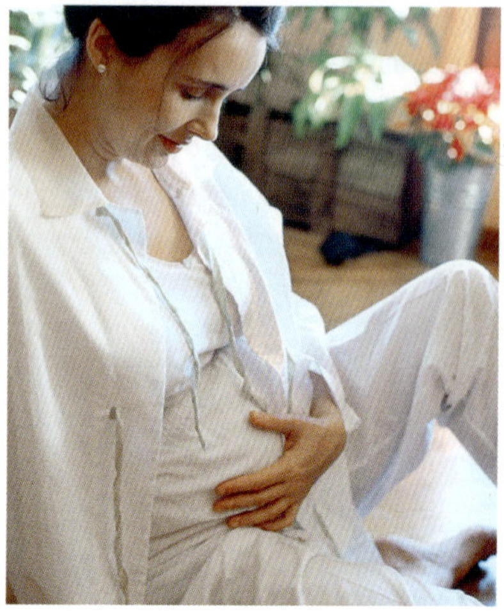

die neuen Schmerzen einstellen können. Wehen kommen wie Wellen, laufen langsam an, steigern sich zum Höhepunkt und ebben wieder ab. Zwischen den einzelnen Wehen haben Sie je nach Geburtsfortschritt größere oder kleinere Pausen, die völlig schmerzfrei sind und in denen Sie sich erholen können. Trösten Sie sich damit, dass der Wehenschmerz zeitlich begrenzt ist und dass alle Schmerzen vergessen sind, wenn Ihr Kleines auf der Welt ist. Denken Sie daran, dass jede einzelne Wehe Sie ein Stückchen näher zu Ihrem Kind bringt. Körpereigene Hormone, die Opiaten ähneln, sorgen für Schmerzlinderung.

GEFÜHL DES AUSGELIEFERTSEINS

Zu der Angst vor den Schmerzen kommt hinzu, dass sich viele Gebärende den Ärzten und Hebammen im Krankenhaus mehr oder weniger ausgeliefert und von diesen abhängig fühlen. Wenn Sie eine Klinik nach Ihren Wünschen ausgesucht haben, in der es Ihnen gut geht, werden Sie sich aber sicher weniger hilflos fühlen. Nehmen Sie im Bedarfsfall Ihre eigene Hebamme mit und lassen Sie sich auf alle Fälle von Ihrem Partner oder einer anderen nahestehenden Person begleiten, die Ihnen in Ihrer schweren Stunde beisteht.

KONTROLLVERLUST

Versuchen Sie sich auch von Ängsten freizumachen, Sie könnten sich während der Geburt daneben benehmen, mit den Hebammen oder Ärzten schimpfen oder Ihren Partner anschreien. In der Extremsituation, in der Sie sich während der Geburt befinden, wird Ihnen das niemand übel nehmen. Vor allem das Klinikpersonal ist meistens erfahren und nicht so schnell aus der Ruhe zu bringen. Manche Frauen haben Angst, dass ihnen während der Geburt unkontrolliert Harn oder Stuhl abgeht. Viele Schwangere haben keinen Appetit mehr, wenn die Wehen eingesetzt haben, und sowieso einen leeren Darm. Andere bekommen zu Beginn der Wehen Durchfall und entleeren ihren Dickdarm dadurch. Routinemäßige Einläufe sind nicht mehr üblich, aber wenn Sie sich mit einem Einlauf besser fühlen, können Sie vor der Geburt darum bitten. Bedenken Sie aber, dass Sie während der Geburt andere Sorgen haben, als sich um abgegangenen Stuhl zu kümmern, und dass das Klinikpersonal damit keine Probleme haben wird. Dasselbe gilt für den ungewollten Abgang von Harn während der Geburt.

ANGST VOR DEM KAISERSCHNITT

Wenn sich z. B. die Plazenta vorzeitig löst, eine Frau mit Drillingen oder Vierlingen schwanger ist oder wenn der kindliche Kopf zu groß ist, um das mütterliche Becken zu passieren, ist ein Kaiserschnitt unumgänglich. Eine rückenmarksnahe Betäubung, wie die PDA oder Spinalanästhesie, ermöglicht es Ihnen, die Geburt bei vollem Bewusstsein und ohne jegliche Schmerzen zu erleben. Manchen Frauen ist dabei der Gedanke unangenehm, dass an ihrem Bauch „herumgeschnitten“ wird, während sie bei Bewusstsein sind, und sie fürchten sich vor Schmerzen, weil sie Angst haben, dass die PDA nicht richtig wirkt. Lassen Sie sich von dem Anästhesisten die PDA genau erklären. Je besser Sie Bescheid wissen, umso weniger Angst werden Sie haben. Vertrauen Sie den erfahrenen Ärzten. Sie werden während des Kaiserschnitts keine Schmerzen spüren. Wenn ein Kaiserschnitt gemacht werden muss, Sie aber zu große Angst vor der PDA haben, können Sie unter Vollnarkose entbinden. Das ist zwar belastender für den Körper und gefährlicher, aber gegebenfalls eine Alternative. Mehr zum Thema Kaiserschnitt lesen Sie ab Seite 151.

ANGST VOR EINER SAUGGLOCKEN- ODER ZANGENGEBURT

In manchen Fällen müssen die Babys mit einer Zange oder Saugglocke aus dem Geburtskanal gezogen werden. Der Gedanke daran macht Ihnen möglicherweise Angst. Halten Sie sich vor Augen, dass Ärzte in der Regel gute Gründe haben, wenn sie zu diesen Hilfsmitteln greifen. Manchmal geht es dem Baby sehr schlecht und es muss deshalb sofort geholt werden, in anderen Fällen ist die Mutter zu erschöpft und die Geburt geht nicht mehr voran. Ernsthafte Verletzungen mit der Zange oder Saugglocke sind selten. Manche Kinder haben nach einer Geburt mit Zange oder Glocke Blutergüsse vom Ansetzen des Instruments. Diese Hämatome gehen nach wenigen Tagen zurück. Der Kopf wird bei Geburten, die mit Zange oder Saugglocke unterstützt wurden, ebenfalls leichter verformt als bei Spontangeburten. Manchmal haben die Babys regelrechte Beulen. Die sehen zwar nicht schön aus, sind jedoch harmlos. Der Grund für die Verformungen liegt in den Schädelknochen, die beim Neugeborenen so weich sind, damit es den Geburtskanal passieren kann. Durch die Hilfsinstrumente verformt sich der Kopf noch leichter. Die Verformungen bilden sich ebenfalls vollständig zurück und sind kein Grund zur Besorgnis. Weitere Einzelheiten über Zangen- und Saugglockengeburten erfahren Sie ab Seite 148.

ANGST VOR BEHINDERUNG, FEHL- ODER TOTGEBURT

Die Angst, dass mit dem Baby etwas nicht stimmt, ist unter Schwangeren weitverbreitet. In der Schwangerschaft sind Frauen durch die Hormone besonders sensibel. Hinzu kommen „Horrorgeschichten“, die im Bekanntenkreis die Runde machen. Auch die Medien, die immer wieder ausführlich über kranke und behinderte Neugeborene berichten, tragen ihren Teil dazu bei, dass die Ängste geschürt werden. Die Sorgen sind dabei vielfältig. Die Angst, dass das Baby im Mutterleib stirbt, ist eine davon. Manche Frauen reagieren schon nahezu panisch, wenn sie zwei Stunden lang keine Kindsbewegungen spüren. Andere haben Angst vor einer Totgeburt, Angst, dass das Kind mit schweren Missbildungen und Behinderungen auf die

▼ Fast jede Schwangere hat zumindest zeitweise Angst, dass mit dem Kind etwas nicht in Ordnung ist. Die Ängste sind normal, sollten aber nicht alltagsbeherrschend sein.

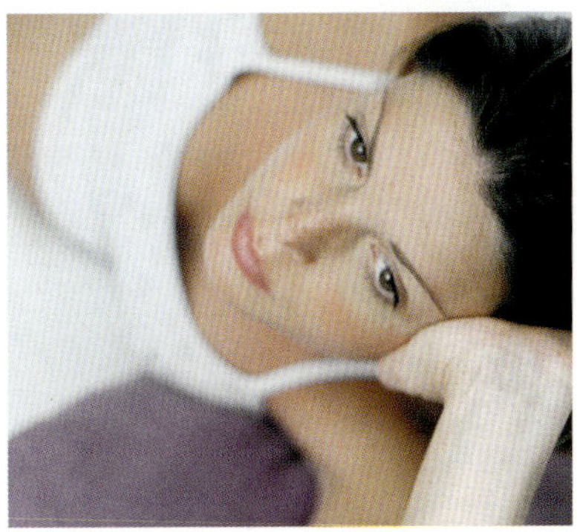

Väter als Geburtshelfer

Das Baby ist auf der Welt und Sie können es nicht in Empfang nehmen, weil Sie nach dem Kaiserschnitt noch etwas Zeit brauchen? Übergeben Sie die verantwortungsvolle Rolle dem zukünftigen Vater. Er kann sich das nackte Baby auf seinen Bauch legen und beruhigend auf das Neugeborene einreden und es streicheln. Es wird sich wohlfühlen, denn die Stimme des Vaters kennt es gut aus der Schwangerschaft. Später kann der junge Vater beim Baden, Wickeln und Anziehen helfen und danach gemeinsam mit dem Kind die Mutter im Krankenzimmer besuchen.

Welt kommt, die vorgeburtlich nicht erkennbar waren, oder Angst, dass dem Baby während der Geburt etwas zustößt. Es gibt kaum eine Schwangere, die nicht irgendwann fürchtet, dass mit ihrem Baby etwas nicht stimmt. Die Ängste gehören zur Schwangerschaft dazu. Leider hören sie nicht plötzlich auf, wenn Sie nach der Geburt Ihr gesundes Kind in den Händen halten. Danach kommt die Angst vor dem plötzlichen Kindstod, später kommen Ängste vor Unfällen oder Krankheiten dazu. Die Ängste lassen also nicht nach, wenn das Kind älter wird, aber die Eltern können immer besser damit umgehen.

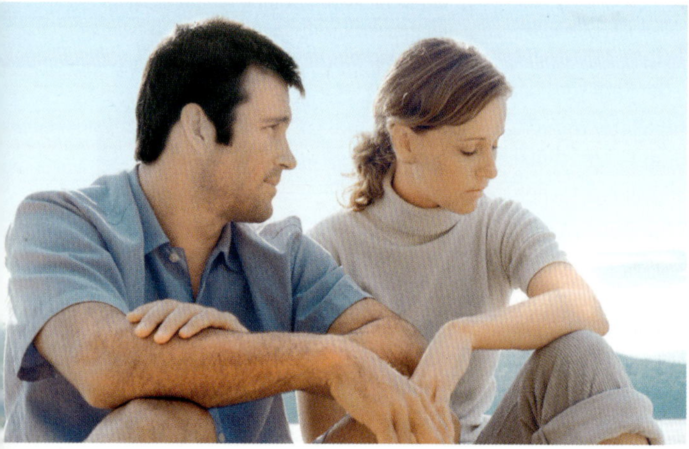

Folgende Tipps können Ihnen dabei helfen, auf Sorgen und Ängste gelassener zu reagieren:

- Verdrängen Sie Ihre Gefühle nicht, sondern schreiben Sie sie auf und reden Sie mit anderen darüber.
- Niemand versteht die Ängste von Schwangeren so gut wie andere Schwangere oder junge Mütter. Bauen Sie sich ein Netzwerk auf.
- Machen Sie sich bewusst, dass Risiken zum Leben dazugehören und dass das Leben im wahrsten Sinne des Wortes lebensgefährlich ist.
- Wenn Sie regelmäßig die Vorsorgeuntersuchungen wahrgenommen haben, ist die Wahrscheinlichkeit groß, dass eine eventuelle Behinderung rechtzeitig erkannt wurde.
- Wenn die Ängste Sie überkommen, versuchen Sie, Ihre Gedanken zu stoppen, und machen Sie etwas Sinnvolles, das Sie Ihrem Kind näherbringt, z. B. die Babykleider waschen und einräumen, das Kinderzimmer herrichten, ein Mobile für das Baby basteln, ein Schmusetier stricken und mit Zauberwolle füllen oder Zwiesprache mit Ihrem Kind halten.
- Und nicht zuletzt: Schauen Sie sich die Statistiken an. Die Wahrscheinlichkeit, dass Ihr Kind behindert ist oder bei der Geburt stirbt, ist sehr gering.

◀ Sie sind nicht allein mit Ihren Ängsten. Alle Eltern machen sich Sorgen um ihre Kinder. Tauschen Sie sich am besten mit anderen Müttern und Vätern aus.

Erstausstattung

Sicherlich haben Sie sich im Lauf der letzten Monate darüber Gedanken gemacht, was Sie für die erste Zeit mit Ihrem Baby brauchen. Für die Tage im Krankenhaus reicht die auf Seite 114 ff. zusammengestellte Liste. Eine Auswahl der Dinge, die Sie daneben noch benötigen, finden Sie hier:

Kleidung	Essen	Pflege	Kinderzimmer	Unterwegs
Bodys	Stillkissen	Windeln	Wickelkommode	Kinderwagen
Strampler	Still-BH	Windeleimer	Wickelauflage	Kissen zum Zudecken
Schlafanzüge	Milchpumpe	Babyöl	Babyfon	Kissenbezüge
Höschen	Fläschchen	Wundcreme	Babybett	Kinderautositz
Pullis	Flaschenwärmer	Badewanne	Laken	Tragetuch
T-Shirts		Kapuzenbadetücher	Moltontücher	
Söckchen		Wärmflasche	wasserdichte Unterlagen	
Jacke		Fieberthermometer		
Mützchen				
Spucktücher				

▼ Die Auswahl der Erstausstattung steigert die Vorfreude.

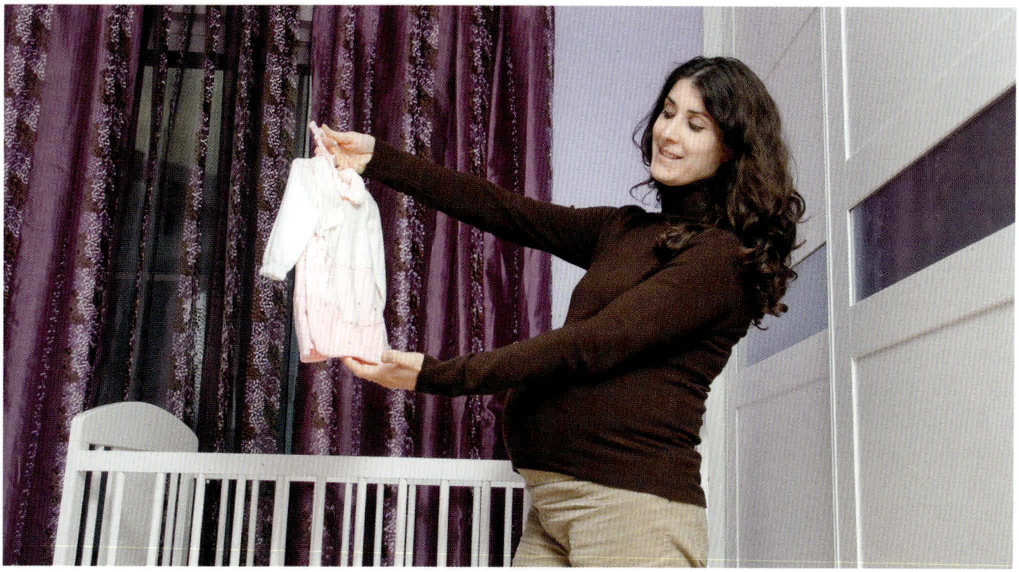

DIE GEBURT – JETZT GEHT'S LOS!

Woran erkenne ich die Wehen? Wann ist der richtige Zeitpunkt, ins Krankenhaus zu fahren? Wie verhalte ich mich als Partner richtig? Welche Geburtsstellungen gibt es? Dieses Kapitel beantwortet die vielen wichtigen Fragen rund um die Geburt.

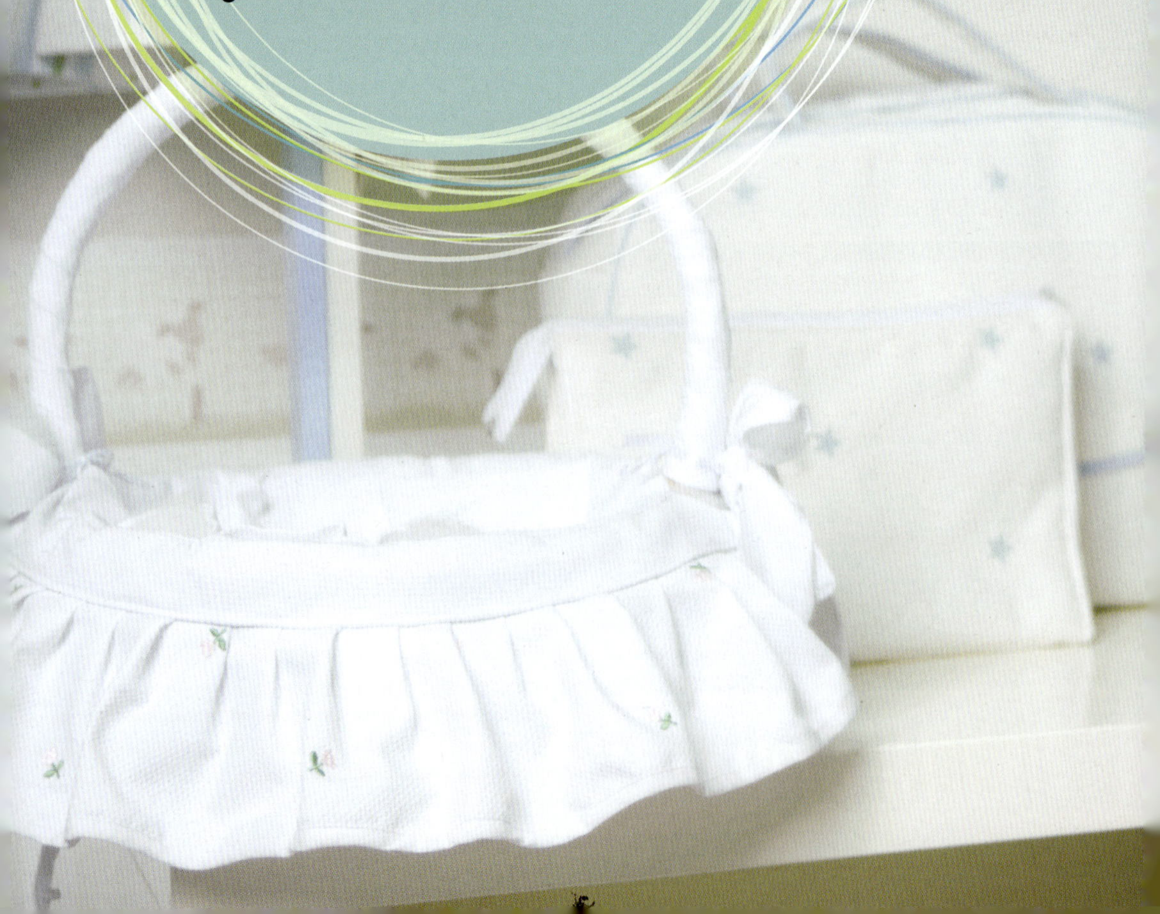

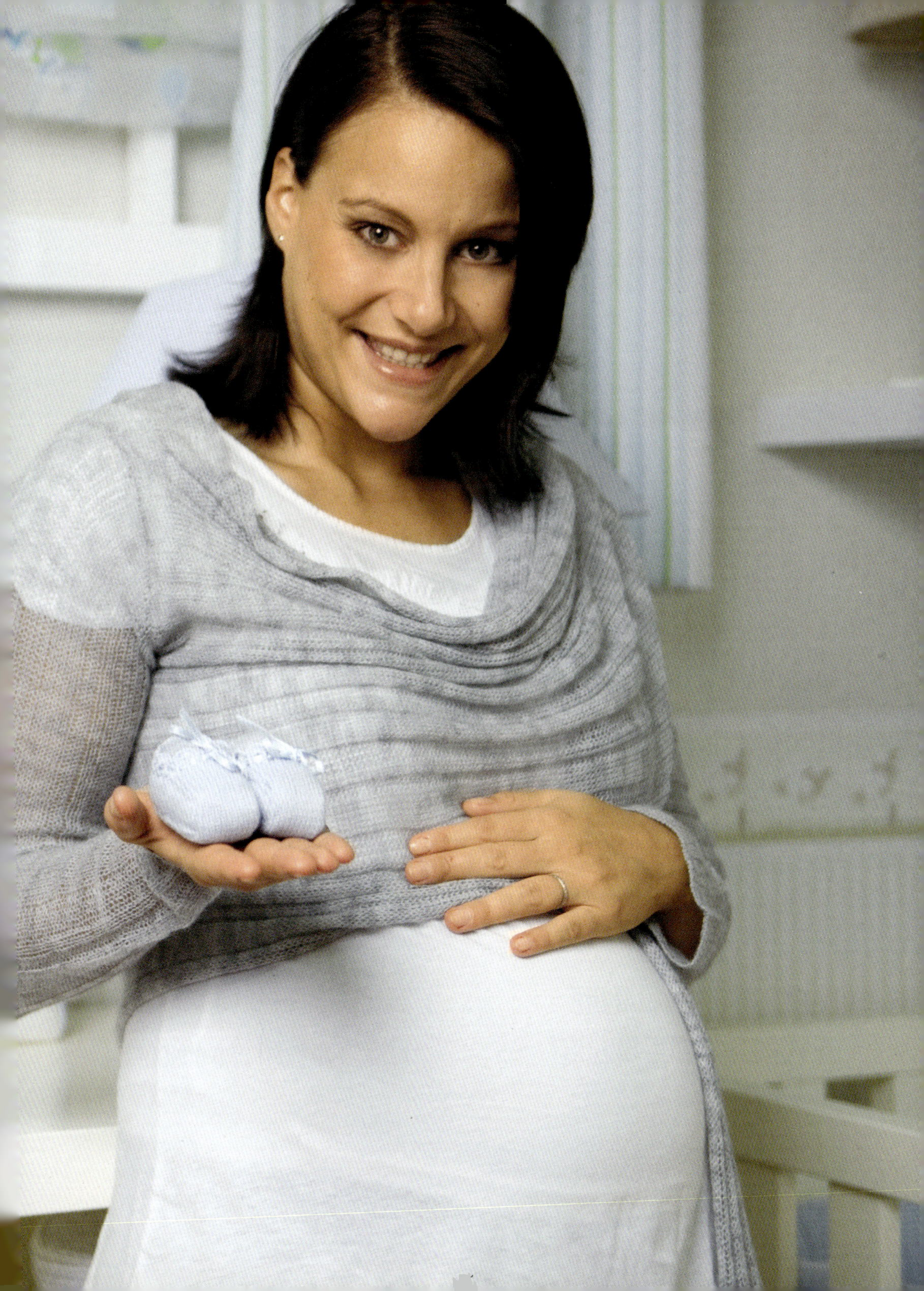

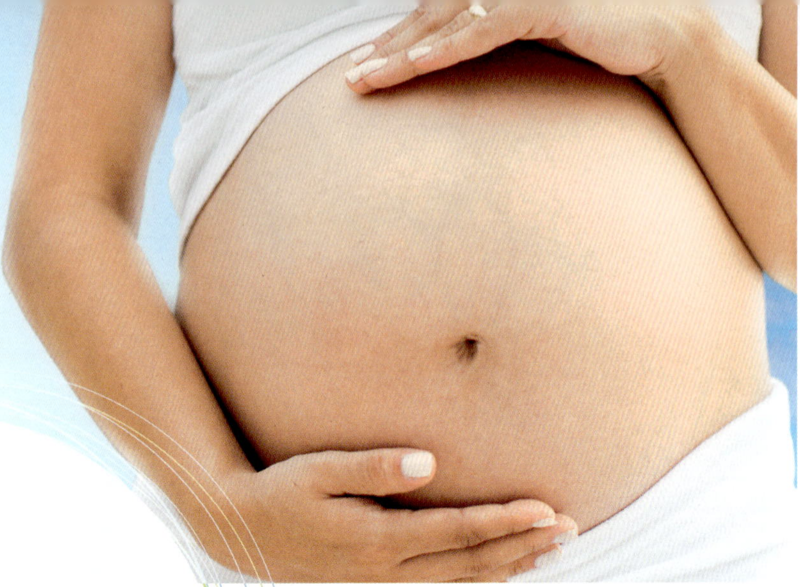

▲ Nun beginnt das Wunder der Geburt. Freuen Sie sich auf Ihr Leben mit Baby!

DIE WEHEN BEGINNEN

Mit den ersten Wehen nimmt das Wunder der Geburt seinen Gang. Jetzt heißt es: Nerven bewahren. Es ist noch genügend Zeit, um den Klinikkoffer ein letztes Mal zu kontrollieren und in aller Ruhe zum Krankenhaus zu fahren. Freuen Sie sich auf Ihr neues Leben zu dritt. Nicht jede Geburt fängt mit Wehen und Schmerzen an und ist gleich als solche erkennbar. Meistens deuten verschiedene Symptome auf die nahende Geburt hin, die aber nicht zeitgleich auftreten müssen. Mehrgebärende wissen aufgrund ihrer Erfahrung normalerweise früher als Erstgebärende, wann körperliche und emotionale Zeichen auf die bevorstehende Niederkunft hindeuten.

ERSTE ZEICHEN FÜR DIE BEVORSTEHENDE GEBURT

BLUTUNGEN

Leichte Blutungen sind meistens ein eindeutiges Zeichen, dass die Geburt nicht mehr lange auf sich warten lässt. Der Schleimpfropf, der den Gebärmutterhals verschlossen hat, löst sich zusammen mit Blut ab. Man sagt auch, dass das Kind „zeichnet". Nach der Blutung öffnet sich der Muttermund langsam. Eine Blutungsmenge von einem Teelöffel ist völlig normal, deshalb besteht kein Grund zur Panik. Bei starken Blutungen sollten Sie Ihren Arzt oder die Hebamme anrufen. Die Blutung tritt vor dem Platzen der Fruchtblase auf. Wie lange es jetzt noch bis zur Geburt dauert, ist unterschiedlich. Manchmal sind noch einige Tage Zeit. Bei starken Blutungen sollten Sie Ihren Arzt oder die Hebamme anrufen bzw. gleich in die Klinik fahren.

ÜBELKEIT UND DURCHFALL

Neben Blutungen kann Übelkeit die bevorstehende Geburt ankündigen. Manchen Frauen ist so schlecht, dass sie sich erbrechen müssen. Andere fangen möglicherweise an zu zittern. Wenn Durchfall zusammen mit anderen Symptomen auftritt, kann dies ebenfalls auf die baldige Geburt hindeuten. Meistens entleert sich der Darm vor der Geburt noch einmal auf natürliche Weise, damit dann nichts mehr im Weg ist.

Mitunter verwechseln Frauen ihre beginnenden Wehen mit Blähungen und überlegen sich, welche Nahrungsmittel möglicherweise die Blähungen auslösten. Vor allem für Erstgebärende sind erste Wehen und Blähungen manchmal kaum voneinander zu unterscheiden. Wenn die „Blähungen" in regelmäßigen Abständen auftreten, handelt es sich wahrscheinlich um Eröffnungswehen.

▼ Die kurz vor der Geburt auftretenden Rückenschmerzen sind meistens dumpf und lassen auch nicht nach.

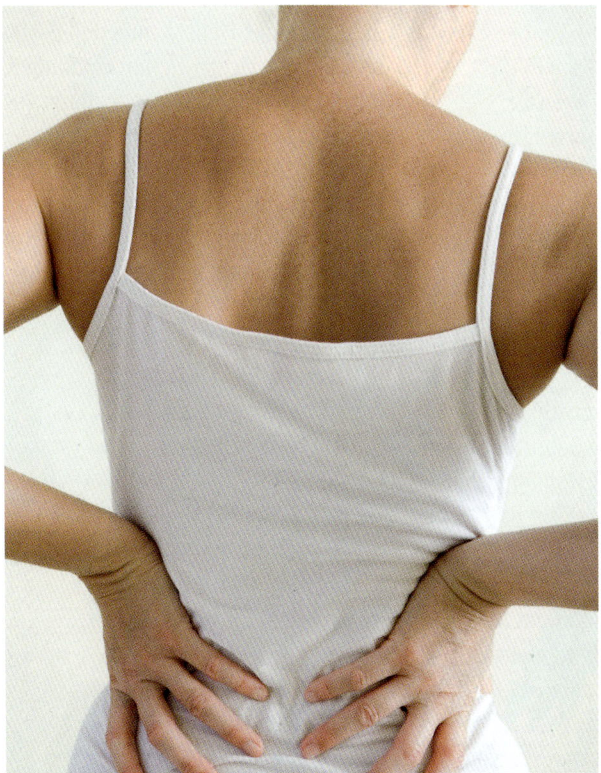

RÜCKENSCHMERZEN

Rückenschmerzen können Frauen durch die ganze Schwangerschaft begleiten, und auch hier ist es nicht einfach, zu unterscheiden, ob es sich dabei nur um schwangerschaftsbegleitende Rückenschmerzen handelt. Die kurz vor der Geburt auftretenden Schmerzen sind meistens dumpf und lassen weder durch Positionswechsel noch durch Massage nach. Wenn Sie zugleich weitere Symptome haben, wird es Zeit, sich auf das Krankenhaus vorzubereiten oder die Hebamme anzurufen.

UNRUHE

Häufig zeigen Frauen kurz vor der Geburt nicht nur körperliche, sondern auch psychische Veränderungen. Viele sind von einer inneren Unruhe getrieben und gehen rastlos im Haus umher, ohne sagen zu können, warum. Manche Frauen räumen die Wohnung auf, kontrollieren den Klinikkoffer, richten das Kinderzimmer her oder legen Babywäsche zusammen. Achten Sie auf weitere Anzeichen und gehen Sie, falls Sie weitere Symptome bemerken, auf jeden Fall ins Krankenhaus.

Mögliche Symptome für den Geburtsbeginn

- leichte Blutungen
- Übelkeit
- Durchfall
- Rückenschmerzen
- Unruhe

DIE ERSTE WEHE

Mit der ersten Wehe begeben Sie sich in ein neues Stadium Ihrer Schwangerschaft. Es ist zweifelsohne das spannendste, denn mit den Wehen kündigt sich die nahende Geburt an. Jetzt gibt es kein Zurück mehr.

Aber Panik ist fehl am Platz: Sie sind gut vorbereitet, Sie haben Ihren Koffer gepackt und die Erstausstattung für Ihr Baby besorgt. Von Ihrem Neugeborenen trennen Sie nur noch wenige Stunden, die allerdings harte Arbeit für Sie bedeuten. Wenn die Wehen immer länger, stärker und häufiger auftreten und auch nach einem Stellungswechsel bleiben und Sie gleichzeitig das Gefühl haben, Ihren Darm entleeren zu müssen, können Sie den Abstand Ihrer Wehen messen.

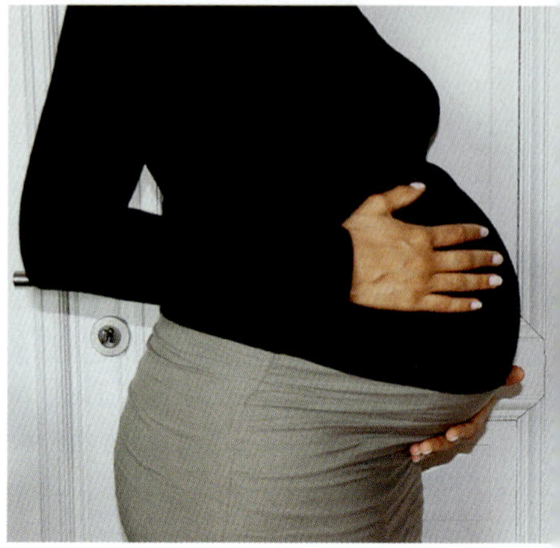

▲ Zum Zeitpunkt der Geburt befindet sich gut ein Dreiviertelliter Flüssigkeit in der Fruchtblase.

Wehen messen

Messen Sie Ihre Wehen eine Stunde lang von Beginn der einen Wehe bis zum Anfang der nächsten. Wenn die Wehen in dieser Zeit schneller, länger und stärker werden, handelt es sich mit großer Wahrscheinlichkeit um Eröffnungs- und nicht um Vorwehen.

BLASENSPRUNG

Ein Blasensprung kann vor, zeitgleich mit oder nach den Wehen auftreten. Er ist ein sicheres Zeichen, dass die Geburt in absehbarer Zeit beginnt. Bei einem Blasensprung öffnet sich die Fruchtblase, die das Baby schützend umhüllte. Je nach Lage des Kindes und Größe des Risses ergießt sich das Fruchtwasser in einem oder mehreren Schwallen oder auch nur tröpfchenweise. Manchmal verschließen die Babys mit ihrem Kopf das Loch in der Fruchtblase, was dazu führt, dass weniger Fruchtwasser austritt. Nach einem Blasensprung sollte das Kind innerhalb der nächsten 24 Stunden auf die Welt kommen. Manchmal muss die Geburt aber eingeleitet werden, wenn es nicht vorangeht, denn ohne das Fruchtwasser fehlt dem Baby die schützende Hülle. Keime und Bakterien können leichter zu ihm vordringen. Rufen Sie Ihre Hebamme oder Ihren Arzt an bzw. fahren Sie ins Krankenhaus, wenn die Fruchtblase geplatzt ist. Für die normalen Vorbereitungen bis zum Verlassen des Hauses haben Sie aber noch Zeit. In der Klinik wird man Sie untersuchen und an den Kardiotokografen (CTG) anschließen.

Blasensprung

Halten Sie sich für den Fall, dass die Blase springt, die dicken Binden bereit, die Sie sich für den Wochenfluss besorgt haben. Vermutlich werden Sie nach einem Blasensprung mehrere Binden benötigen und evtl. auch die Kleidung öfter wechseln müssen.

WANN IST DER RICHTIGE ZEITPUNKT FÜR DAS KRANKENHAUS?

Nach dem Einsetzen der Wehen ist noch genügend Zeit, um das Nötigste zu Hause zu erledigen und in aller Ruhe in die Klinik zu fahren. Es besteht kein Anlass zu übertriebener Hektik. Als Faustregel gilt, dass Sie ins Krankenhaus fahren sollten, wenn die Wehen in etwa fünf- bis zehnminütigen Abständen kommen. Bitte betrachten Sie das nur als Orientierungshilfe. Wann Sie letztendlich losfahren, ist Ihre eigene Entscheidung. Vor allem Erstgebärende fühlen sich oft verunsichert, wenn sie merken, dass die Geburt unmittelbar bevorsteht. Dann können Sie natürlich schon früher gehen. Aber berücksichtigen Sie, dass manche Krankenhäuser Schwangere wieder nach Hause schicken, wenn die Hebammen der Meinung sind, dass es noch zu früh ist. Sorgen Sie in diesem Fall dafür, dass Sie zu Hause von Ihrem Partner oder Ihrer Mutter betreut werden. Mehrgebärende kennen die Abläufe bereits von vorigen Geburten und sind meistens gelassener. Bedenken Sie aber, dass die Geburt bei ihnen normalerweise viel schneller vorangeht.

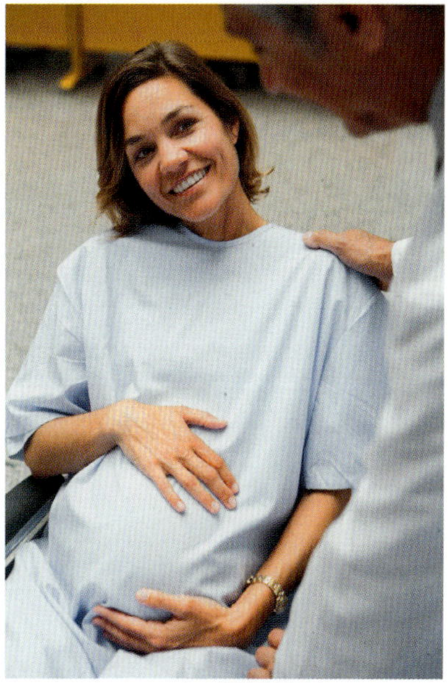

▲ Wenn Sie vorher im Krankenhaus angerufen haben, kann das Personal sich besser auf Ihre Ankunft einstellen.

Sturzgeburten, bei denen das Kind im Taxi auf die Welt kommt, sind sehr selten. Machen Sie sich also keine Sorgen, dass Ihr Mann und der Taxifahrer evtl. als Geburtshelfer einspringen müssen. Im Krankenhaus kümmert sich eine Hebamme um Sie. Sie schaut sich Ihren Mutterpass an, erkundigt sich nach dem Verlauf der Wehen, nach Ihrem Stuhlgang und fragt, ob Sie Fruchtwasser verloren haben. Sie ertastet die Position und Lage des Babys und hört seine Herztöne ab. Sie misst Ihren Blutdruck, den Puls und die Temperatur. Auch der Urin

Was sagt die Farbe des Fruchtwassers aus?

- Klar bis leicht gelblich und geruchlos: So ist normales Fruchtwasser beschaffen.
- Gelblich: Riechen Sie daran. Möglicherweise ist Ihnen unwillkürlich etwas Harn abgegangen.
- Dunkelgrün: Eine dunkelgrüne Tönung des Fruchtwassers kann darauf hindeuten, dass sich Mekonium, also der erste Stuhl des Neugeborenen, der Haare, tote Zellen, Galle und Darmabschilferungen enthält, im Fruchtwasser befindet. Mekonium wird normalerweise nach der Geburt abgesondert. Eine dunkelgrüne Färbung kann bedeuten, dass sich das Kind in einer Notlage befindet. Begeben Sie sich ins Krankenhaus.
- Hellrot: Ist das Fruchtwasser mit hellrotem Blut vermischt, sollten Sie unverzüglich in die Klinik fahren.

wird kontrolliert. Bei der vaginalen Untersuchung schaut die Hebamme, wie weit sich der Muttermund geöffnet hat. Je nach Stadium der Geburt schließt die Hebamme Sie an das CTG an. Aber keine Angst, Sie bleiben nicht bis zur Geburt mit dem Gerät verbunden. Viele Kliniken haben mobile CTGs, die Ihnen sogar einen Spaziergang ermöglichen. Nach den Untersuchungen können Sie duschen oder baden und sich in Ihr Entbindungszimmer begeben. Auch dort müssen Sie nicht bis zur Geburt ausharren, wenn Ihnen nach Bewegung zumute ist. Viele Kliniken haben schöne Parks mit Bänken, in denen sich Frauen zu Beginn der Wehen aufhalten können.

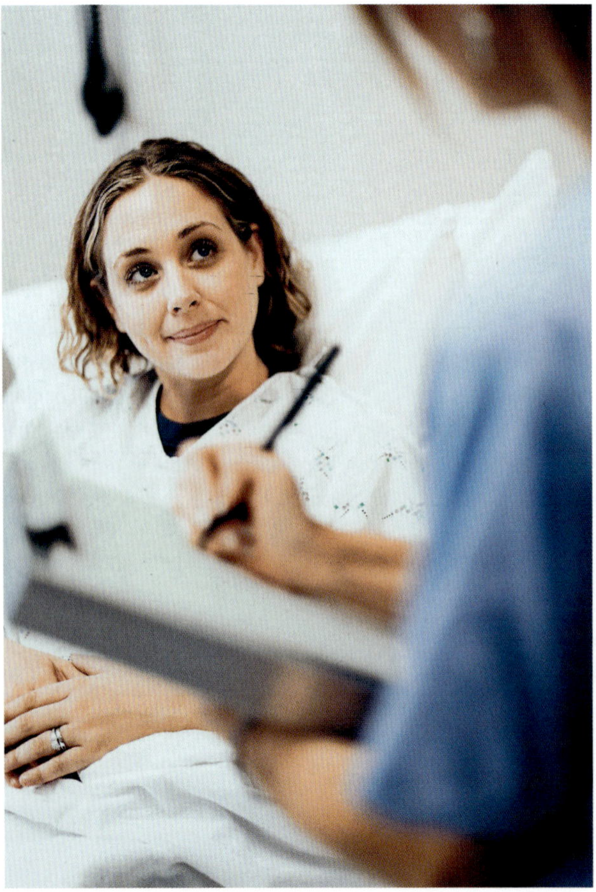

▲ Im Krankenhaus kümmert sich eine Hebamme um Sie.

WIE KÖNNEN WEHEN GEFÖRDERT WERDEN?

Viele Frauen werden unruhig, wenn das Kind bereits seit ein paar Tagen über dem errechneten Geburtstermin ist und die Wehen auf sich warten lassen. Das ist in der Regel unbegründet. Es gibt aber ein Risiko dafür, dass die Plazenta, die gegen Ende der Schwangerschaft altert, nach der 41. vollendeten Schwangerschaftswoche (also mehr als sieben bis zehn Tage nach dem Stichtag) möglicherweise weniger funktionsfähig ist. Doch meistens setzen die Wehen rechtzeitig ein, und das Kind kann auf natürlichem Weg zur Welt kommen.

HAUSMITTEL

Wenn Sie schon ungeduldig auf die ersten Anzeichen der Geburt warten, aber nicht möchten, dass die Geburt mit Medikamenten eingeleitet wird, können Sie auch auf folgende Hausmittel zurückgreifen:

- Gehen Sie spazieren.
- Steigen Sie Treppen.
- Haben Sie Geschlechtsverkehr mit Ihrem Partner.
- Lassen Sie sich von Ihrem Partner intensiv die Brustwarzen stimulieren.
- Nehmen Sie ein Bad.
- Lassen Sie sich von Ihrer Hebamme akupunktieren.

Die genannten Methoden wirken allerdings nur, wenn die Geburt ohnehin kurz bevorsteht.

Sturzgeburt und überstürzte Geburten

Eine Sturzgeburt bedeutet, dass das Kind praktisch aus dem Geburtskanal „hinausstürzt". Diese sind extrem selten. Sie kommen vor allem bei Erstgebärenden vor, die die Anzeichen der Wehen falsch deuten. Bei Sturzgeburten kann es zu Verletzungen kommen.

Eine überstürzte Geburt ist eine Geburt, die außergewöhnlich schnell verläuft. Im Gegensatz zu Sturzgeburten ereignen sich überstürzte Geburten hauptsächlich bei Mehrgebärenden. Die Wehen sind meistens sehr stark und die Weichteile der Frauen nachgiebig.
Bei Sturzgeburten sind die Vorwehen wenig schmerzhaft und erfolgen in großen Abständen. Deshalb werden sie von den Schwangeren nicht als Wehen wahrgenommen. Wenn die Presswehen einsetzen, sind die Schwangeren überrascht. Das Kind kommt dann meistens innerhalb kurzer Zeit auf die Welt.

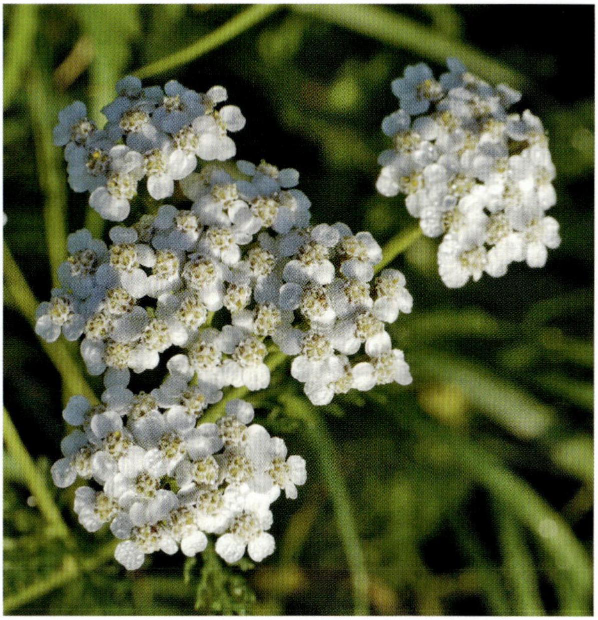

Tees, Kräuter und Gewürze, die Wehen auslösen und fördern können, sind:

- Basilikum
- Brombeerblättertee
- Curry
- Frauenmanteltee
- Himbeerblättertee
- Ingwer
- Kreuzkümmel
- Nelken
- Salbei
- Schafgarbe
- Wacholderbeeren
- Wermutkraut
- Yogi-Tee
- Zimt

REZEPTE

Wehentees und Wehencocktails können aufgrund ihrer Zusammensetzung die Wehen auslösen, wenn der Geburtstermin überfällig ist. Sicherheitshalber sollten Sie die entsprechenden Cocktails und Tees deshalb erst ab der 40. Schwangerschaftswoche trinken. Die Wehentees basieren auf Gewürzbasis und sind alkoholfrei, die Wehencocktails enthalten Rizinus, eine Pflanze, die abführend und wehenfördernd wirkt. Rizinusöl ist sehr wirksam und hat damit auch das Risiko für Nebenwirkungen: zu heftige Wehen, die Mutter und Kind stark belasten. Lassen Sie sich von Ihrer Hebamme beraten, wie viel Sie davon einnehmen sollten.

◄ Schafgarbe gehört zu den Zutaten eines Wehencocktails. Nehmen Sie diese nicht ohne Absprache mit Ihrer Hebamme oder ärztlichen Rat ein.

Wehentee „1001 Nacht": 1 Stange Zimt und 1 Stück frische Ingwerwurzel mit 10 Nelken in eine Teekanne geben. Mit 1 l kochendem Wasser aufgießen und 1 EL Verbene (Eisenkraut, aus der Apotheke) hinzufügen. 5 Minuten zugedeckt ziehen lassen, nach Bedarf süßen und über den Tag verteilt in kleinen Schlucken lauwarm trinken.

Wehentee „Kräuterwiese": Jeweils 20 g Himbeer- und Brombeerblätter, Eisenkraut, Frauenmantel, Kreuzkümmel, Schafgarbe und Wermutkraut in einer Dose mischen. 4 EL Tee mit 1 l kochendem Wasser übergießen und 5 Minuten zugedeckt ziehen lassen. Nach Bedarf süßen und über den Tag verteilt in kleinen Schlucken lauwarm trinken.

Wehencocktail „Mandel-Aprikose": ¼ l Aprikosensaft, 2 EL Mandelmus (Reformhaus), 2 EL Rizinus (Apotheke) und 2 Tropfen Eisenkrautöl (Apotheke) in einem Cocktailshaker mischen. Mit kaltem Sekt auf 500 ml auffüllen und innerhalb von 30 Minuten in kleinen Schlucken genießen.

Wehencocktail „Sahne-Pfirsich": In einem Cocktailshaker 50 ml Rizinus, 200 ml Sahne, 1 rohes Ei und 20 ml Schnaps mischen. Den Cocktail mit Pfirsich-Bananen-Saft auf 600 ml auffüllen. Ein Drittel davon trinken und eine Stunde ins Bett gehen, das nächste Drittel genießen und eine Stunde in die Badewanne legen, das letzte Drittel trinken und eine Stunde spazieren gehen.

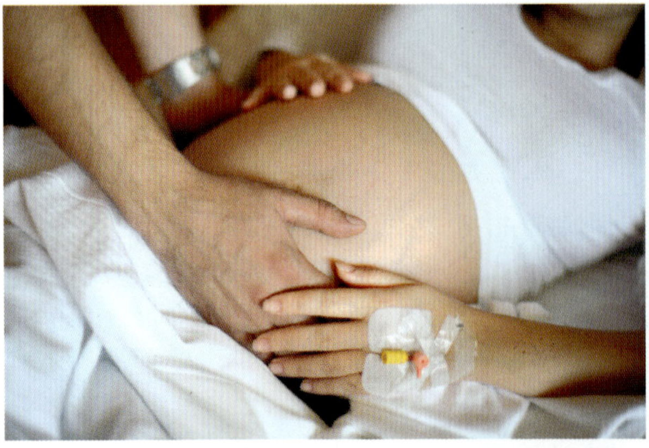

▲ Die Rolle des Geburtsbegleiters ist herausfordernd, aber gleichzeitig sehr schön. Kaum ein anderes Erlebnis fördert eine Partnerschaft so sehr wie eine gemeinsame Geburt.

GEMEINSAM IM KREISSSAAL

Früher mussten sie sich vor der Entbindungsstation von ihren schwangeren Frauen verabschieden, heute sind sie nicht nur erwünscht, sondern auch gefordert: Männer, die ihre Partnerin bei der Geburt aktiv unterstützen.

DIE ROLLE DES GEBURTSPARTNERS

Die meisten Frauen möchten sich während der intensiven Zeit ihrer Geburt nicht auf das Klinikpersonal allein verlassen, sondern nehmen ihren Partner mit zur Entbindung. Die Rolle des Geburtspartners sollte niemand unterschätzen, handelt es sich doch um eine verantwortungsvolle und mitunter belastende Aufgabe. Der Geburtspartner stellt in erster Linie eine emotionale und körperliche Hilfe für die Gebärende dar. Er soll die Frau ermutigen und ihr beistehen. Er gibt Tipps und empfiehlt ihr z. B. einen Positionswechsel, wenn die Gebärende erschöpft oder müde wirkt. Er unterstützt seine Partnerin liebevoll und ist in den gesamten Geburtsvorgang fest einbezogen. Das Herausfordernde an der Rolle des Geburtshelfers ist, dass er seine Partnerin vorbehaltlos unterstützen soll, auch wenn er ihre Reaktionen

▶ Die Unterstützung bei der Geburt ist eine große Chance für den werdenden Vater, sein Kind vom ersten Atemzug an zu begleiten.

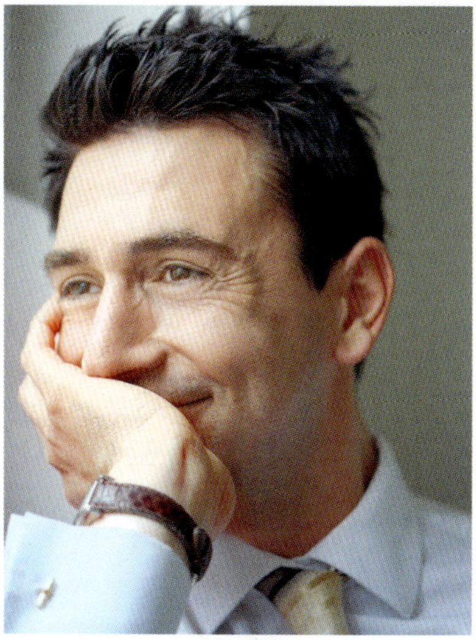

nicht versteht oder ungewöhnlich findet. Zudem muss er mit ansehen, wie sich der Mensch, den er am meisten liebt, mit starken Schmerzen auseinandersetzt und erlebt möglicherweise das Gefühl der Hilflosigkeit und des Ausgeliefertseins. Bei allem, was passiert, sollte er seine eigene Angst nicht zeigen, sondern ruhig bleiben und seine eigenen Bedürfnisse zurückstellen, denn während der Geburt geht es nur um Mutter und Kind. Er muss sensibel und flexibel auf die Bedürfnisse seiner Partnerin eingehen und sich der verantwortungsvollen Aufgabe, zwischen ihr und dem Krankenhauspersonal zu vermitteln, bewusst sein. Er sollte gut über die Abläufe der Geburt und die Wünsche seiner Partnerin informiert sein.

RATSCHLÄGE FÜR WERDENDE VÄTER

Nicht nur die gemeinsame Erfahrung sollte für den Vater ein guter Grund sein, seine Partnerin bei der Geburt zu unterstützen, er sollte sich auch bewusst machen, dass es eine große Chance ist, das Kind vom ersten Atemzug an zu begleiten und so die Weichen für eine gute Beziehung möglichst früh zu stellen.

VOR DER GEBURT

- Bieten Sie Ihrer Partnerin vor der Geburt an, ihr etwas vorzulesen oder ein Spiel mit ihr zu machen.
- Empfehlen Sie ihr ein warmes, entspannendes Bad. Helfen Sie ihr anschließend aus der Wanne, damit sie nicht ausrutscht.
- Bieten Sie Ihrer Partnerin Getränke und energiereiche Nahrung, wie z. B. Müsliriegel, an.
- Tauschen Sie sich vor der Geburt mit anderen Männern über ihre Erfahrungen oder Sorgen aus.

IM KREISSSAAL

- Sorgen Sie dafür, dass sich Ihre Partnerin wohlfühlt: Tupfen Sie – falls sie das möchte – ihre Stirn mit einem feuchten Tuch ab, massieren Sie ihren Rücken, bieten Sie ihr etwas zum Trinken an, legen Sie eine Entspannungs-CD ein und bereiten Sie Duftöl vor.
- Fragen Sie Ihre Partnerin regelmäßig nach ihren Wünschen.
- Seien Sie nicht böse, wenn sie Ihre Tipps ablehnt.
- Äußern Sie keine Kritik.
- Bleiben Sie positiv und optimistisch.
- Haben Sie keine Erwartungen an Ihre Partnerin.

WÄHREND DER WEHEN

- Halten Sie Ihre Partnerin, loben und ermutigen Sie sie.
- Atmen Sie gemeinsam mit ihr, wie Sie es bei der Geburtsvorbereitung gelernt haben.
- Erinnern Sie Ihre Partnerin daran, sich in den Wehenpausen auszuruhen.
- Sehen Sie Ihrer Partnerin nach, wenn Sie sie zwischen den Wehen herumkommandiert oder anschreit.

WÄHREND DER ÜBERGANGSPHASE

- Beruhigen Sie Ihre Partnerin und reden Sie leise auf sie ein.
- Respektieren Sie, dass Ihre Partnerin in dieser Phase hauptsächlich mit sich selbst beschäftigt ist.
- Halten Sie ihr, wenn sie möchte, die Hand, aber respektieren Sie auch, wenn Ihre Partnerin in der Übergangsphase überhaupt nicht berührt werden möchte.
- Halten Sie ihre Beine, wenn sie zittert.
- Reichen Sie ihr eine Brechschale, wenn sie sich übergeben muss, und helfen Sie ihr danach unbedingt, den Mund auszuspülen, da Atemtechniken mit schlechtem Geschmack im Mund nahezu unmöglich sind.

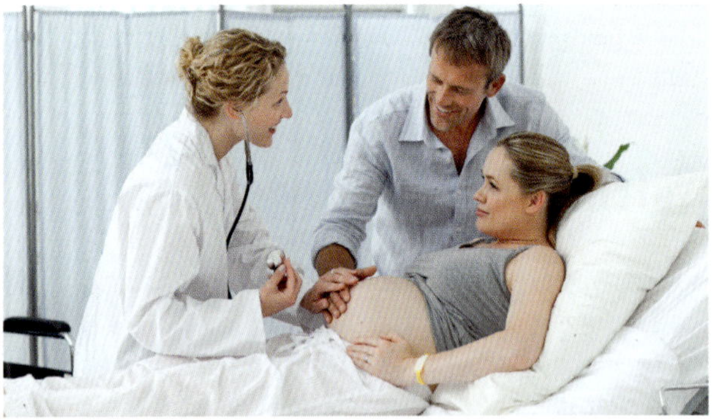

▲ Der werdende Vater sollte so gut wie möglich über Atemtechniken, Ihre Wünsche und den Geburtsablauf informiert sein.

WÄHREND DER PRESSWEHEN

- Sagen Sie ihr, wenn Sie das Köpfchen des Babys sehen können, und halten Sie einen Spiegel vor ihre Beine, damit auch sie es sehen kann.
- Filmen oder fotografieren Sie nicht in dem Augenblick, in dem das Kind auf die Welt kommt. Nachher ist noch genügend Zeit zum Fotografieren.

NACH DER GEBURT

Durchtrennen Sie nach Anweisung der Hebamme die Nabelschnur und helfen Sie, das Baby auf den Bauch der Mutter zu legen.

ALLGEMEINE HINWEISE

- Essen Sie zwischendurch etwas.
- Verlassen Sie den Kreißsaal ohne schlechtes Gewissen für eine Pause, wenn Ihnen danach ist, und gehen Sie beispielsweise im Krankenhauspark spazieren.
- Verlassen Sie sofort das Gebärzimmer, wenn Sie vom Krankenhauspersonal dazu aufgefordert werden. Wahrscheinlich handelt es sich um einen medizinischen Notfall. Bleiben Sie aber in der Nähe des Kreißsaals.
- Vermitteln Sie zwischen Ihrer Partnerin und dem Krankenhauspersonal.

DIE FREUNDIN ALS UNTERSTÜTZUNG

Es gibt immer wieder Männer, die vorgeben, kein Blut sehen zu können, und aus Angst, im Kreißsaal umzukippen, lieber zu Hause bleiben. Fast jeder kennt die Geschichte eines entfernten Bekannten, der während der Geburt ohnmächtig wurde und die ganze Geburt aufgehalten hat, weil sich die Ärzte zunächst um ihn kümmern mussten. Solche Erzählungen sind meistens Ammenmärchen. Ein Mann, der bei der Geburt bewusstlos wird, ist selten, selbst wenn ihm im Alltag schon bei einer blutenden Fingerwunde oder beim Blutabnehmen in der Arztpraxis schlecht wird. Eine Geburt ist nicht nur für die Frau, sondern auch für den Mann ein Ausnahmezustand, und allein deshalb wird er instinktiv seiner

▶ Sollte Ihr Partner nicht bei der Geburt dabei sein, nehmen Sie eine enge Freundin oder Ihre Mutter mit.

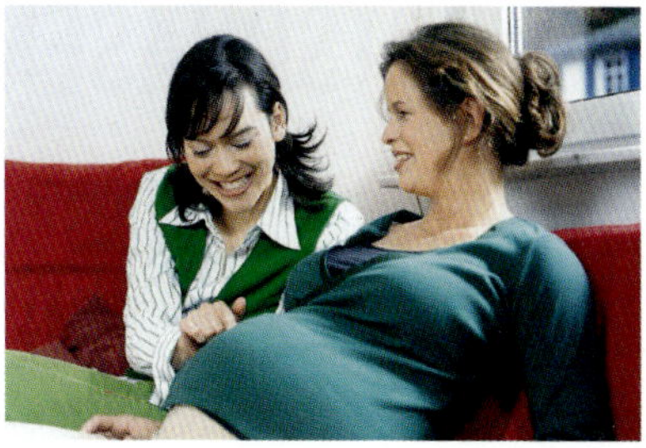

Partnerin zur Seite stehen und nicht kollabieren. In dieselbe Kategorie fällt die Geschichte, dass Männer angeblich nie wieder mit ihrer Partnerin schlafen können, wenn sie bei der Geburt dabei waren. Das stimmt nicht, denn sexuelle Gedanken sind bei einer Geburt die Ausnahme. Wer jedoch erlebt hat, wie gut seine Partnerin die Anstrengungen einer Geburt meisterte, wird sie nachher noch begehrenswerter finden.
Schwieriger ist für manche Männer dagegen die Tatsache, dass sie während der Niederkunft wenig Möglichkeiten haben, die Geburt zu kontrollieren oder der Partnerin zu helfen.

Wenn Ihr Partner den Wunsch äußert, bei der Geburt nicht dabei sein zu wollen, sollten Sie ihn nicht dazu zwingen. Seien Sie verständnisvoll und akzeptieren Sie seine Absage. Die Entscheidung Ihres Partners hat sicher nichts mit mangelnder Liebe zu tun. Es ist wahrscheinlicher, dass Ihr Partner Angst hat, etwas an der starken Liebe zwischen Ihnen zu zerstören, wenn er Sie bei der Geburt begleitet. Umgekehrt sollten werdende Väter es akzeptieren, wenn die Schwangere sie nicht bei der Geburt dabeihaben möchte. Auch sie wird ihre guten Gründe für diese Entscheidung haben, die sicher nichts mit fehlender Liebe zu tun haben.

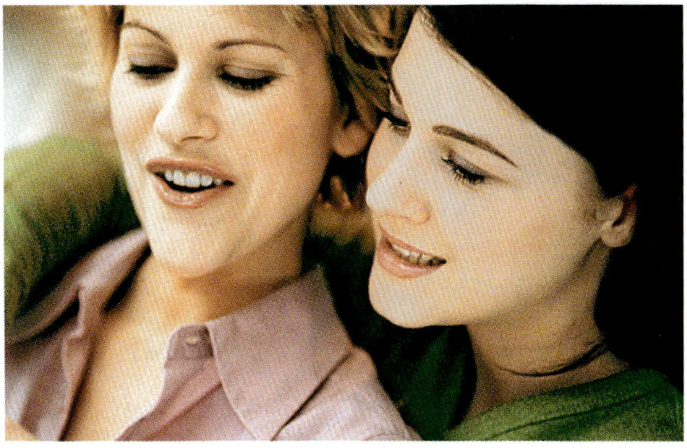

▲ Weisen Sie Ihre Geburtsbegleitung in ähnlicher Form ein, wie Sie Ihren Partner einweisen würden.

Wenn feststeht, dass Ihr Partner Sie nicht zur Geburt begleiten wird bzw. wenn Sie keinen festen Partner haben, sollten Sie sich nach einer anderen Begleitung umsehen. Sicher sind Sie im Zweifelsfall stark genug, die Geburt ohne persönliche Unterstützung durchzuziehen. Aber denken Sie daran, dass Sie durch den Schichtwechsel von unterschiedlichen Hebammen betreut werden und dass nicht gewährleistet werden kann, dass während der ganzen Geburt jemand für Sie da ist. Überlegen Sie sich deshalb, wer Sie anstelle Ihres Partners begleiten könnte. Vielleicht haben Sie eine enge Freundin, der Sie die Rolle der Geburtsbegleiterin zutrauen? Eine gute Bekannte, die selbst schon Kinder hat? Oder nehmen Sie lieber Ihre Mutter mit? In vielen Regionen Deutschlands gibt es auch „Doulas", die speziell für die Begleitung von Frauen zur Geburt ausgebildet sind. Diese Dienstleistung muss privat gezahlt werden. Auf wen auch immer Ihre Wahl fällt: Weisen Sie Ihre Begleitung in ähnlicher Form ein, wie Sie Ihren Partner einweisen würden. Am besten, Sie nehmen Ihre Freundin, Bekannte oder Mutter zu den Partnerabenden der Geburtsvorbereitung mit, damit sie die Atemtechniken erlernen kann.

GEBURTSPHASEN

Eine Geburt besteht aus mehreren Phasen. In der ersten beginnen die Wehen, und die Frau bereitet sich körperlich und psychisch auf die Niederkunft vor, die kurz bevorsteht. In der schwierigen Übergangsphase stoßen viele Frauen mit ihren Kräften und ihrer Geduld an ihre Grenzen, doch die Austreibungsphase folgt kurz danach und meistens wird das Kind dann auch bald geboren. Wenn das Baby schon auf dem Bauch der Mutter liegt, folgt schließlich die Nachgeburtsphase, und der weiche Mutterkuchen kommt heraus.

LATENZPHASE

Die Latenzphase bezeichnet den Zeitraum, in dem die Wehen noch unregelmäßig sind und sich das Gewebe auf die Geburt vorbereitet. Der Gebärmutterhals wird seitlich verdrängt („verstreicht") und wird weich, der Muttermund öffnet sich leicht. Wenn bald die Eröffnungswehen einsetzen, kann sich der Muttermund gut öffnen und das Kind im Becken nach unten rutschen. Die Latenzphase kann zwischen weniger als einer und 48 Stunden dauern.

Energiezufuhr

Gebären verbraucht etliche Kalorien. Lassen Sie sich von Ihrem Partner Traubenzuckerdragees oder Säfte reichen.

ERÖFFNUNGSPHASE

Die Eröffnungsphase beginnt mit den ersten Wehen. Sie endet, wenn der Muttermund zehn Zentimeter geöffnet ist und der Kopf des Kindes in das mütterliche Becken drückt. Wenn Sie im Krankenhaus angekommen sind, werden Sie an den Kardiotokografen (CTG) angeschlossen, damit die Wehentätigkeit und der kindliche Herzschlag überprüft werden können. Während der acht- bis 14-stündigen Eröffnungsphase zieht sich die Gebärmuttermuskulatur zusammen und lockert sich wieder. Die ersten Wehen erinnern an starke Menstruationsschmerzen, doch im Lauf dieser Phase werden die Wehen länger, die Pausen dazwischen kürzer. Hinzu kommt, dass sich die Schmerzspitze der Wehen zu einem Plateau ausdehnt, das immer länger wird. Gegen Ende der Eröffnungsphase kommen alle zwei bis vier Minuten Wehen, die etwa eine Minute andauern. Der ursprünglich harte, dicke und zähe Muttermund wird im Laufe der Eröffnungsphase weich und dünn. Mindestens alle vier Stunden erfolgt eine Tastuntersuchung, in der die Hebamme prüft, wie weit er geöffnet ist.

Kardiotokograf

Der Kardiotokograf (CTG) oder Herztonwehenschreiber überwacht die Herzfrequenz des ungeborenen Kindes in Abhängigkeit von den Wehen. Herztonabfälle, die eine Folge von Sauerstoffmangel sind, können mit dem CTG rasch erkannt werden. Die modernen Geräte können zusätzlich zu den Wehen und dem Herzschlag des Babys die Kindsbewegungen aufzeichnen.

ÜBERGANGSPHASE

Die Übergangsphase ist der Zeitraum zwischen der Eröffnungs- und Austreibungsphase, bei welcher der Muttermund vollständig geöffnet wird. Sie ist die anstrengendste und schmerzhafteste Zeit während der Geburt. Manche Frau ist in dieser Phase kurz davor, das Handtuch zu werfen und möchte mit der Geburt nichts mehr zu tun haben. Wenn eine Wehe die nächste jagt, rufen viele Frauen, die vorher keine Medikamente wünschten, nach schmerzstillenden Mitteln. Für eine PDA, die erst nach 30 Minuten ihre Wirkung entfaltet, ist es in dieser Phase jedoch meistens zu spät. Viele Frauen sind aufgeregt und unruhig. Zittern, Schüttelfrost und Übelkeit sind keine Seltenheit. Manchen Frauen ist so schlecht, dass sie sich übergeben müssen. Sträuben Sie sich nicht gegen auftretende Übelkeit während der Geburt. Wenn sie sich übergeben haben, geht es den meisten Frauen besser. Trösten Sie sich damit, dass Sie die längste Geburtsphase, die Eröffnungsperiode, bereits hinter sich haben und dass bald die Austreibungsphase folgt, in der Sie aktiv mitarbeiten können. Verlieren Sie nicht den Mut, wenn Sie glauben, es nicht mehr aushalten zu können, denn die nächste Phase der Geburt steht unmittelbar bevor.

AUSTREIBUNGSPHASE

Die Austreibungsphase ist die spannendste Phase während der Geburt. Sie dauert im Durchschnitt ein bis zwei Stunden. Während dieser Periode öffnet sich der Muttermund so weit, dass der Kopf des Babys durchpasst und mit sogenannten Presswehen herausgedrückt werden kann. Auch die Austreibungsphase

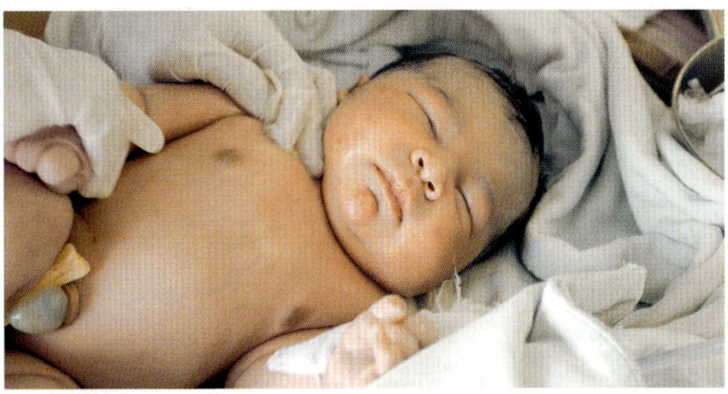

▲ Nicht nur für die Gebärende, auch für das Kind ist die Geburt Schwerstarbeit.

ist schmerzhaft, doch fühlen sich die meisten Frauen jetzt, wo ihre aktive Mitarbeit gefragt ist, besser. Das Mitschieben, das in dieser Phase erfolgt, machen Gebärende instinktiv. Automatisch holen sie tief Luft und sorgen somit dafür, dass sich das Zwerchfell senkt und Druck auf die Gebärmutter ausgeübt wird. Eine aufrechte Position ist für die Austreibungsphase besser geeignet als die Rückenlage. In der Hockestellung, auf allen Vieren oder mit den Knien gegen den Partner gedrückt hilft die Schwerkraft, das Baby auf die Welt zu bringen. Mit jeder Presswehe schiebt sich der Kopf des Kindes weiter in Richtung Scheidenöffnung. Möglicherweise rutscht er zwischen zwei Wehen wieder ein kleines Stück zurück. Unmittelbar vor der Geburt schwellen After und Damm an. Ein unangenehmes Stechen und Brennen zeigt, dass die Geburt kurz bevorsteht. Wenn die Ärzte befürchten, dass das Gewebe reißt, machen sie jetzt evtl. einen Dammschnitt. Präventive Dammschnitte werden aber immer seltener vorgenommen. Viele Hebammen wenden spezielle Grifftechniken an, um zu verhindern, dass der Damm einreißt. Zudem werden Frauen kurz vor Durchtritt des Kopfs gebeten, nicht mehr zu stark zu pressen, um zu verhindern, dass durch ruckartiges Pressen der Damm verletzt wird. Während der Geburtsphase dreht sich das Kind mehrmals um sich selbst, um durch das kleine Becken und die Scheide zu passen. Wenn der Kopf des Babys ausgetreten ist, dreht es sich noch einmal um 90 Grad, damit die Schultern und der restliche Körper hindurchpassen.

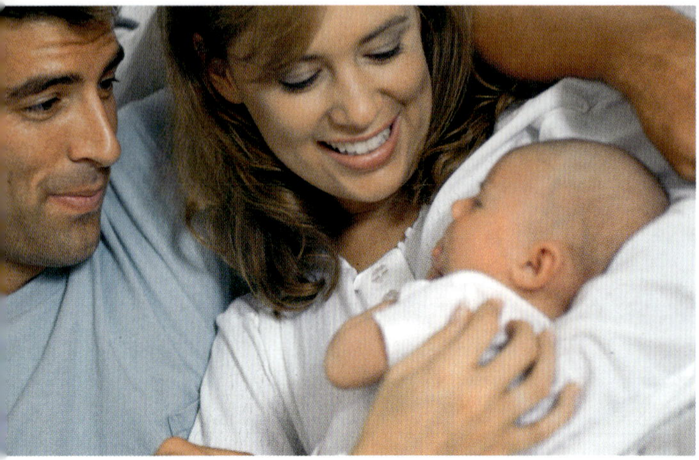

▲ Halten Sie sich vor Augen, dass jede Wehe Sie ein Stück näher zu Ihrem Kind bringt.

Das Hormon Oxytocin

Legen Sie Ihr Kind gleich nach der Geburt an die Brust an. Durch das Saugen produziert der Körper das Hormon Oxytocin, welches das Zusammenziehen der Gebärmutter und somit ein Ablösen der Plazenta bewirkt. Oxytocin ist außerdem das Hormon, das die Mutter-Kind-Bindung unterstützt.

NACHGEBURTSPHASE

Wenn das Baby auf der Welt ist, ruht die Gebärmutter für eine Weile. Dann fängt sie wieder an, sich zusammenzuziehen, um die Plazenta auszustoßen. Die letzte Geburtsphase wird von den meisten Frauen als relativ schmerzlos empfunden. Die Plazenta löst sich dabei von der Gebärmutterwand und wird abgestoßen. Ihr Aussehen erinnert an Leber. Die Hebammen untersuchen die Plazenta auf Vollständigkeit. In manchen Krankenhäusern ist es üblich, dass die Hebamme der Gebärenden nach Rücksprache ein synthetisches Hormon injiziert, welches das Zusammenziehen der Gebärmutter beschleunigt und bewirkt, dass die Plazenta früher ausgestoßen wird und so weniger Blutungen entstehen.

GEBURTS-STELLUNGEN

Vor etwa 200 Jahren führten die Ärzte die Liegeposition zum Gebären ein, um die Frauen während der Geburt leichter untersuchen zu können. Die Rückenlage ist jedoch die ungünstigste Position, um ein Kind zu gebären, weil dabei gegen die natürliche Schwerkraft gearbeitet wird. Nützen Sie die verschiedenen Hilfsmittel, wie Gebärstuhl oder ein Tuch, das von der Decke hängt. Oder wählen Sie eine Lage, in der Sie sich wohlfühlen, beispielsweise den Vierfüßlerstand. Natürlich können Sie die Position während des Gebärens nach Bedarf wechseln.

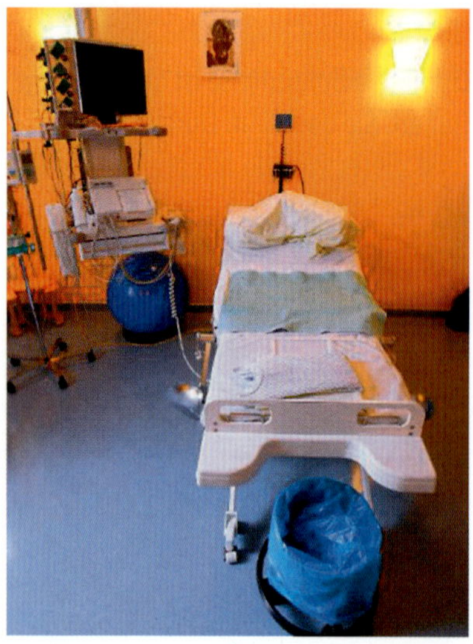

▲ Moderne Kreißsäle sind freundlich eingerichtet und lassen keine sterile, klinische Atmosphäre aufkommen.

GEBURTEN OHNE HILFSMITTEL

Nicht immer benötigen die Frauen zusätzliche Geräte, um die Geburt zu unterstützen. Manchen genügt die Mithilfe des Partners, der ihnen bei der gewählten Position zur Seite steht. Aufrechte Geburtspositionen wie Hockestellung oder Vierfüßlerstand haben den Vorteil, dass das Baby mit den Wehen nach unten gepresst wird und die natürliche Schwerkraft diesen Prozess unterstützt. Die Atmung ist in diesen Positionen automatisch besser. Gleichzeitig öffnet sich der Muttermund leichter. Frauen leiden zudem unter weniger Schmerzen, brauchen weniger Medikamente und können sich über eine schnellere Geburt freuen.

IN DER HOCKE

Bei der Hockestellung öffnet sich das Becken automatisch, der Beckenboden entspannt sich und auch die Scheide öffnet sich. Um Ihr Kind in der Hocke zu gebären, brauchen Sie zwei Helfer, die Sie auf beiden Seiten halten.

IM STEHEN

Lassen Sie sich von Ihrem Partner unterstützen, wenn Sie im Stehen gebären möchten. Er stellt sich direkt hinter Sie und stützt Ihr Gewicht, indem er Ihnen unter die Arme fasst. Seine Knie hält er dabei leicht geöffnet, damit er Sie besser stützen kann.

IM SITZEN

Setzen Sie sich auf ein großes Kissen auf den Boden und lehnen Sie Ihren Rücken mithilfe eines zweiten Kissens an eine Wand. Umfassen Sie Ihre Knie mit den Händen und halten Sie Ihr Kinn locker auf der Brust. In dieser Lage können Sie sich zwischen den Wehen gut entspannen. Wenn das Baby kommt, können Sie zusehen.

HALBAUFRECHT

Ihr Partner sitzt auf einem Kissen und lehnt sich an die Wand. Sie setzen sich direkt vor ihn und lehnen sich an ihn an. Je nach Wunsch können Sie Ihre Lage leicht variieren. Durch den Körperkontakt mit Ihrem Partner baut sich Nähe und Vertrautheit auf, was für den Verlauf der Geburt förderlich ist.

IM VIERFÜSSLERSTAND

Viele Naturvölker entbinden im Vierfüßlerstand. Neben dem Vorteil der Schwerkraft verhindert diese Position, dass die Schwangere in das Hohlkreuz fällt und so evtl. den Geburtsvorgang behindert. Der Vierfüßlerstand kann am Boden oder auf dem Kreißbett eingenommen werden. Durch die Höhe hat die Hebamme den Vorteil, den Damm einfacher und besser schützen zu können.

GEBÄRHOCKER UND GEBÄRSTUHL

Gebärhocker und -stuhl sind Hilfsvorrichtungen, um die Gebärende während der Niederkunft zu unterstützen. Der Gebärhocker ist ein kleiner Hocker, der über keine Lehne verfügt. Auf der Sitzfläche hat er eine Aussparung für das Baby. Während die Frau auf dem Hocker sitzt, kann der werdende Vater sie umfassen und unterstützen. Ein Gebärstuhl sieht ähnlich wie ein Liegestuhl aus und hilft der Schwangeren ebenfalls, aufrecht bzw. halbaufrecht zu entbinden.

ROMARAD

Das Romarad wurde zu Beginn der 1990er-Jahre von einem Schweizer entwickelt. Es sieht aus wie eine Mischung aus Hollywoodschaukel, Wiege und Hängematte. Das Geburtsgestell des Romarads vermittelt der Gebärenden ein

Gefühl der Schwerelosigkeit. Es besteht aus zwei geschwungenen Radkonstruktionen, zwischen denen ein Hocker schwebt, auf den sich die Frau setzen kann, um ihr Kind zu gebären. Dabei hält sie die Beine gespreizt, und die Hände umfassen die radähnliche Halterung des Romarads. Das Rad hat den Vorteil, dass es der Schwangeren verschiedene Stellungen – von der liegenden bis zur aufrechten Position – ermöglicht und verhindert, dass die Gebärende ins Hohlkreuz fällt. Außerdem hat die Frau die Möglichkeit, während der Geburt die Beine abzustützen oder in spezielle Laschen zu hängen. Weil es sehr viel Raum einnimmt und die Frauen sich darin nicht frei bewegen können, wird es heute allerdings kaum noch in Kliniken angeboten.

SPROSSENWAND

Eine Sprossenwand ist ein leiterförmiges Klettergerät, das eigentlich beim Turntraining genutzt wird. Die Gebärende kann sich auf den Boden knien oder hocken und dabei an der Sprossenwand festhalten. Die Sprossenwand ermöglicht verschiedene Positionen, die teilweise auch mit einem Seil unterstützt werden können.

GYMNASTIKBALL

Ein Gymnastikball ist ein großer Ball mit einem Durchmesser zwischen 45 und 75 Zentimetern. Er besteht aus elastischem Kunststoff und wird normalerweise für gymnastische Übungen verwendet. Bei Geburten ist der Ball vielseitig einsetzbar. Manche Gebärende ruhen sich zwischen den Wehen auf ihm aus und wippen leicht, um sich zu entspannen, oder massieren sich mithilfe des Balls den Rücken. Die Gebärende kann sich aber auch mit gespreizten Beinen auf den Gymnastikball setzen und von ihrem Partner stützen lassen. So öffnen sich die Geburtswege. Die Schwerkraft erleichtert die Geburt zusätzlich.

WASSERGEBURT

Die Wassergeburt, eine sanfte Geburtsmethode, die sich in den letzten Jahren wachsender Beliebtheit erfreut, wurde schon von den alten Ägyptern angewandt. Der französische Gynäkologe Michel Odent (geb. 1930) propagierte die Methode im Rahmen einer sanften Geburt in den 1970er-Jahren. Heute verfügen viele Krankenhäuser über Gebärbecken. Sie haben eine Klappe, damit die Schwangere im Notfall sofort aus dem Wasser herausgehen kann. Das warme Wasser wirkt schmerzlindernd und beschleunigt die Tätigkeit der Wehen. Dammrisse sind unter Wasser seltener. Zusätze in Form ätherischer Öle können die Schwangere beruhigen oder andere erwünschte Wirkungen erzielen. Auch wenn Sie zu Hause entbinden, müssen Sie auf eine Wassergeburt nicht verzichten. Es gibt aufblasbare Gebärbecken, die Sie sich ausleihen können. Eine Wassergeburt verläuft im Durchschnitt zwei Stunden schneller als eine herkömmliche Geburt. Ein weiter Vorteil ist, dass die Gebärenden weniger Schmerz- und Narkosemittel benötigen. Viele Frauen

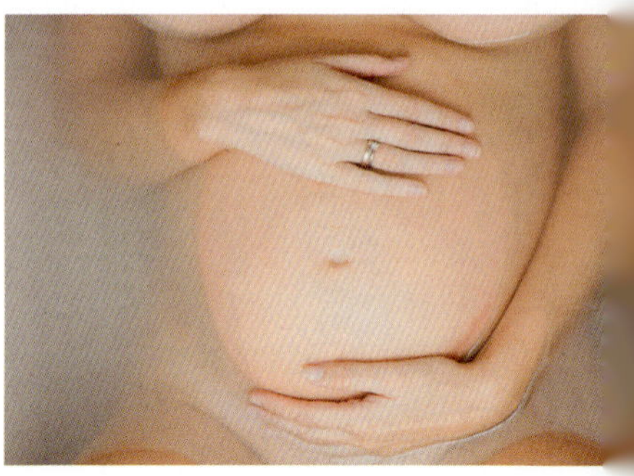

▶ Eine Wassergeburt verläuft meist schneller, und die Gebärenden sind entspannter.

fürchten, dass ihr Baby in dem Wasser ertrinkt. Doch die Sorge ist unbegründet. So lange es über die Nabelschnur mit der Mutter verbunden ist, wird es über diese mit Sauerstoff versorgt. Der Tauchreflex sorgt dafür, dass ein Neugeborenes erst dann atmet, wenn der Kopf sich nicht mehr im Wasser befindet. Neben den vielen Vorteilen der Wassergeburt liegt ein Nachteil darin, dass der Blutverlust bei der Niederkunft schwieriger abzuschätzen ist. Wenn Komplikationen auftreten, geht möglicherweise Zeit verloren, bis die Schwangere die Wanne verlassen hat und abgetrocknet wurde. Bei Frühgeburten, auffällig gefärbtem Fruchtwasser, auffälligem CTG, Mehrlingsschwangerschaften und Beckenendlage sollten Sie auf eine Wassergeburt verzichten.

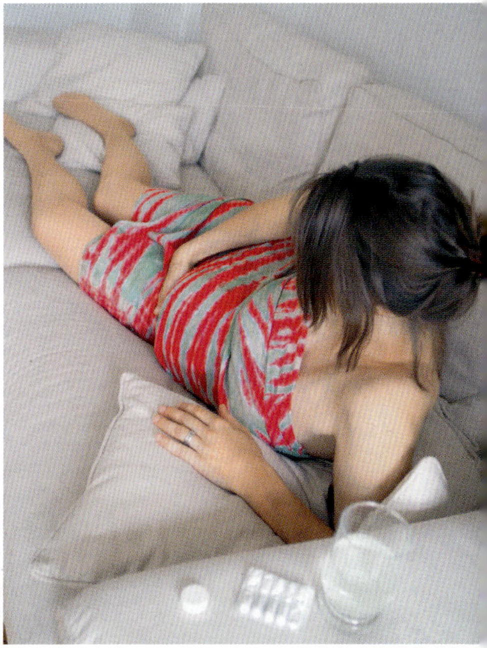

▲ Es gibt verschiedene Medikamente, die den Wehenschmerz lindern können.

DIE WEHEN

Wehen sind mit anderen Schmerzen kaum vergleichbar. Wie sehr sie schmerzen, ist schwer zu sagen. Jede Gebärende empfindet die Stärke der Wehen in Abhängigkeit von ihrem individuellen Schmerzempfinden als unterschiedlich. Sie sind aber dem Wehenschmerz nicht hilflos ausgeliefert, sondern können verschiedene Mittel nutzen, um diesen erfolgreich zu lindern.

DER SCHMERZ

Die Wehen kommen in Wellen. Sie beginnen mit leichten Schmerzen und steigern sich langsam bis zum Höhepunkt. Danach flauen die Schmerzen wieder langsam ab, und die Gebärende kann sich in der Wehenpause etwas entspannen, bis die nächste Wehe kommt. Besonders die letzten Eröffnungswehen vor der Austreibungsphase werden von vielen Frauen als sehr schmerzhaft empfunden, weil sie länger werden und kaum noch Pausen zwischen den Wehen liegen. Wie stark der Wehenschmerz empfunden wird, hängt u.a. von der Einstellung der Gebärenden zur Geburt ab. Oft entsprechen die Schmerzen den Erwartungen. Mit der richtigen Unterstützung des Partners und der Geburtshelfer werden Wehen als weniger schmerzhaft empfunden. Daneben spielt das Alter der Schwangeren eine Rolle. Jüngere Frauen haben elastischeres Gewebe, und die Dehnung verursacht deshalb weniger Schmerzen. Die Wehen sind natürliche Schmerzen, die entstehen, wenn sich der Muttermund öffnet, damit der Kopf des Babys hindurchpasst und es geboren werden kann. Wehen öffnen den Körper, und auch Sie sollten sich um eine offene Haltung bemühen und Ihre Atemübungen machen. Achten Sie auf eine entspannte Mund- und Kieferpartie. Ist sie verkrampft, ist meistens auch der Muttermund verspannt.

MEDIZINISCHE HILFEN

Der Geburtsschmerz muss nicht heldenhaft ertragen werden. Sie können ihn mit verschiedenen Medikamenten lindern. Im Mittelalter waren schmerzstillende Mittel verboten. Eine Hebamme, die im Mittelalter Wehenschmerzen mit Opium lindern wollte, wurde auf dem Scheiterhaufen verbrannt. Im 19. Jahrhundert begannen die Ärzte, den Gebärenden das Narkotikum Chloroform zu verabreichen. Chloroform schaltete das Bewusstsein aus und machte die Frauen passiv. Heute gibt es bessere Mittel.

Checkliste: Methoden zur Schmerzlinderung

Methode	Anwendung	Wirkung	Vorteile	Nachteile
Spasmolytika	Zäpfchen, Injektion oder Infusion während der Eröffnungsphase	leichtere Öffnung des Muttermunds durch die entkrampfende Wirkung	keine schädliche Wirkung auf das Baby	• nur mäßig schmerzstillend • Unruhegefühl • leichtes Zittern • Blutdrucksteigerung oder -senkung
Lachgas (Entonox)	Einatmen des Gases mithilfe einer Maske	schmerzstillend und leicht narkotisierend	• Dosierung von Gebärender wählbar • fast ohne Nebenwirkungen • keine Auswirkungen auf das Baby	• kurzzeitiger Schwindel beim Einatmen möglich • kann schläfrig machen • leichte Übelkeit • selten Kopfschmerzen
Pethidin/ Morphin	Injektion während der Eröffnungsphase	angstlösend, schmerzstillend und beruhigend	hilft bei starken Schmerzen und beruhigt zusätzlich	• schwierige Dosierung • Übelkeit • evtl. Beeinträchtigung der Atmung des Babys nach der Geburt • Saugen an der Brust möglicherweise erschwert
PDA	Injektion eines Lokalanästhetikums in das Rückenmark	Betäubung des Unterleibs und damit verbundene Schmerzfreiheit	• keine Nebenwirkungen für das Baby • gut dosierbar • wirkungsvoll • kann bei Bedarf verlängert werden	• Blutdruckabfall • Schwindel • Übelkeit • Kopfschmerzen

SPASMOLYTIKA

Spasmolytika können als Zäpfchen, Injektion oder Infusion verabreicht werden. Sie bewirken, dass sich die Muskulatur der Gebärenden entspannt und der Muttermund leichter öffnet. Spasmolytika werden in der ersten Geburtsphase gegeben. Die entkrampfende, nicht die schmerzstillende Wirkung steht bei diesen Mitteln im Vordergrund. Sie haben keine Nebenwirkungen, die sich auf das Baby auswirken. Bei der Mutter können Unruhegefühl, leichtes Zittern und eine Blutdrucksteigerung oder -senkung auftreten.

LACHGAS

Lachgas (Entonox) ist eines der ältesten Mittel, die zur Schmerzlinderung eingesetzt werden, und gleichzeitig eines der nebenwirkungsärmsten Narkosemittel, die es gibt. Das süßlich riechende Gas hat eine schmerzstillende Wirkung und ist schwach narkotisch. Beim Einatmen von Lachgas kommt es zu einer leichten Euphorie bei dem Patienten, daher möglicherweise auch der Name. Lachgas hat den Vorteil, dass die Gebärende es sich selbst verabreichen kann und dass sie die Möglichkeit hat, die Menge des Lachgases mit einer Atemmaske selbst zu dosieren. Ein weiterer Vorteil ist, dass Lachgas auf das Baby keine schädliche Wirkung hat. Beim Einatmen kann kurzzeitig Schwindel auftreten, der aber nach kurzer Zeit wieder vergeht. In seltenen Fällen kann es eine leichte Übelkeit und Kopfschmerzen hervorrufen. Lachgas macht außerdem etwas schläfrig. Den Umgang mit Lachgas können Sie bei Bedarf in der Geburtsvorbereitung üben.

PETHIDIN

Das synthetische Pethidin (Dolantin) ähnelt in seiner Wirkung dem Morphin und hat eine schmerzstillende Wirkung. Es wird in der Eröffnungsphase injiziert und wirkt nach etwa 20 Minuten. Häufig wird Pethidin mit anderen Medikamenten kombiniert. Eigentlich sollte das Mittel sechs bis acht Stunden vor der Entbindung gegeben werden. Da man diesen Zeitpunkt aber nicht genau bestimmen kann, ist die Dosierung etwas schwierig. Zudem lässt seine Wirkung nach etwa zwei Stunden wieder nach. Pethidin wirkt angstlösend und beruhigend. Der Nachteil des Mittels ist, dass es das Bewusstsein beeinflusst, d. h., Pethidin kann zu veränderten Sinneswahrnehmungen führen. Dadurch kann sich die Geburt unter Umständen verlängern. Auch die Atmung des Babys nach der Geburt kann beeinträchtigt sein und das Saugen an der Brust erschwert werden. Pethidin beeinflusst also auch den Zustand nach der Geburt. Manchen Frauen wird nach der Gabe von Pethidin zudem übel.

MORPHIN

Die Wirkung des Morphins ist mit der von Pethidin vergleichbar. Es wirkt angstlösend und beruhigend, kann aber das Bewusstsein beeinflussen, die Atmung des Kindes nach der Geburt erschweren, das Saugen an der Brust beeinträchtigen und Übelkeit hervorrufen. Morphin und Pethidin haben eine ähnliche Wirkung.

PUDENDUSBLOCK

Der Pudendusblock bzw. die Nervenblockade wird heute nur noch in wenigen Kliniken durchgeführt. Dabei bekommen die Gebärenden vor der Austreibungsphase ein Lokalanästhetikum in den Beckenboden injiziert. Daraufhin entspannt er sich und wird schmerzfrei. Als Nebenwirkungen können Blutergüsse und Hämatome, in seltenen Fällen Infektionen und Abszesse auftreten. Der Pudendusblock eignet sich sowohl für Zangen- und Saugglockenentbindungen als auch für den Dammschnitt.

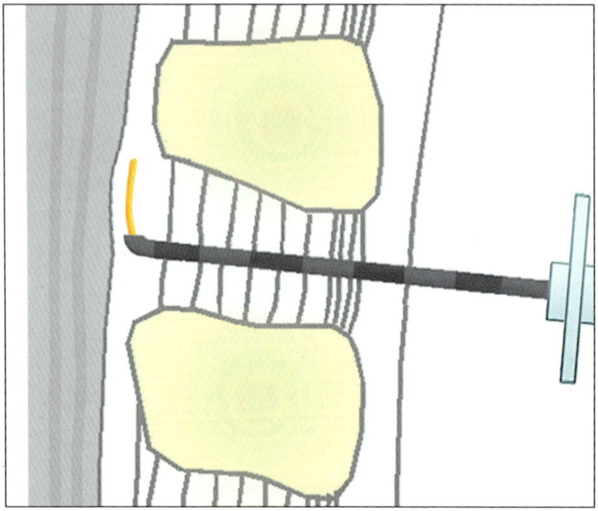

▲ Bei der PDA wird eine Injektion zwischen zwei Lendenwirbel gesetzt.

PERIDURALANÄSTHESIE (PDA)

Eine Periduralanästhesie ist eine Regionalanästhesie, bei der bestimmte Körperregionen betäubt werden. Die entsprechenden Körperteile sind dann schmerz- und empfindungslos, die Beweglichkeit ist eingeschränkt. Die PDA ist eine gute und sichere Methode, die den Wehenschmerz nimmt, ohne das Bewusstsein der Gebärenden zu beeinträchtigen oder dem Baby zu schaden. Damit der Anästhesist die PDA legen kann, muss sich die Patientin auf die linke Seite legen und sich zusammenrollen oder sich hinsetzen und die Beine anziehen. Der Anästhesist betäubt den Rücken und sticht mit einer festen Nadel zwischen zwei Lendenwirbeln ein kleines Loch an der Wirbelsäule, in das eine Hohlnadel und danach der Katheder eingeführt werden. Das Lokalanästhetikum wird mit einer Spritze in den Katheder gegeben. Die Nervenfasern im Rückenmark, die den Schmerz leiten, werden auf diese Weise ausgeschaltet. Zusätzlich wird die Gebärende an den Tropf angeschlossen, damit bei einem Blutdruckabfall oder anderen Komplikationen die entsprechenden Medikamente zugeführt werden können. Die PDA wird in der Regel angesetzt, wenn der Muttermund bereits etwa fünf Zentimeter geöffnet ist. Die Wirkung setzt nach 15 bis 20 Minuten ein und hält für etwa zwei Stunden an. Sie kann bei Bedarf problemlos verlängert werden. In der Austreibungsphase ist es erwünscht, dass die Wirkung nachlässt, damit die Frau aktiv mitarbeiten kann. Eine PDA schadet dem Kind nicht und kann auch bei hohem Blutdruck angewendet werden. Als Nebenwirkungen können Blutdruckabfall, Schwindel, Übelkeit und Kopfschmerzen auftreten. Bei Gerinnungsstörungen, Infektionen im Injektionsgebiet, schweren Herz-Kreislauf-Erkrankungen, Schock, Blutvergiftung und Hypovolämie (Verminderung der zirkulierenden Blutmenge) darf eine PDA nicht eingesetzt werden.

SANFTE HILFEN

Es müssen nicht immer chemische Mittel sein. Richtig angewandt erzielen Naturheilmethoden oft eine erstaunliche Wirkung.

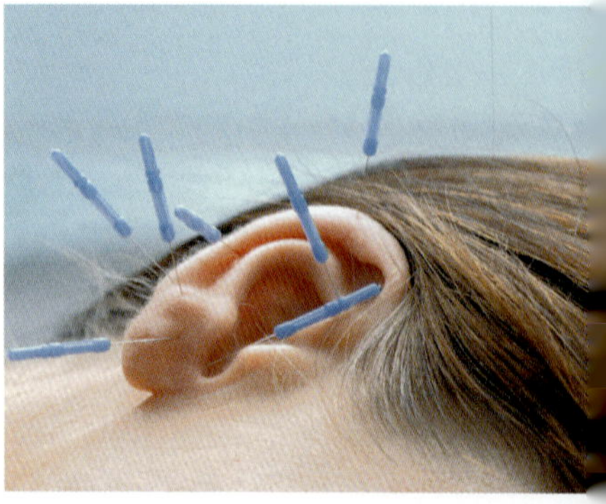

▲ Ab der 36. Schwangerschaftswoche können Sie mit Akupunktursitzungen beginnen.

AKUPUNKTUR

Gynäkologen und Hebammen bieten Akupunktur an, um die Geburt zu verkürzen und zu erleichtern. Die Sitzungen beginnen ab der 36. Schwangerschaftswoche. Mithilfe von Akupunktur kann sich die Durchblutung im Becken und insbesondere im Muttermund verbessern. Akupunktur wirkt außerdem entspannend und beruhigend. Sie kann auch während der Geburt eingesetzt werden.

AROMATHERAPIE

Der Duft ätherischer Öle kann die Geburt unterstützen, weil Gerüche und Gefühle in demselben Teil des Gehirns verarbeitet werden. Düfte können Ängste vertreiben, die Stimmung aufhellen und beruhigen. Sie wirken schnell und haben keine Nebenwirkungen. Stellen Sie eine Schale mit Wasser auf eine Duftlampe und träufeln Sie ein paar Tropfen Öl hinein.

BACHBLÜTEN

Die Therapie der Bachblüten, die in den 1930er-Jahren von dem englischen Arzt Edward Bach (1886–1936) begründet wurde, geht davon aus, dass jeder körperlichen Krankheit eine seelische Gleichgewichtsstörung vorausgeht und dass die

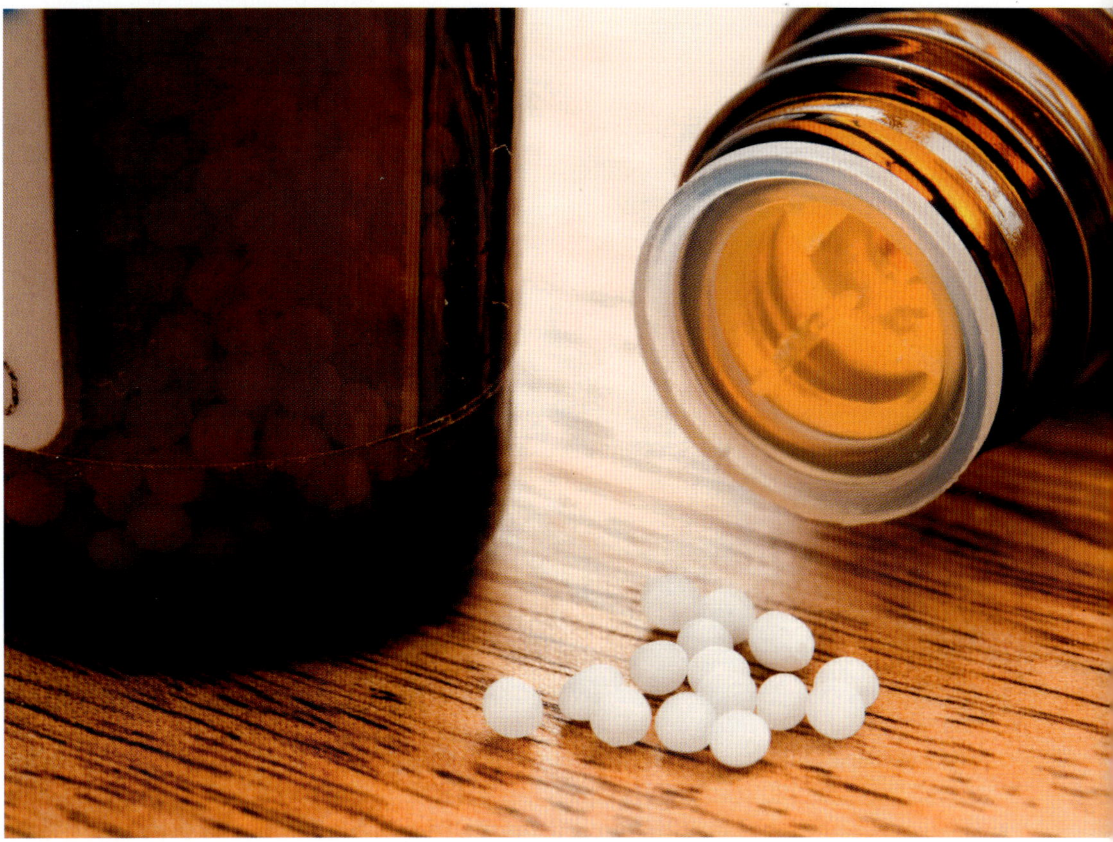

▲ Mit homöopathischen Mitteln können Sie Ihren Allgemeinzustand stabilisieren.

Harmonisierung von Gefühlen und Gedanken heilend wirken kann. Es gibt 38 unterschiedliche Bachblüten, die verschiedenen Gemütszuständen entsprechen. Sie können den Geburtsschmerz nicht verhindern, aber die Ängste lindern, die viele Frauen vor der Geburt haben.

Folgende Blüten werden bei der Therapie eingesetzt:

- Aspen (Zitterpappel): bei latenten Ängsten, die kaum wahrnehmbar sind.
- Mimulus (Gefleckte Gauklerblume): bei Angst vor Unbekanntem, wie Geburt, Schmerzen, Krankenhaus etc.
- White Chestnut (Weiße Kastanie): wenn die Gedanken immer um dieselbe Sache, z. B. die Geburt, kreisen und die Seele aus dem Gleichgewicht geraten ist.
- Rescue (Notfalltropfen): Diese Blütenkombination hilft beim Ausnahmezustand der Geburt.

Sie können sich in der Apotheke oder beim Homöopathen eine speziell auf Ihre Bedürfnisse abgestimmte Mischung mit Bachblütenessenzen herstellen lassen. Maximal sechs Blüten können miteinander vermischt werden. Eine Ausnahme bilden die Notfalltropfen, die bereits aus einer Mischung bestehen und nicht weiter vermengt werden.

HOMÖOPATHIE

Homöopathische Mittel helfen sanft, ohne Nebenwirkungen und wirken ganzheitlich. Den Wehenschmerz können sie nicht lindern, aber die Frau emotional stärken und sie so dabei unterstützen, die Wehen anzunehmen und aktiv bei der Geburt mitzuarbeiten.

Folgende homöopathische Medikamente werden zur Vorbereitung auf die Geburt eingesetzt:

- Caulophyllum C4 zur Auflockerung des Gewebes und Einstimmung auf die Wehen: ab der vierten Woche vor dem geplanten Geburtstermin morgens und abends jeweils zwei Globuli.
- Cimicifuga C 30 bei großen Ängsten vor der Geburt: bei Bedarf zwei Globuli einnehmen.

Halten Sie vor und nach Einnahme der homöopathischen Mittel eine Pause von einer halben Stunde ein, bis Sie etwas trinken, und eine Pause von einer Stunde zum Essen. Nehmen Sie keine pfefferminzhaltigen Lebensmittel zu sich. Diese Empfehlung gilt für die ganze Zeit, in der Sie homöopathische Medikamente einnehmen. Wenn Sie also mit Caulophyllum C4 vier Wochen vor dem geplanten Geburtstermin beginnen, dürfen Sie keine derartigen Lebensmittel zu sich nehmen, bis Sie das Präparat wieder absetzen. Besorgen Sie sich deshalb homöopathieverträgliche Zahncreme ohne Pfefferminz, weil die Mittel sonst nicht richtig wirken können.

Massage

Rückenmassagen werden von den meisten Frauen während der Geburt als wohltuend empfunden. Sie lindern zwar nicht direkt den Schmerz, aber entspannen und lenken ab. Lassen Sie sich von Ihrem Partner nach Ihren Wünschen massieren.

HYPNOSE

Während einer Hypnose werden Sie von einem Hypnotherapeuten in einen Zustand tiefer Entspannung versetzt. Er suggeriert Ihnen beispielsweise, dass Sie die Wehenschmerzen kontrollieren können. Daraufhin sinkt das persönliche Schmerzempfinden. Hypnose hat sich bei Geburten tatsächlich bewährt, allerdings bedarf es mehrerer Sitzungen vor der Niederkunft.

Der Fetus während der Wehen

Im Verlauf der Wehen sorgen die starken Gebärmutterkontraktionen dafür, dass der Fetus auf den kleinstmöglichen Körperumfang reduziert wird, sodass er mit dicht am Körper angewinkelten Armen und Beinen die Passage durch den Geburtskanal antritt. Die Kontraktionen und das Pressen der Mutter in der Austreibungsphase veranlassen das ungeborene Kind zu bestimmten Drehungen und Bewegungen, die ihm den Durchtritt durch das mütterliche Becken erleichtern. Zu Beginn der Geburt stellt sich der Kopf des Kindes ein und drückt gegen den Gebärmutterhals. In der Austreibungsphase kommt es dann durch die starken Kontraktionen zu einem Tiefertreten des Kopfes. Mit einer Kopfdrehung manövriert sich das Ungeborene an Becken und Steißbein vorbei und dreht sich, sodass der Kopf nun mit dem Gesicht dem mütterlichen After gegenübersteht. Diese Positionen werden als Beugung und erste Drehung des Kopfes bezeichnet. Tritt der Kopf aus der Vagina aus, biegt sich der Hals nach hinten. Zwischen den einzelnen Kontraktionen kann das Köpfchen noch einmal geringfügig zurückrutschen, bleibt es aber endgültig im Eingangsbereich der Vagina sichtbar, so wird dieses Stadium als „Sichtbarwerden des Kopfes" bezeichnet und signalisiert die in Kürze erfolgende vollständige Geburt, bei der nach einer nochmaligen Drehung des Kopfes der ganze Körper des Kindes aus der Mutter austritt.

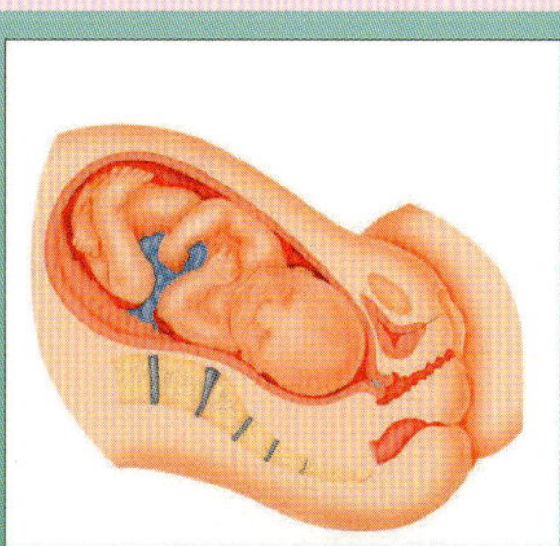
Einstellung des Kopfes

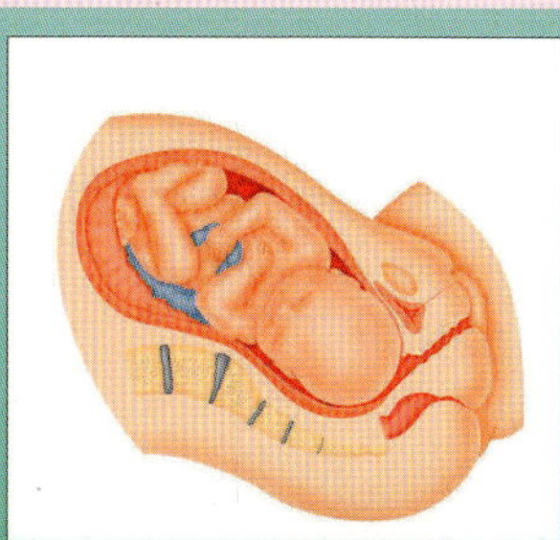
Tiefertreten des Kopfes

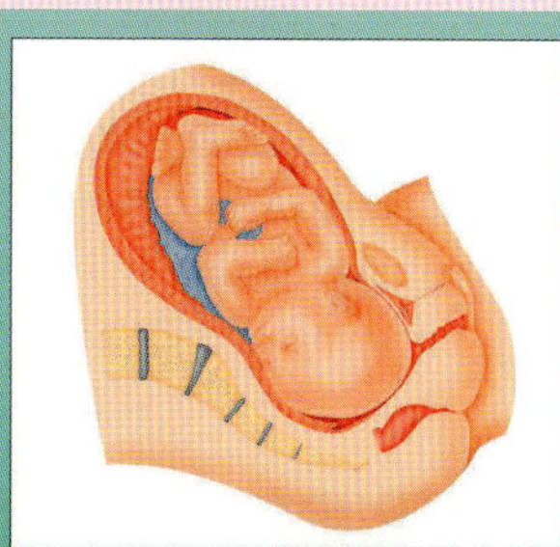
Beugung des Kopfes

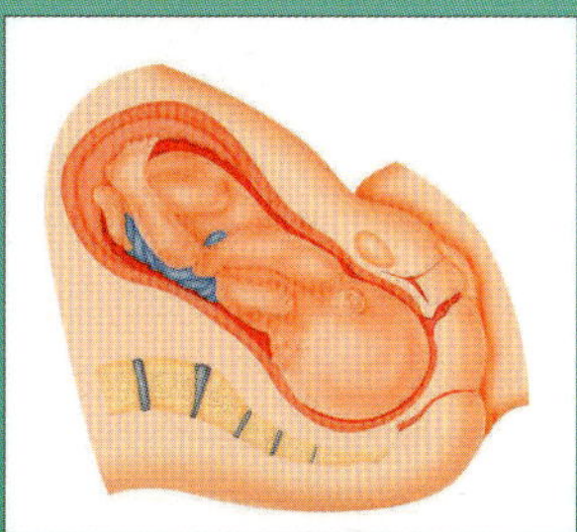
Erste Drehung des Kopfes

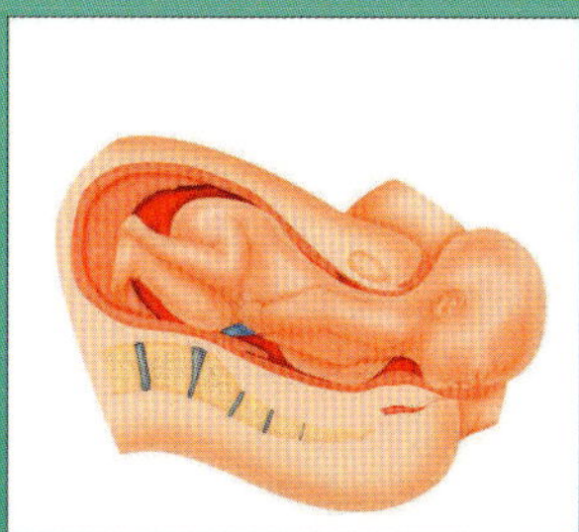
Sichtbarwerden des Kopfes

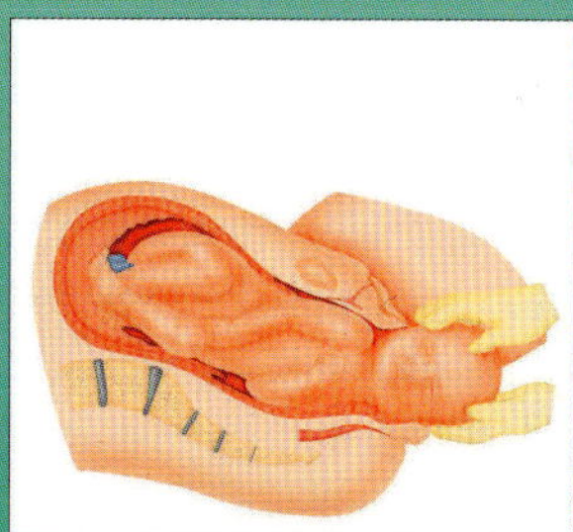
Zweite Drehung des Kopfes

Der Hypnotherapeut kann Sie entweder zur Geburt begleiten oder Ihrem Partner die Methode beibringen, damit er Sie während der Geburt unterstützen kann.

TENS

Bei TENS (Transkutane Elektrische Nervenstimulation) handelt es sich um eine elektrische Reizstromtherapie. Ein schwacher Wechselstrom mit niederer Frequenz strömt durch das Gerät. Die Nervenstimulation hilft gegen Schmerzen. Neben der Schmerzlinderung bewirkt das Gerät, dass die Produktion von Endorphinen, der körpereigenen Schmerzmittel, angeregt wird. Die Elektroden werden am Körper der Gebärenden angebracht. Sie hat anschließend die Möglichkeit, die Stärke des Stroms je nach Empfinden selbst zu bestimmen. Mithilfe von TENS gehen die Schmerzen zwar nicht völlig zurück, sind aber für die Gebärende leichter zu ertragen.

MÖGLICHE KOMPLIKATIONEN UND SONDERFÄLLE

Die meisten Geburten laufen problemlos ab. Manchmal kommt es aber zu Komplikationen. Einige sind vorher absehbar, wie etwa Mehrlingsgeburten. Andere ergeben sich erst während der Niederkunft. In diesem Fall kann die Hilfe von einer Geburtszange oder einer Saugglocke benötigt werden.

STEISSGEBURT

Bis zur 32. Schwangerschaftswoche liegen noch einige Kinder mit dem Po nach unten in der Gebärmutter, also in der Steiß- oder Beckenendlage. Die meisten Kinder (98 Prozent) drehen sich aber spätestens jetzt mit dem Kopf nach unten. Wenn sich das Ungeborene auch kurz vor dem errechneten Geburtstermin in der Beckenendlage befindet, ist die Wahrscheinlichkeit gering, dass es sich vor der Geburt noch umdreht.

KAISERSCHNITT ODER NATÜRLICHE GEBURT?

Die Meinungen, ob eine Beckenendlage zwingend einen Kaiserschnitt mit sich bringen muss, sind unterschiedlich. Häufig empfehlen die Ärzte vor allem Erstgebärenden eine Kaiserschnittgeburt und raten bei Steißlage auch von Hausgeburten ab. Dennoch ist eine natürliche Geburt mit einem Kind in Beckenendlage möglich. Manchmal muss vonseiten der Geburtshelfer mitgeholfen werden, damit der Kopf durchtreten kann. Deshalb wird vor Geburten in Beckenendlage meistens eine PDA gelegt.

VERLAUF EINER STEISSGEBURT

Der Beginn einer Steißgeburt ähnelt einer normalen Geburt. Für die gesamte Geburt, besonders aber für die Austreibungsphase, empfiehlt sich der Vierfüßlerstand, da die Gebärenden meistens unter starken Rückenschmerzen leiden und diese Position den Rücken entlastet. Außerdem kann die natürliche Drehung des Kindes so am besten unterstützt werden. Die Geburt geht auch wunderbar voran, wenn sich die Gebärende in der Hockestellung befindet und stützen lässt. Das Kind kommt mit dem Po zuerst auf die Welt, die Beine folgen. Bevor der Kopf auf die Welt kommt, wird manchmal der Dammschnitt gemacht. Falls das Kind die Arme hochgehoben hat und sie neben dem Kopf im Geburtskanal stecken, wenden die Hebammen oder Ärzte bestimmte unterstützende Handgriffe an, mit denen die Arme und kurze Zeit später der Kopf aus dem Geburtskanal treten.

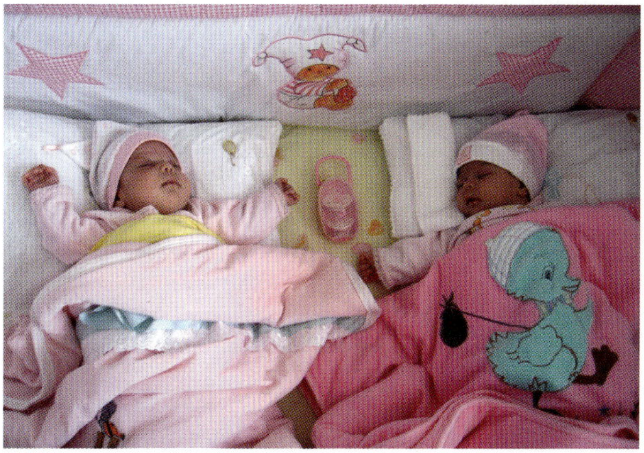

▲ Zwillingsbabys sind oft kleiner als der Durchschnitt.

MEHRLINGSGEBURT

Viele Zwillinge werden ab der 38. Woche mit einem Kaiserschnitt entbunden. Eine vaginale Entbindung ist aber möglich. Idealerweise liegen beide Zwillinge in Schädellage, also mit dem Kopf nach unten, aber meistens befindet sich eines der beiden Kinder in Beckenendlage. Wenn mindestens das erste Kind in Schädellage liegt, ist eine natürliche Geburt möglich.

ÜBERWACHUNG DER KINDER

Die Wehen der Schwangeren werden mit einem CTG sorgfältig überwacht. Mit Ultraschall werden Größe und Lage der Kinder geprüft. Das Augenmerk liegt bei Zwillingsgeburten immer auf dem zweiten Kind, das nicht allzu lange nach dem ersten geboren werden sollte. Meistens bekommen die Gebärenden eine PDA, falls nach der Geburt des ersten Kindes ein Notkaiserschnitt durchgeführt werden muss.

GEBURT DES ERSTEN KINDES

Wenn das erste Kind wie bei einer normalen Geburt vaginal entbunden wurde, klemmen die Geburtshelfer rasch die Nabelschnur ab, damit das zweite Kind voll versorgt wird. Die Hebamme prüft die Lage des zweiten Kindes und versucht bei Beckenendlage mithilfe von sanftem Druck das Kind zur Schädellage zu bewegen. Meistens injizieren die Ärzte nach der Geburt des ersten Kindes ein wehenförderndes Mittel, weil Wehen nach der Niederkunft des ersten Babys zunehmend nachlassen können.

Kindslagen

Die meisten Kinder liegen in der Schädellage in der Gebärmutter, d. h., der Kopf des Babys zeigt in Richtung Scheide und wird als Erstes den Geburtskanal passieren. Bei der Steiß- oder Beckenendlage zeigt der Po des Kindes in Richtung Geburtskanal. Man unterscheidet dabei zwischen der reinen Steißlage, bei der beide Beine hochgeschlagen sind, der kompletten Steiß-Fuß-Lage, bei der beide Beine angehockt sind, und den gemischten Formen, bei denen die Babys nur ein Bein hochgeschlagen haben.

GEBURT DES ZWEITEN KINDES

Meist kommt das zweite Kind problemlos nach dem ersten. Wenn das zweite Kind nach einer gewissen Zeit noch nicht auf der Welt ist oder die Sauerstoffversorgung knapp wird, wird es im Allgemeinen mit Kaiserschnitt entbunden.

NACHGEBURT

Die Nachgeburt wird bei Zwillingen besonders sorgfältig überwacht, weil sich die Gebärmutter bei der Geburt stark dehnt und manchmal Nachblutungen auftreten. Zwillingsbabys sind oft kleiner als der Durchschnitt. Bei Auffälligkeiten kommen sie auf die Neugeborenenintensivstation.

ZANGE UND SAUGGLOCKE

Manchmal geht eine Geburt nicht mehr voran und muss mithilfe von Geburtszange oder Saugglocke beendet werden.

GEBURTSZANGE

Eine Geburtszange beendet eine vaginale Geburt, wenn die Mutter keine Kraft mehr hat, das Kind allein aus dem Geburtsgang zu pressen, oder wenn aufgrund der Verschlechterung der Herztöne rasche Hilfe nötig ist. Die Zange besteht aus zwei Metallteilen in der Form von Löffeln, die den Kopf des Kindes umfassen können. Der Arzt umfasst den Kopf des Säuglings mit den Zangenlöffeln und zieht ihn während einer Wehe aus dem Geburtskanal. Eine Geburtszange kann angewendet werden, wenn die Fruchtblase geplatzt, der Muttermund vollständig geöffnet und der Kopf des Kindes in den Beckenboden der Mutter eingetreten ist. Verletzungen mit der Zange sind selten, wenn der Arzt Erfahrung mit dem Instrument hat. Bei unsachgemäßer Anwendung kann es in Ausnahmefällen zu Verletzungen beim Kind kommen. Bei der Mutter werden sehr selten die Weichteile verletzt.

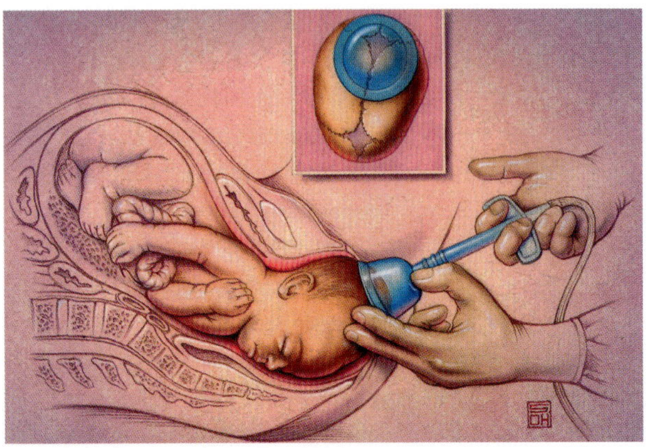

▲ Die Saugglocke wird auf den Kopf des Kindes gesetzt. So kann es durch den Geburtskanal gezogen werden.

SAUGGLOCKE

Ähnlich wie die Zange wird eine Saugglocke eingesetzt, wenn die Geburt nicht vorangeht, die Mutter erschöpft ist oder die Sauerstoffversorgung für das Kind knapp wird. Die Saugglocke funktioniert nach dem Prinzip der Vakuumextraktion. Voraussetzung für den Einsatz der Saugglocke ist, dass der Kopf des Kindes schon tief im mütterlichen Becken liegt. Wenn er die Beckenmitte noch nicht überwunden hat und dabei feststeckt, müssen die Ärzte einen Kaiserschnitt durchführen. Die Saugglocke besteht aus einer Vakuumpumpe und einer Saugglocke, die unterschiedlich groß sein kann. In den letzten Jahren hat sich auch ein kleines Handgerät in den Kliniken etabliert, „Kiwi" genannt. Nach einer PDA wird die Glocke auf den kindlichen Kopf gesetzt und ein Unterdruck erzeugt. Mit der nächsten Wehe wird das Kind am Kopf aus dem Geburtskanal gezogen. Blaue Flecken und Verformungen, die nach der Saugglockengeburt auftreten können, bilden sich innerhalb weniger Tage zurück.

DAMMRISS UND DAMMSCHNITT

Eine Geburt führt nicht zwangsläufig zu einem Dammriss. Deshalb kommen Ärzte immer mehr davon ab, einen vorbeugenden Dammschnitt vorzunehmen. Wenn alles gut geht, bleibt die Mutter in der Dammgegend unverletzt.

Damm
Als Damm wird die Region zwischen dem After und der Vagina bezeichnet. Der Damm besteht neben der Haut, die ihn bedeckt, aus Muskeln der Beckenbodenmuskulatur. Er ist sowohl bei der Frau als auch beim Mann eine erogene Zone. Der Damm kann bei Geburten durch die starke Dehnung einreißen.

DAMMRISS

Unter einem Dammriss versteht man das Einreißen des Gewebes zwischen After und Vagina, das durch eine starke Dehnung während der Geburt verursacht wird. In den meisten Fällen reißt der Damm beim Durchtreten des kindlichen Kopfes, in seltenen Fällen beim Durchgang der Schultern. Dammrisse sind anfangs sehr unangenehm, heilen aber in der Regel problemlos zügig ab und hinterlassen keine weiteren Schäden. Starke Blutungen nach Dammrissen sind die Ausnahme.

Dammrisse werden in vier Schweregrade eingeteilt:

- Dammriss I: Haut und Unterhautgewebe werden verletzt.
- Dammriss II: Neben Haut und Unterhautgewebe wird teilweise die Dammmuskulatur verletzt.
- Dammriss III: Außer Haut, Unterhautgewebe und Teilen der Dammmuskulatur reißt der Afterschließmuskel ganz oder teilweise ein.
- Dammriss IV: Neben Haut, Unterhautgewebe, Teilen der Dammmuskulatur und des Afterschließmuskels wird die Schleimhaut des Rektums eingerissen.

Dammrisse III. und IV. Grades sind äußerst selten.

Normalerweise heilen Dammrisse des Grades I ohne Probleme. Dammrisse des Schweregrads II bis IV müssen in der Regel genäht werden. Dammrisse des Grades III und IV müssen außerdem besonders gut versorgt werden, da im schlimmsten Fall Blasenschwäche (Inkontinenz) drohen kann.

Nicht jede Geburt führt zu einem Dammriss. Ob es zu einem Einreißen des Gewebes kommt, hängt davon ab, wie groß der Kopf des Kindes ist, wie schnell die Geburt vorangeht, ob die Geburtshelfer Dammschutz ausüben, wie elastisch das Gewebe ist und ob Dammmassagen durchgeführt wurden.

DAMMSCHNITT

Bei einem Dammschnitt schneiden die Ärzte den Damm ein, um die Geburt zu erleichtern bzw. einem Dammriss zuvorzukommen. Bei Zangen-, Saugglocken- und Steißgeburten wird meistens ein Dammschnitt vorgenommen. Der Schnitt erfolgt während einer Presswehe ohne Betäubung, wird aber von der Gebärenden nicht wahrgenommen. Nach der Geburt vernäht der Arzt die Wunde unter örtlicher Betäubung. Bis in die 1990er-

Jahre führten viele Krankenhäuser prophylaktisch einen Dammschnitt durch, um einem Dammriss vorzubeugen. Heute sind sich die meisten Fachleute einig darüber, dass einem Dammriss gegenüber einem Dammschnitt der Vorzug zu geben ist. So sind die meisten Ärzte davon abgekommen, vorbeugend einen Dammschnitt zu machen, da bei einem Dammriss das Gewebe an einer schwachen Stelle einreißt. Dadurch verliert die junge Mutter weniger Blut, und die Wunde heilt schneller. Für einen Dammschnitt spricht, dass die gerade Wunde besser genäht und versorgt werden kann als ein unregelmäßiger Riss.

EINLEITUNG DER GEBURT

Bei einer Geburtseinleitung werden die Wehen mithilfe von Hormonen eingeleitet. Gründe für eine künstliche Geburtseinleitung sind Übertragung (siehe Kasten unten), keine Wehen innerhalb von 24 Stunden nach Platzen der Fruchtblase und ein kritischer Gesundheitszustand der Mutter oder des Kindes. Vor der künstlichen Einleitung unternehmen die Geburtshelfer meist noch den Versuch, mithilfe Dehnens des Muttermundes und Abschiebens der Fruchtblase die Geburt natürlich in Gang zu bringen. Dabei führt die Hebamme oder der Arzt zwei Finger in den Muttermund ein und schiebt die Fruchtblase sanft zurück, ohne sie zu verletzen. Bei diesem Vorgang wird das Hormon Prostaglandin freigesetzt, das Wehen auslöst.

Übertragung

Wenn der geplante Geburtstermin um mehr als zwei Wochen verstrichen ist, ohne dass Anzeichen für den Beginn der Geburt eingetreten wären, gilt das Kind als „übertragen". Zwischen der Woche 40 und 42 spricht man von Terminüberschreitung. Bei 45 Prozent aller werdenden Mütter besteht die Schwangerschaft über die 40. Woche hinaus, bei 15 Prozent bis über die 41. Woche. Normalerweise warten die Ärzte noch zwei Wochen nach dem Geburtstermin ab, bis sie die Geburt einleiten. Ab der 42. Schwangerschaftswoche wird empfohlen, die Geburt einzuleiten; ab der 41. Woche wird es den Frauen angeboten, und sie können sich entscheiden.

PROSTAGLANDIN

Bevor die Wehen eingeleitet werden, überprüfen die Geburtshelfer mit einem CTG die Herztöne des Kindes. Außerdem bestimmen sie durch Abtasten des Bauchs die Lage des Babys. Die Mutter wird vaginal untersucht, um festzustellen, wieweit der Muttermund geöffnet ist. Zunächst bekommt die Schwangere das wehenfördernde Hormon Prostaglandin verabreicht, das schonendste Mittel, um eine Geburt einzuleiten. Die Schwangere erhält entweder Tabletten oder ein Gel, das auf den Muttermund aufgetragen wird. Nach der ersten Gabe muss die Schwangere sechs Stunden warten. Treten dann noch immer keine Gebärmutterkontraktionen auf, wird eine zweite Dosis gegeben. Manchmal verabreichen die Ärzte nach einer Wartezeit auch weitere Dosen. Wenn sich der Muttermund zwei bis drei Zentimeter geöffnet hat, wird manchmal die Fruchtblase gesprengt. Dabei wird mit einem häkelnadelähnlichen Instrument in die Fruchtblase gestochen. Dieser Vorgang ist nicht schmerzhaft. Durch den Austritt des Fruchtwassers wird natürliches Prostaglandin freigesetzt, das die Wehen in Gang bringt.

OXYTOCIN

Führt die Gabe von Prostaglandin nicht zum gewünschten Erfolg, verabreichen die Ärzte im Allgemeinen das Hormon Oxytocin in seiner synthetischen Form, das ebenfalls Gebärmutterkontraktionen auslöst. Wenn Schwangere an den Wehentropf angeschlossen werden, erhalten sie eine Infusion über den Unterarm. Andernfalls kann das Mittel auch in Tablettenform oder als Nasenspray verabreicht werden. Begonnen wird mit einer niedrigen Dosis, die langsam erhöht wird, bis Gebärmutterkontraktionen auftreten. Die Wehen können rasch einsetzen und sehr stark sein, deshalb bekommen die meisten Schwangeren eine PDA.

Wehentropf

Bitten Sie darum, dass der Wehentropf an den Arm angelegt wird, den Sie seltener benutzen, bei Rechtshänderinnen also an den linken Arm. Sorgen Sie dafür, dass der Infusionsschlauch lang genug ist, um Ihnen möglichst viel Bewegungsfreiheit zu gewährleisten.

KAISERSCHNITT

In Deutschland kommt etwa jedes dritte Kind per Kaiserschnitt auf die Welt, mit steigender Tendenz. Viele Frauen sind enttäuscht, wenn ihnen der Arzt sagt, dass eine natürliche Geburt nicht möglich ist. Sie fühlen sich um die Geburt betrogen und hadern mit sich. Oft fragen Freunde und Verwandte kritisch nach, was dazu führen kann, dass sich die junge Mutter erst recht Vorwürfe macht. Doch dazu besteht keinerlei Anlass. Ein Kaiserschnitt kann Leben retten.

▼ Bei einem primären Kaiserschnitt hat die Schwangere die Wahl zwischen PDA und Vollnarkose, bei einem sekundären wird meistens eine Vollnarkose gemacht, weil sie schneller wirkt.

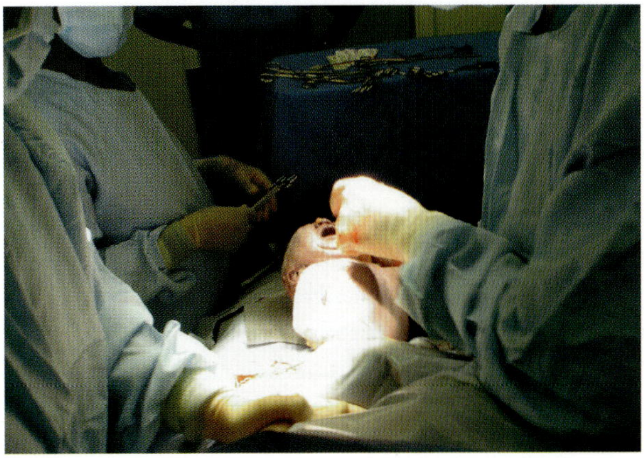

PRIMÄRER UND SEKUNDÄRER KAISERSCHNITT

Man unterscheidet zwischen dem primären oder geplanten und dem sekundären oder ungeplanten Kaiserschnitt. Bei primären Kaiserschnitten planen die Ärzte gemeinsam mit der Schwangeren vor Einsetzen der Wehen den Kaiserschnitt, weil dafür bestimmte Gründe vorliegen. Eine Entscheidung für den sekundären Kaiserschnitt fällt oft erst während einer Geburt in einer Notlage.

GRÜNDE FÜR EINEN PRIMÄREN KAISERSCHNITT

- anatomische Besonderheiten, wie z. B. ein schmales Becken und ein großer Kopfumfang des Kindes
- Präeklampsie (siehe Seite 54)
- schlecht eingestellter Diabetes der Mutter
- bestimmte Erkrankungen der Mutter, wie Herz-, Nieren- oder Lungenkrankheit

- Querlage des Kindes
- Plazentainsuffizienz, bei der die Funktionsfähigkeit der Plazenta eingeschränkt ist und das Kind nicht mehr genügend Sauerstoff und Nährstoffe bekommt
- Plazenta praevia, eine Fehllage der Plazenta, die in der Nähe des Gebärmutterhalses kurz vor dem Muttermund liegt

GRÜNDE FÜR EINEN SEKUNDÄREN KAISERSCHNITT

Ein sekundärer Kaiserschnitt wird durchgeführt, wenn sich das Kind in einer Notlage befindet bzw. wenn wichtige medizinische Gründe dafür sprechen.

- Die Herztöne des Kindes lassen nach.
- Die Geburt geht nicht voran, ist aber für eine Zangen- oder Saugglockengeburt nicht weit genug fortgeschritten.
- Nabelschnurvorfall: Die Nabelschnur liegt unter dem Kind, das mit seinem Gewicht auf das Becken drückt. Dadurch wird die Nabelschnur zusammengedrückt, was zur Folge hat, dass das Kind nicht mehr mit Blut und Sauerstoff versorgt werden kann.
- Die Wehen kommen trotz Wehentropf nicht in Gang.

DIE OPERATION

Ein Kaiserschnitt ist zwar keine kleine Operation, aber durch die steigende Anzahl an Kaiserschnitten ist er für viele Ärzte fast schon zur Routine geworden und birgt kaum Gefahren. Ist der Kaiserschnitt geplant, kommen Sie bereits einen Tag vor der Operation oder frühmorgens am OP-Tag in die Klinik. Wenn es so weit ist, werden Sie untersucht, im Schambereich rasiert und sprechen mit dem Anästhesisten. Manche Krankenhäuser erlauben es den Schwangeren, für die Nacht wieder nach Hause zu fahren. Am nächsten Tag werden sie dann in den Operationsraum gebracht. Erschrecken Sie nicht über die Zahl des anwesenden Krankenhauspersonals. Je mehr Menschen da sind, umso sicherer können Sie sich fühlen. Ein Geburtshelfer oder Arzt schließt Sie an das CTG an, um die Herztöne des Kindes zu überprüfen. Der Anästhesist

Wunschkaiserschnitt

Viele Prominente haben es vorgemacht: die schmerzlose, einfache, komplikationsfreie Kaiserschnittgeburt. Immer mehr junge Frauen eifern diesen Vorbildern nach und wünschen sich ebenfalls eine „saubere" und schmerzlose Geburt ohne Wehen. Wenn keine medizinische Notwendigkeit besteht, sollten Sie den Wunsch nach einem freiwilligen Kaiserschnitt noch einmal überdenken, denn eine natürliche Niederkunft hat viele Vorteile. Bereits während der Geburt produziert die Mutter Hormone, die für eine Reifung von Leber und Niere des Babys sorgen. Auch die Entwicklung des kindlichen Nervensystems wird durch eine Spontangeburt begünstigt. Nach einem Kaiserschnitt saugen die Ärzte zwar das Fruchtwasser ab, es besteht aber ein geringes Risiko, dass noch etwas Fruchtwasser in der Lunge verbleibt und zu Problemen führt. Hinzu kommt, dass viele Frauen von der Heftigkeit der Wundschmerzen überrascht sind. Die gesetzlichen Krankenkassen bezahlen Kaiserschnitte nur, wenn medizinische Gründe vorliegen. In den meisten Fällen werden die Kosten für den Kaiserschnitt aber von der Krankenkasse übernommen, weil die Ärzte entsprechende Gründe diagnostizieren.

▶ Wenn das Baby auf der Welt ist, sehen es sich die Geburtshelfer genau an und prüfen die Reifezeichen des Kindes.

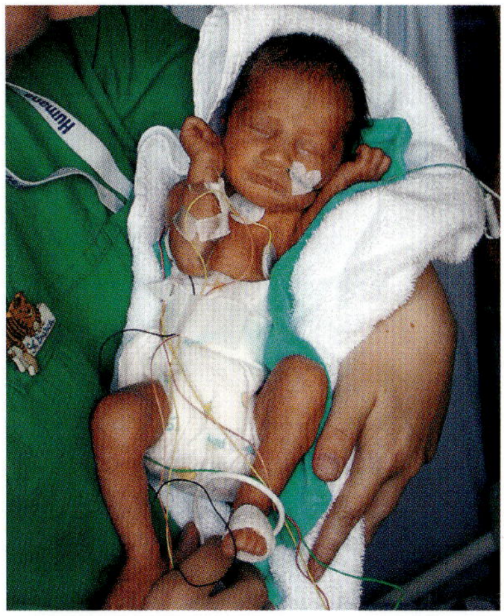

legt eine Kanüle für Medikamente und beginnt damit, die PDA vorzubereiten. Viele Frauen sind in diesem Moment am nervösesten und haben Angst vor dem Einstich oder davor, trotz der Narkose während der Geburt Schmerzen zu spüren. Diese Sorgen sind jedoch unbegründet. Sprechen Sie ausführlich beim Vorgespräch mit dem Anästhesisten über Ihre Befürchtungen. Bis die PDA ihre volle Wirkung erzielt, bekommen Sie einen Blasenkatheter gelegt. Das tut nicht weh, ist aber ein wenig unangenehm. Der Katheter bleibt nach dem Kaiserschnitt noch 24 Stunden in Ihrer Blase. Nun wird Ihr Bauch desinfiziert und Ihr Körper bis auf die OP-Stelle mit Tüchern abgedeckt. Das Klinikpersonal baut vor Ihnen und Ihrem Partner einen Sichtschutz auf. Mit einem horizontalen, etwa zehn Zentimeter langen Schnitt oberhalb des Schambeins öffnet der Arzt die Bauchdecke und danach die Gewebsschichten bis zur Gebärmutter. Der Schnitt ist nicht mehr zu sehen, wenn das Schamhaar wieder nachgewachsen ist. Sobald die Gebärmutter offen ist, öffnet der Arzt auch die Fruchtblase. Nun hebt er das Kind mit dem Kopf vorsichtig durch die Öffnung, durchtrennt die Nabelschnur, saugt Mund und Nase frei und übergibt das Baby an die wartende Hebamme. Viele Kaiserschnittbabys schreien, weil sie so unvermittelt und unvorbereitet aus ihrer warmen Höhle geholt wurden. Deshalb ist Ihr liebevoller Zuspruch nach der Geburt besonders wichtig. Wenn das Baby erstversorgt ist, bringt die Hebamme es zur Mutter. Die Ärzte entfernen die Plazenta. Sie injizieren der Mutter ein Hormon, damit sich die Gebärmutter zusammenzieht, säubern die Gebärmutter und nähen die Wunde zu. Die junge Mutter bleibt normalerweise noch vier Stunden zur Beobachtung im Kreißsaal.

RISIKEN BEIM KAISERSCHNITT

Eine Kaiserschnittgeburt birgt relativ wenig Gefahren. Bei sekundären Kaiserschnitten treten eher Probleme auf als bei primären. Meistens liegen die Gründe dafür in der Notlage, die die Mediziner zu diesem Schritt zwangen. Für Übergewichtige, Raucherinnen und Frauen mit einer Neigung zu Thrombose können Kaiserschnitte riskanter sein. Bei Kaiserschnittgeburten ist außerdem das Risiko von Nachblutungen, Gebärmutter- und Harnwegsentzündungen leicht erhöht. Auch dauert es etwas länger, bis das Stillen in Gang kommt, und die junge Mutter muss sich einige Tage von der Operation erholen. Manchmal muss die Mutter auf die Intensivstation verlegt werden. In Ausnahmefällen muss auch die Gebärmutter entfernt werden.

Beisein des Vaters

Auch der werdende Vater darf bei einem mit PDA durchgeführten Kaiserschnitt dabei sein. Sollte allerdings wider Erwarten eine Vollnarkose gemacht werden, muss er den OP-Raum verlassen: Wenn Sie nicht mehr bei Bewusstsein sind, ist er Ihnen ohnehin keine Hilfe mehr. Außerdem wäre seine Anwesenheit bei der Operation möglicherweise zu belastend für Ihren Partner.

Einmal Kaiserschnitt – immer Kaiserschnitt?

Früher galt die Regel: Wer einmal einen Kaiserschnitt bekommen hat, kann nie wieder spontan entbinden. Dieser mittlerweile überholte Grundsatz lag darin begründet, dass die Ärzte früher vertikale Operationsschnitte machten. Dadurch wurde der Gebärmuttermuskel geschwächt und infolgedessen rieten die Ärzte von spontanen Geburten ab. Heute wird der Schnitt horizontal durchgeführt, und der Gebärmuttermuskel erholt sich davon rasch wieder. Es ist äußerst unwahrscheinlich, dass bei einer folgenden Spontangeburt die Naht aufbricht. Die Regel, dass maximal zwei Kaiserschnitte gemacht werden können, ist ebenfalls überholt.

NACH DER GEBURT

Es ist ein unbeschreiblicher Moment, wenn Ihnen das Neugeborene zum ersten Mal auf den Bauch gelegt wird. Begrüßen Sie Ihr Baby. Und staunen Sie gemeinsam mit Ihrem Partner über das große Wunder, das Sie zusammen vollbracht haben.

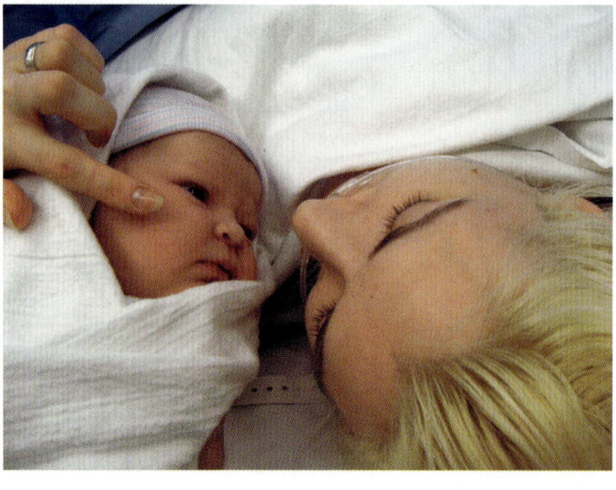

ERSTVERSORGUNG DES BABYS

Wenn das Neugeborene auf der Welt ist, sehen sich die Geburtshelfer das Kind genau an und prüfen insbesondere die Reifezeichen des Kindes. Sie schauen nach, ob Finger- und Zehennägel ausgebildet sind, prüfen die Reflexe und sehen sich die Größe der Fontanellen auf dem Kopf des Neugeborenen an. Außerdem schauen sie, ob das Baby mit Käseschmiere bedeckt ist, einem weißlichen Überzug der Haut. Wenn sie fehlt, kann das ein Hinweis auf Übertragung (siehe Seite 150) sein.

Nach dem Abtrennen der Nabelschnur, das meistens der Vater übernimmt, klemmt die Hebamme die restliche Nabelschnur ab, um einen Blutverlust zu vermeiden. Eine, fünf und zehn Minuten nach der Geburt wird der Apgar-Index des Neugeborenen festgestellt. Danach messen und wiegen die Geburtshelfer den Säugling. Die meisten Kinder wiegen zwischen 3.250 und 3.750 Gramm, haben eine Körpergröße zwischen 50 und 54 Zentimeter und einen Kopfumfang zwischen 35 und 37 Zentimeter. Der Nabel wird nun weiter versorgt. Eine Nabelklemme blockiert die Blutzufuhr, oberhalb der Klemme schneidet die Hebamme den Rest der Nabelschnur ab. Nun wird das Baby angezogen. Zwei bis drei Stunden nach der Geburt sieht sich die Hebamme erneut den Nabel an und kontrolliert, ob das Kind Urin oder Stuhl (Mekonium) ausgeschieden hat.

◀ Begrüßen Sie leise Ihr Neugeborenes.

Apgar-Index

Der Apgar-Index bewertet den Zustand des Kindes kurz nach der Geburt. Er besteht aus fünf Tests, bei denen der Säugling jeweils zwischen null und zwei Punkten erreichen kann.

Herzschlag:

• mehr als 100 Schläge pro Minute	2 Punkte
• weniger als 100 Schläge pro Minute	1 Punkt
• kein feststellbarer Herzschlag	0 Punkte

Bewegungen:

• aktive Bewegungen	2 Punkte
• einige Bewegungen	1 Punkt
• keine Bewegungen	0 Punkte

Hautfarbe:

• rosig	2 Punkte
• Extremitäten bläulich gefärbt	1 Punkt
• blau	0 Punkte

Reflexe:

• schreien	2 Punkte
• wimmern	1 Punkt
• keine Reflexe	0 Punkte

Atemantrieb:

• regelmäßige Atmung	2 Punkte
• flacher, unregelmäßiger Atem	1 Punkt
• keine Atmung	0 Punkte

Im Allgemeinen erreichen die Säuglinge zwischen sieben und zehn Punkten auf dem Apgar-Index. Häufig schneiden Babys, die beim ersten Mal eine geringere Punktezahl hatten, beim zweiten Test besser ab.

Der Apgar-Index wurde im Jahr 1952 von der amerikanischen Chirurgin und Anästhesistin Virginia Apgar (1909–1974) entwickelt.

ERSTES KENNENLERNEN

Das Baby ist geboren. Aus seiner warmen, geschützten Gebärmutterhöhle kommt es in eine kalte, laute und helle Welt. Diese ist für das Neugeborene zunächst befremdlich. Lassen Sie sich das nackte Kind auf Ihren Bauch legen. Der direkte Hautkontakt beruhigt es. Streicheln Sie es sanft mit Ihren Händen. Das erinnert Ihr Baby an die Zeit in der Gebärmutter und schenkt ihm Geborgenheit. Begrüßen Sie es mit leiser Stimme. Das Baby erkennt Ihre Stimme und die Ihres Partners. Es wird Sie mit großen Augen still und ernst anschauen. Genießen Sie diesen wunderbaren Moment und halten Sie ihn für immer in Ihrem Herzen fest. Die meisten Kliniken haben erkannt, wie wichtig die erste Zeit mit dem Baby für die ganze Familie ist und sind davon abgekommen, der Mutter das Kind nach der Geburt wegzunehmen oder der jungen Familie keine Ruhe für das erste Kennenlernen zu lassen. Verschiedene Studien bestätigen, dass es sich positiv auf die weitere Beziehung auswirkt, wenn die jungen Eltern gemeinsam mit ihrem Kind die erste Zeit in Ruhe genießen können, ohne dabei gestört zu werden. Sorgen Sie dafür, dass die Beleuchtung im Zimmer möglichst schwach ist, damit das Neugeborene nicht geblendet wird und verzichten Sie darauf, Blitzlichtaufnahmen zu machen, die Ihr Baby erschrecken könnten. Lernen Sie Ihr Kind Haut an Haut kennen. In der ersten Lebensstunde nach der Geburt ist es besonders empfänglich. Wenn Sie es berühren, werden Hormone ausgeschüttet, die das Zusammenziehen der Gebärmutter bewirken und die Produktion von Kolostrum, der Vormilch, ankurbeln. Die meisten Kinder sind nach der Geburt wach und ruhig und schlafen erst nach drei bis vier Stunden ein.

Neugeborenengelbsucht

Etwa 60 Prozent aller Säuglinge bekommen nach der Geburt eine – meist harmlose – Neugeborenengelbsucht. Frühchen sind öfter betroffen, weil ihre Leber noch weniger ausgereift ist. Die Neugeborenengelbsucht entsteht, weil sich im Blut des Babys viele rote Blutkörperchen befinden, die abgebaut werden müssen. Dabei entsteht das gelbe Abbauprodukt Bilirubin. Bevor der Körper dieses ausscheidet, wird es von der Leber verarbeitet. Bei Neugeborenen funktioniert dieser Mechanismus noch nicht richtig, weil die Leber noch nicht ausgereift ist. Das Bilirubin lagert sich unter der Haut und dem Augenweiß ab und hinterlässt dabei einen gelblichen Farbton. Die Gelbsucht tritt einen Tag nach der Geburt auf und ist am vierten Tag am stärksten. Das Blut des Säuglings muss kontrolliert werden, wenn die Gelbsucht ungewöhnlich stark ausgeprägt ist, weil sich das Bilirubin bei einem zu hohen Anstieg ggf. im Gehirn ablagern und dort zu Schäden führen kann. Betroffene Neugeborene bekommen Lichttherapie verordnet und werden mit einer UV-Lampe bestrahlt.

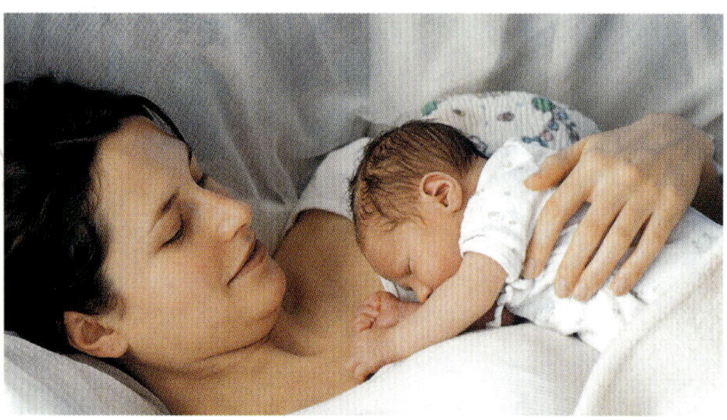

VERSORGUNG DER MUTTER

Viele Mütter sind nach der großen Anstrengung der Geburt erschöpft und sehnen sich danach, zu schlafen. Dieser Wunsch ist verständlich, aber Sie sollten trotzdem in der ersten Zeit für Ihr Kind da sein und Ihren Erholungsschlaf machen, wenn Ihr Baby in wenigen Stunden ebenfalls einschläft. Nachdem Sie gemeinsam mit Ihrem Partner das Neugeborene begrüßt haben und wenn es vielleicht wieder eingeschlafen ist, wird die Hebamme Ihnen anbieten zu duschen. Nach den körperlichen Mühen ist eine Dusche wohltuend und erfrischend. Erschrecken Sie nicht, wenn Sie beim Duschen Ihren Körper betrachten. Er ist noch von der Schwangerschaft und Geburt gezeichnet. Der Bauch hängt meistens schlaff herunter, die Brüste erscheinen groß, viele Frauen haben in der Schwangerschaft ein paar Pfunde zugenommen. Nehmen Sie sich vor, sobald wie möglich mit der Rückbildungsgymnastik zu beginnen und trösten Sie sich damit, dass Sie durch das Stillen Ihr zusätzliches Gewicht schnell verlieren werden. Innerhalb von neun Monaten ist die Figur der meisten Frauen wieder wie vor der Schwangerschaft. Nach dem Duschen sollten Sie dicke Binden in Ihre Unterwäsche legen, um den Wochenfluss aufzufangen. Wenn Sie frisch angekleidet und erholt in Ihr Zimmer zurückkom-

◄ Genießen Sie die erste Zeit mit Ihrem Neugeborenen in Ruhe und lassen Sie sich nicht stören.

men, wird die Hebamme Blutdruck und Temperatur prüfen, evtl. Ihre Dammnaht kontrollieren und durch Abtasten auf dem Bauch feststellen, ob sich die Gebärmutter zurückbildet. Die Hebamme wird Sie auch daran erinnern, Wasser zu lassen, denn nach der Geburt spüren viele Frauen nicht, wenn ihre Blase voll ist. Ruhen Sie sich nach der Geburt so viel wie möglich aus. Einige Stunden später treten Nachwehen auf. Sie entstehen, wenn sich die Gebärmutter zu ihrer ursprünglichen Größe zurückbildet. Nach der Geburt des ersten Kindes sind die Nachwehen kaum zu spüren, bei weiteren Geburten sind sie bedeutend stärker und oft noch einmal eine große Herausforderung für junge Mütter, die nach den Strapazen der Geburt weitere Schmerzen oft nicht mehr akzeptieren können. Trösten Sie sich damit, dass Nachwehen ein gutes Zeichen sind. Je schneller und intensiver sie sind, desto besser bildet sich die Gebärmutter zurück, was die Wahrscheinlichkeit von Blutungen verringert. Außerdem kann eine Schmerzlinderung mit Paracetamol durchgeführt werden, ohne Mutter oder Kind zu schaden.

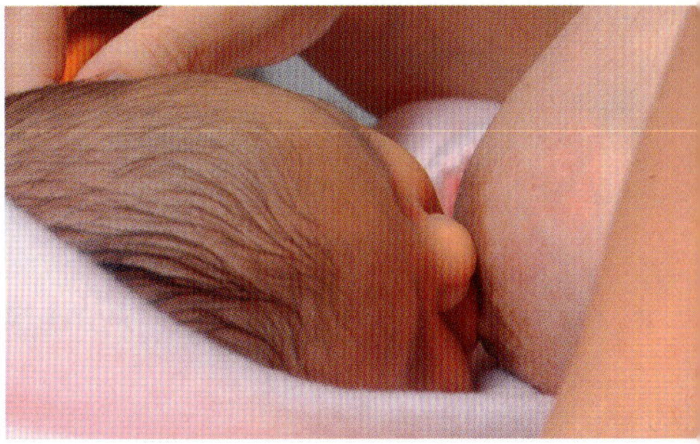

▲ Nach der Geburt sollten Sie Ihr Kind so bald wie möglich das erste Mal stillen.

Wochenfluss

Der Wochenfluss (Lochien) wird zwischen zwei und sechs Wochen nach einer Geburt abgesondert und ist am Anfang stärker als die Regelblutung. Er verändert im Laufe der Zeit seine Farbe von rötlich über bräunlich bis zu bernsteinfarben. Wochenfluss besteht aus Blut, weißen Blutkörperchen, Vaginalsekret und weiteren Flüssigkeiten. Entgegen der weitverbreiteten Annahme ist Wochenfluss nicht infektiöser als eine normale Menstruationsblutung.

Kolostrum

Kolostrum ist helle, wässrige Vormilch, die innerhalb der ersten Tage nach einer Geburt produziert wird. Ihre Zusammensetzung ist genau auf die Bedürfnisse eines Neugeborenen abgestimmt: Sie enthält Eiweiß, Fette, Wasser und Antikörper, die für das Baby besonders wichtig sind. Kolostrum stärkt somit das Immunsystem und wirkt stuhlgangfördernd.

ERSTES STILLEN

Am besten, Sie legen Ihr Baby gleich nach der Geburt das erste Mal an. So bringen Sie den Milchfluss in Gang. Streichen Sie mit Ihrer Brustwarze sanft über die Lippen des Säuglings, um sein instinktives Interesse an der Brust zu wecken. Falls Ihr Kind darauf nicht reagiert, können Sie etwas Vormilch aus Ihrer Brust drücken und seine Lippen sanft damit benetzen. Die Hebamme hilft Ihnen dabei. Wenn Sie nach der Geburt zu erschöpft sind oder sich von der Operation erholen müssen, sollten Sie so bald wie möglich danach mit dem Stillen beginnen, um den Grundstein für eine schöne Stillbeziehung zu legen. Anfangs werden Ihre Brustwarzen schmerzen, aber das lässt rasch nach. In den ersten Tagen nach der Geburt sondert die Brust noch Vormilch ab. Erst danach bildet sich Muttermilch und die Brüste werden beim Milcheinschuss groß und schwer.

DIE ZEIT DANACH

Erschöpft, aber glücklich halten Sie nun Ihr Neugeborenes in den Armen. Die ersten Tage mit Ihrem Baby sind eine besondere und wunderbare Erfahrung. Genießen Sie diese Zeit!

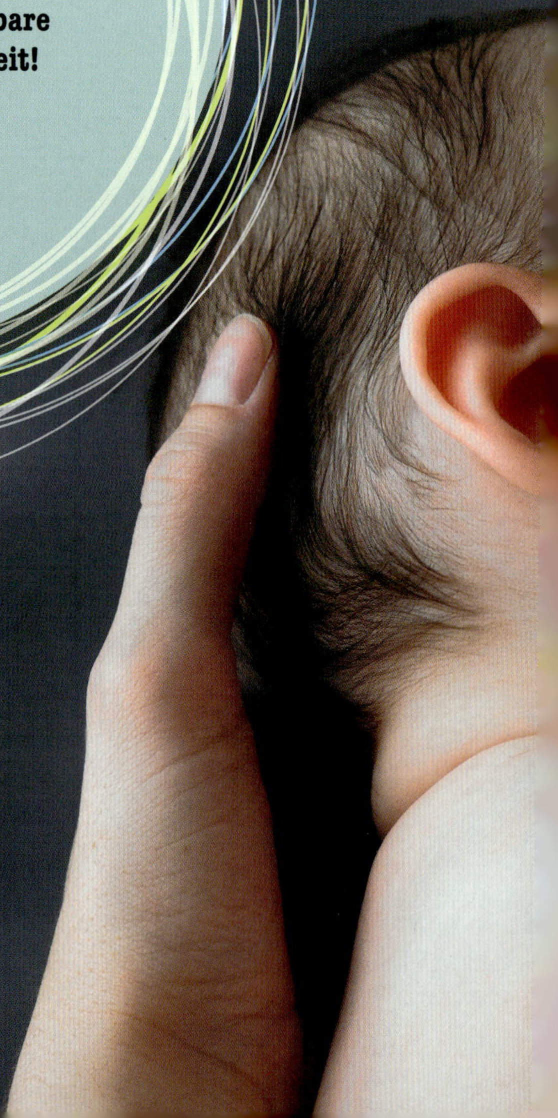

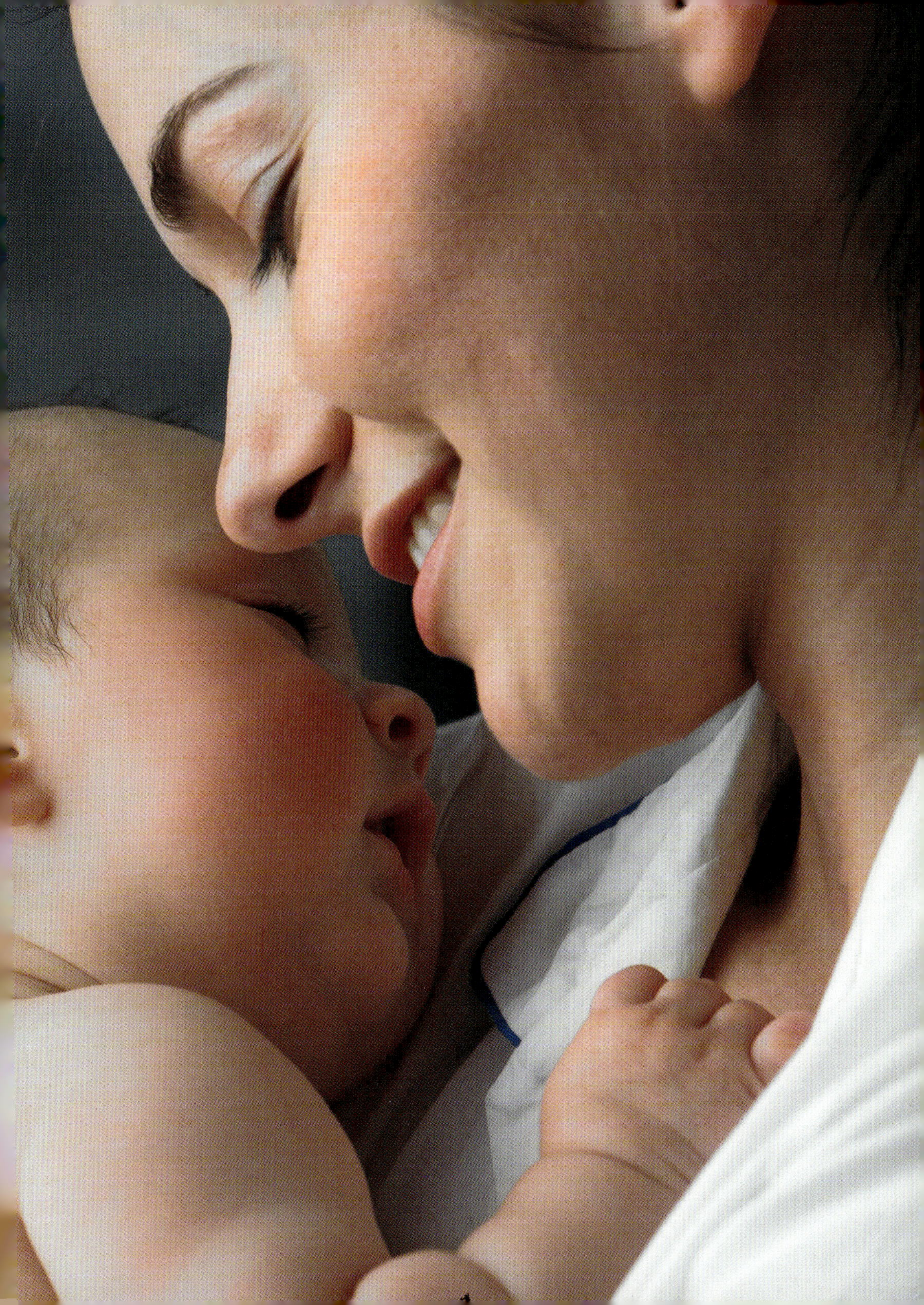

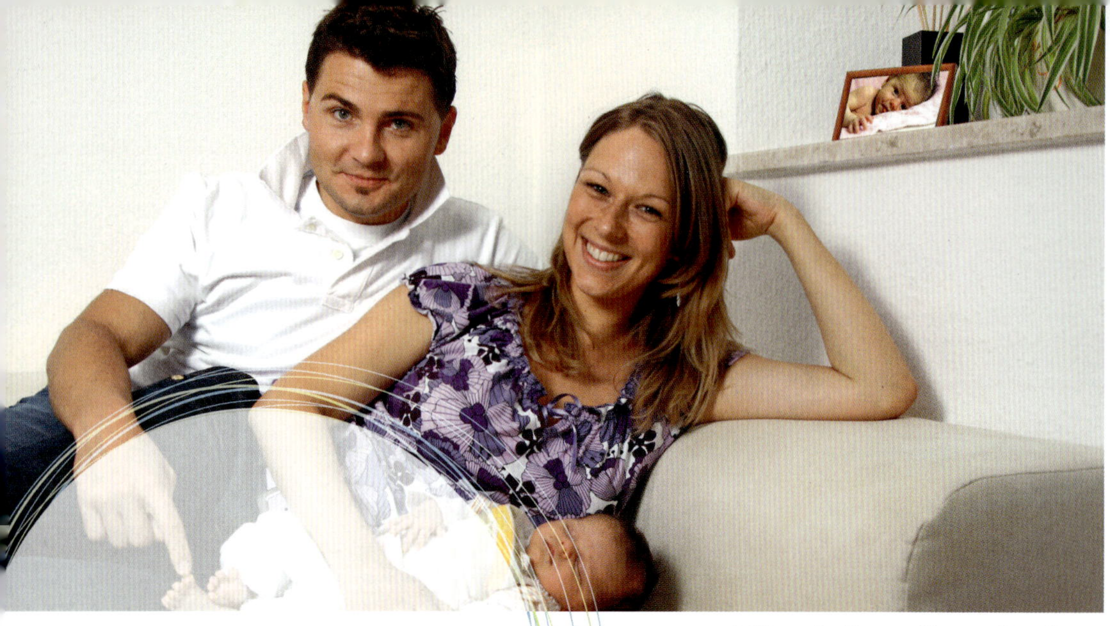

▲ Die ersten Tage zu Hause sollten Sie ruhig angehen. Diese kostbare Zeit gehört Ihnen und Ihrem Baby ganz allein.

DIE ERSTEN TAGE MIT DEM BABY

Alles ist neu. Immer wieder gehen die jungen Eltern zum Bettchen und sehen sich ihr Baby an, während es friedlich schläft. Das Kind ist jetzt das Wichtigste. Alles andere hat Zeit. Genießen Sie die wunderbare erste Zeit mit Ihrem Baby. Schmusen und sprechen Sie mit ihm, wann immer Sie dazu Gelegenheit haben. Reagieren Sie sofort, wenn Ihr kleines Mädchen oder Ihr kleiner Junge weint. So stärken Sie das Urvertrauen Ihres Kindes und geben ihm Selbstbewusstsein für später.

MIT DEM BABY ZU HAUSE

In den ersten Tagen sollten Sie viel Zeit damit verbringen, sich gegenseitig kennenzulernen. Im Idealfall hat Ihr Partner ein paar Tage Urlaub und kann Sie versorgen. Denn wenn Sie aus dem Krankenhaus kommen, brauchen Sie in erster Linie Ruhe. Kuscheln Sie mit Ihrem Baby zusammen im Bett, genießen Sie den Hautkontakt beim Stillen und schlafen Sie, wenn Ihr Kind schläft. Der Haushalt ist jetzt unwichtig. An erster Stelle steht das Neugeborene. Erwarten Sie nicht, dass das Baby sich schon nach kurzer Zeit an einen bestimmten Rhythmus beim Essen oder Schlafen hält. Es dauert oft mehrere Monate, bis sich hier eine Regelmäßigkeit abzeichnet. Seien Sie geduldig mit dem Baby, auch wenn Sie selbst erschöpft sind, und lassen Sie sich von Ihrem Partner, von guten Freunden, Verwandten und Nachbarn unterstützen. Vor allem beim ersten Kind haben viele junge Mütter Angst davor, das Kind anzufassen, weil es ihnen so zerbrechlich erscheint. Haben Sie keine Sorgen, das Baby ist robuster, als Sie denken. Die Nackenmuskulatur ist aber noch schwach ausgeprägt, sodass sie beim Hochheben unterstützt werden muss. Viele Mütter machen es instinktiv richtig:

- mit einer Hand unter den Kopf, mit der anderen unter den Po fassen
- das Baby langsam hochnehmen, dabei an Kopf und Körper stützen
- das Kind langsam und gestützt in die Arme nehmen und dort halten

BABYPFLEGE

Nabelpflege, Wickeln, Waschen und Baden – wenn das Baby auf der Welt ist, müssen die jungen Eltern einige neue Handgriffe lernen.

NABELPFLEGE

Der übrige Teil der Nabelschnur vertrocknet und schrumpft nach der Geburt. Nach fünf bis sieben Tagen fällt der Rest der Nabelschnur im Allgemeinen ab. Bis zu diesem Zeitpunkt sollten Sie den Nabel möglichst trocken halten. Die Hebamme wird ihn bei ihren Hausbesuchen kontrollieren.

WICKELN

Halten Sie alles bereit, was Sie zum Wickeln brauchen, damit Sie es mit einem weinenden Baby im Arm nicht erst lange zusammensuchen müssen. Sie benötigen eine Wickelunterlage,

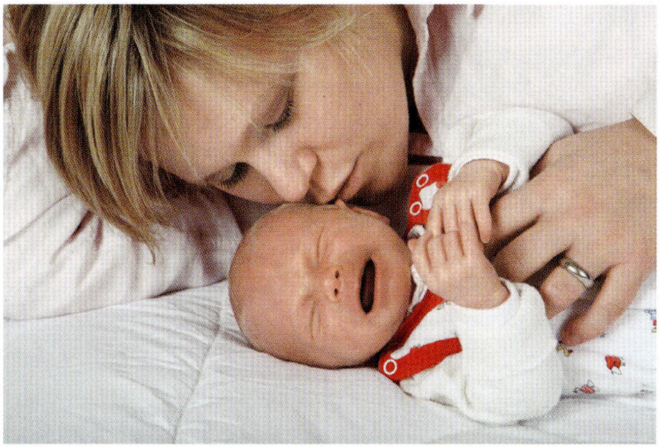

▲ Beruhigen Sie Ihr weinendes Baby mit sanfter Stimme.

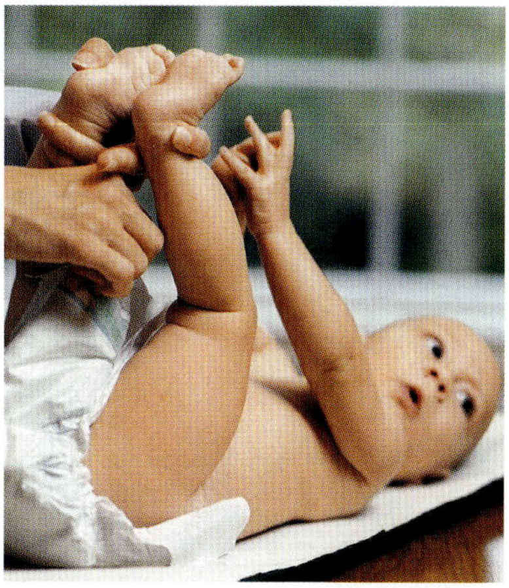

▲ Mit ein wenig Übung wird das Wickeln bald zu Routine.

Was tun, wenn das Baby schreit?

Ein Baby weint, wenn es ein Bedürfnis hat. Weinen ist für einen Säugling die einzige Möglichkeit, auf sich aufmerksam zu machen. Es muss aber nicht immer etwas Schlimmes bedeuten, wenn ein Neugeborenes weint. Manchmal ist es aufgewacht und sehnt sich nach der Mutter. Oder ihm ist langweilig, es möchte spielen oder schmusen. Vielleicht ist auch die Windel voll, oder es hat Hunger. Möglicherweise schwitzt bzw. friert es. Vielleicht hat das Kind auch Bauchweh oder andere Probleme. Im Lauf der Zeit hören Sie am Weinen, ob das Neugeborene ernste Beschwerden hat oder nicht. Wenn Ihr Baby gesund, satt und gewickelt ist, nehmen Sie es hoch, sprechen Sie leise mit ihm und wiegen es sanft im Arm. Viele Babys beruhigen sich dabei schnell wieder.

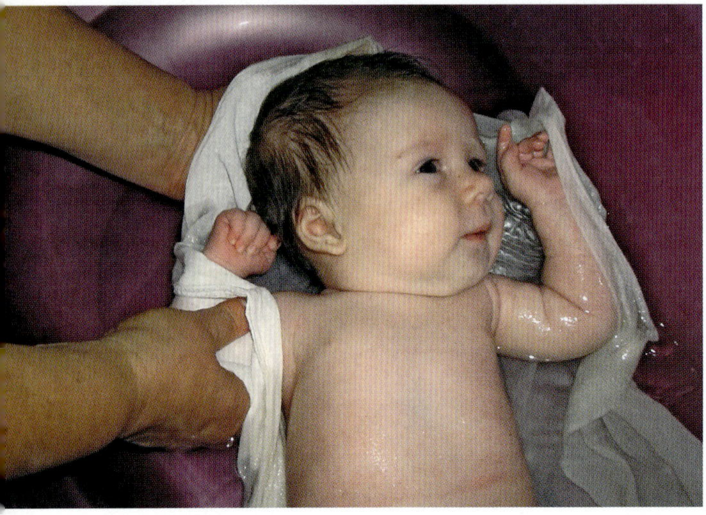

▲ Planschen in warmem Wasser ist für die meisten Babys ein großes Vergnügen.

eine Wärmelampe, Wegwerf- oder Stoffwindeln, Wasser und Waschlappen, Feucht- oder Öltücher bzw. Wattebäusche und Öl, evtl. einen Waschlappen und Wundcreme für den Po. Ziehen Sie Ihr Baby aus und legen Sie es mit dem Rücken auf die Wickelunterlage. Diese bedecken Sie dabei am besten immer mit einem Handtuch oder Molton, damit sie nicht bei jeder Verschmutzung erneut gewaschen werden muss. Öffnen Sie die Windel. Wenn Ihr Kind Stuhlgang gemacht hat, nehmen Sie einen sauberen Teil der Windel und wischen Sie damit den gröbsten Schmutz ab. Reinigen Sie den Po mit einem Feucht- oder Öltuch bzw. mit einem warmen, feuchten Waschlappen. Achten Sie besonders darauf, dass in den Hautritzen keine Stuhlreste mehr sind. Diese können zu Entzündungen führen. Reiben Sie Ihr Kind dünn mit Wundcreme ein und heben Sie es an, um eine neue Windel unter das Gesäß zu legen. Fassen Sie dabei mit der linken Hand unter dem rechten Bein zum linken Oberschenkel. Schließen Sie die Windel und ziehen Sie Ihr Baby wieder an.

WASCHEN

Schmutzig wird Ihr Baby noch nicht, aber Schweiß, Urin und Kot können sich auf der Haut festsetzen und evtl. zu Reizungen führen. Waschen Sie deshalb Ihr Kind jeden Morgen und jeden Abend an Gesicht, Händen und am Po. Sie können Ihr Kind mit Waschhandschuh, Wattebäuschen oder Feuchttüchern reinigen oder baden. Auch ein weiches Kosmetiktuch, in etwas Olivenöl getunkt, ist eine gute Haut- und Reinigungspflege für Ihr Baby. Für die Augenwinkel empfiehlt sich ein Wattestäbchen. Feuchten Sie sie gut an, damit die Wattefussel fest aneinanderhaften. Im trockenen Zustand besteht die Gefahr, dass einzelne Fussel ins Auge geraten und dort zu Bindehautreizungen führen. Reinigen Sie Augen, Nase, Mund und äußerlich die Ohren. Kontrollieren Sie einmal am Tag die Speckfältchen Ihres Babys an Oberarmen, Oberschenkeln, Po und Achseln. Dort lagern sich häufig Hautpartikel oder Schmutz von der Kleidung ab und können zu Hautirritationen führen.

BADEN

Die meisten Babys lieben es zu baden. Das warme Wasser beruhigt sie und erinnert sie an ihre Zeit im Mutterleib. Neben den klassischen Babybadewannen gibt es Babybadeeimer, in denen die Säuglinge nicht sitzen, sondern sich aufrecht gehalten bewegen können. Je nach Gewicht des Babys werden die Eimer bis zu einer entsprechenden Markierung mit Wasser gefüllt. Kleine Babys brauchen keinen Badezusatz und keine Haarwäsche. Wenn Sie mögen, geben Sie ein paar Spritzer Olivenöl ins Badewasser oder eine Tasse abgepumpte Muttermilch. Beides wirkt rückfettend.

Richtig stillen

- Setzen Sie sich auf einen bequemen Sessel oder in einen Schaukelstuhl.
- Sorgen Sie dafür, dass Sie in den nächsten 30 bis 45 Minuten nicht gestört werden.
- Halten Sie Ihr Baby nah am Körper.
- Der Kopf des Kindes sollte sich auf Höhe der Brustwarze befinden.
- Nehmen Sie bei Bedarf ein Stillkissen zu Hilfe.
- Fahren Sie mit Ihrer Brustwarze über die Lippen des Säuglings, wenn er nicht von selbst anfängt zu trinken.
- Achten Sie darauf, dass Ihr Kind die gesamte Brustwarze mit dem Mund umschließt und nicht nur die empfindliche Spitze.
- Wenn Sie den Stillvorgang beenden möchten, fahren Sie vorsichtig mit Ihrem kleinen Finger zwischen Brustwarze und Mund des Babys. So können Sie das Vakuum sanft unterbrechen.
- Geben Sie bei jedem Stillen beide Brüste abwechselnd und fangen Sie beim nächsten Stillen mit der Brust an, mit der Sie zuletzt aufgehört haben.
- Stillen Sie sooft und so lange, wie Ihr Baby möchte.
- Lassen Sie es danach aufstoßen.
- Achten Sie auf eine gesunde und ausgewogene Ernährung und verzichten Sie ggf. auf blähende Lebensmittel.

STILLEN

Nach den stillfeindlichen 1960er- und 1970er-Jahren hat es sich herumgesprochen, dass Muttermilch das Beste ist, was es für den Säugling gibt. Durch das Stillen bekommt Ihr Baby Nahrung, die genau auf seine Bedürfnisse abgestimmt ist. Muttermilch schützt Säuglinge vor Allergien, ist immer hygienisch, frisch und in der richtigen Temperatur verfügbar. Für die Mutter bietet das Stillen den Vorteil, dass es praktisch und kostenlos ist und ihr dabei hilft, bald wieder die ursprüngliche Figur zurückzubekommen. Durch den engen Hautkontakt mit der Mutter werden auch die emotionalen Wünsche des Babys befriedigt. Es bekommt Wärme, Nähe und Geborgenheit. Stillen hilft deshalb dabei, eine positive Beziehung zum Kind aufzubauen. Stillen Sie Ihr Kind mindestens sechs Monate voll. Ab dem siebten Monat können Sie langsam mit Beikost beginnen. Lassen Sie sich von Ihrer Hebamme unterstützen, wenn Sie Probleme haben. Sollten Sie sich dafür ent-

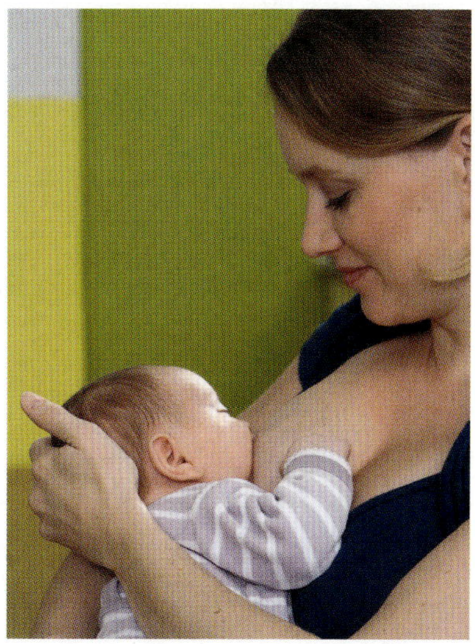

▲ Stillen stärkt die Mutter-Kind-Beziehung und schenkt Ihrem Kind Nähe und Geborgenheit.

schieden haben, Ihr Kind nicht zu stillen, stehen Sie dazu und lassen Sie sich nicht von anderen jungen Müttern verunsichern, die Ihr Verhalten möglicherweise verurteilen. Eine klare Entscheidung ist für die Beziehung zum Kind auf alle Fälle besser, als wenn Sie Ihr Baby mit Widerwillen stillen würden. Die meisten Babys würden wahrscheinlich merken, wenn Sie sich innerlich dagegen wehrten. Misserfolge wären somit vorprogrammiert. Es gibt heute hochwertige Säuglingsnahrung, die Ihr Baby mit den notwendigen Nährstoffen versorgt. Halten Sie Ihren Säugling beim Fläschchengeben ganz eng an Ihren Körper, damit er die Schmuseeinheiten bekommt, die er braucht. Bereiten Sie die Säuglingsnahrung genau nach Packungsanweisung vor. Wenn Sie oder Ihr Partner unter Allergien leiden, sollten Sie Ihrem Baby hypoallergene Säuglingsnahrung geben. Verwenden Sie für die Zubereitung immer frisches, abgekochtes Wasser oder Wasser, das speziell für Säuglingsnahrung hergestellt wurde. Sterilisieren Sie Fläschchen und den Sauger einmal am Tag gründlich.

▼ Ein Ring, den Sie jeweils an der rechten oder linken Hand tragen, zeigt Ihnen, welche Brust beim nächsten Stillen an der Reihe ist.

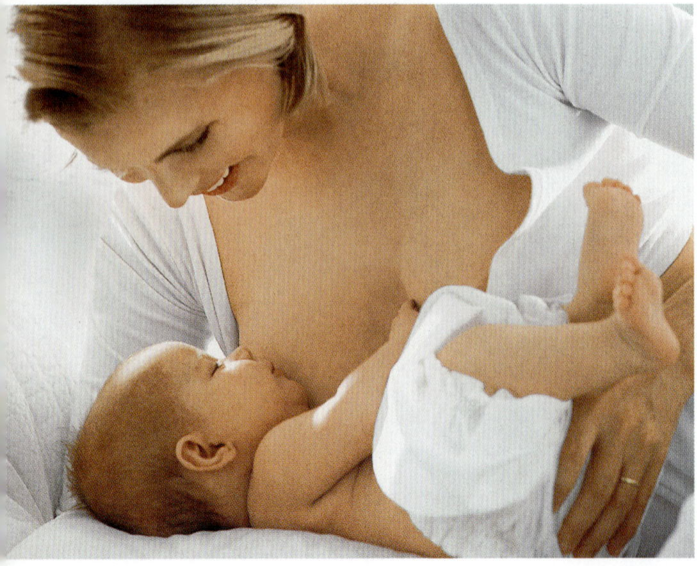

ENTZÜNDETE BRUSTWARZEN

Besonders am Anfang schmerzt das unerwartet kräftige Saugen des Babys an den Brustwarzen. Es dauert einige Tage, bis die Brustwarzen abgehärtet und damit unempfindlicher geworden sind. Die ersten Saugbewegungen sind meistens am schmerzhaftesten. Meist liegt das Problem aber in der Anlegetechnik. Fragen Sie die Hebamme, sie ist da, um Ihnen jetzt weiterzuhelfen. Erinnern Sie sich an die Atemübungen, die Sie in der Geburtsvorbereitung gelernt haben. Atmen Sie gleichmäßig und ruhig ein und aus, bis der erste Schmerz nachlässt. Wenn sich die Brustwarzen entzündet haben, lassen Sie sie mit etwas Muttermilch an der Luft trocknen. Bringen Sie keine Seife auf die Brustwarzen. Wenn die Brustwarzen entzündet sind, ist es schonender, Stilleinlagen aus Schafswolle und Seide zu verwenden statt Einwegstilleinlagen aus Plastik.

MILCHSTAU UND BRUSTENTZÜNDUNG

Wenn die Brust sehr voll ist und es zu einem Milchstau kommt, kann sich daraus eine Brustentzündung und im schlimmsten Fall ein Abszess entwickeln, der nicht ungefährlich ist. Versuchen Sie deshalb, auf die ersten Anzeichen zu achten und dem Milchstau vorzubeugen. Meistens ist davon nur eine Brust betroffen. Sie ist hart und reagiert auf Druck sehr schmerzempfindlich. Häufig tritt der Milchstau nur an bestimmten Bereichen der Brust auf.

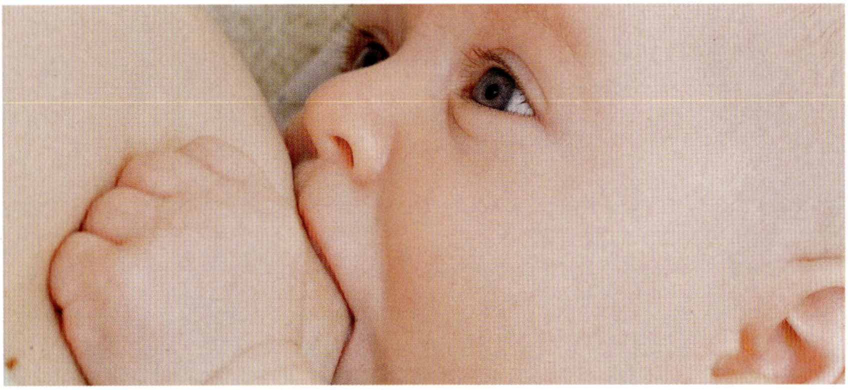

◄ Die starke Saugwirkung des Babys bewirkt in vielen Fällen, dass sich der Milchstau rasch wieder löst.

Muttermilch ist gesund!

Für die Gesundheit und das Wohlergehen von Mutter und Kind ist es besonders wichtig, dass der Säugling gestillt wird. Vor allem wird durch den engen Körperkontakt beim Stillen die emotionale Verbindung zwischen Mutter und Kind intensiviert.

Schutz des kindlichen Immunsystems

Mit der Muttermilch erhält das Baby die ideale Ernährung mit allen wichtigen Nährstoffen, die genau auf seine Bedürfnisse ausgerichtet sind. Die Milch hat auch einen sehr wichtigen schützenden Effekt: Sie enthält Abwehrstoffe, die das Immunsystem des Säuglings stärken und ihn vor Krankheiten schützen. Insbesondere zur Vorbeugung von Allergien ist es wichtig, das Kind mindestens vier bis sechs Monate zu stillen.

Wohlbefinden für die Mutter

Stillen ist aber nicht nur für das Baby von großem Vorteil, denn auch die Mutter profitiert davon. So fördert das Stillen die Rückbildung der Gebärmutter und hilft der Frau, wieder schneller ihre Figur von vor der Schwangerschaft zurückzuerhalten. Außerdem spart Stillen Zeit und Geld: Gesunde Nahrung ist immer verfügbar, es muss nicht viel Zeit für die Zubereitung von Mahlzeiten geopfert werden, es müssen keine Fläschchen gesäubert und es muss nicht auf Keimfreiheit geachtet werden. Außerdem entstehen keine Kosten für Ersatznahrung.

Informationen

Alle Frauen haben ein Recht auf Hebammenbetreuung im Wochenbett; das ist eine Leistung der Krankenkassen. Frauen, die ihr Baby stillen möchten, erhalten auch Information, Anleitung und Unterstützung bei der „Arbeitsgemeinschaft Freier Stillgruppen e. V." (im Internet unter: www.afs-stillen.de, mit einer Suchmaschine nach Stillgruppen und Stillberaterinnen). Außerdem empfiehlt sich die Entbindung in einem „stillfreundlichen Krankenhaus". Diese Krankenhäuser, die auf eine Initiative der Weltgesundheitsorganisation (WHO) zurückgehen, tragen den Bedürfnissen stillender Mütter besonders Rechnung. Stillberatung ist hier selbstverständlich. WHO/UNICEF-Initiative „Babyfreundliches Krankenhaus" (BFHI) e. V., Jan-Wellem-Str. 6, 51429 Bergisch Gladbach (bei Köln) Tel.: 0 22 04/40 45 90; Fax: 0 22 04/40 45 92; info@babyfreundlich.org; www.babyfreundlich.org.

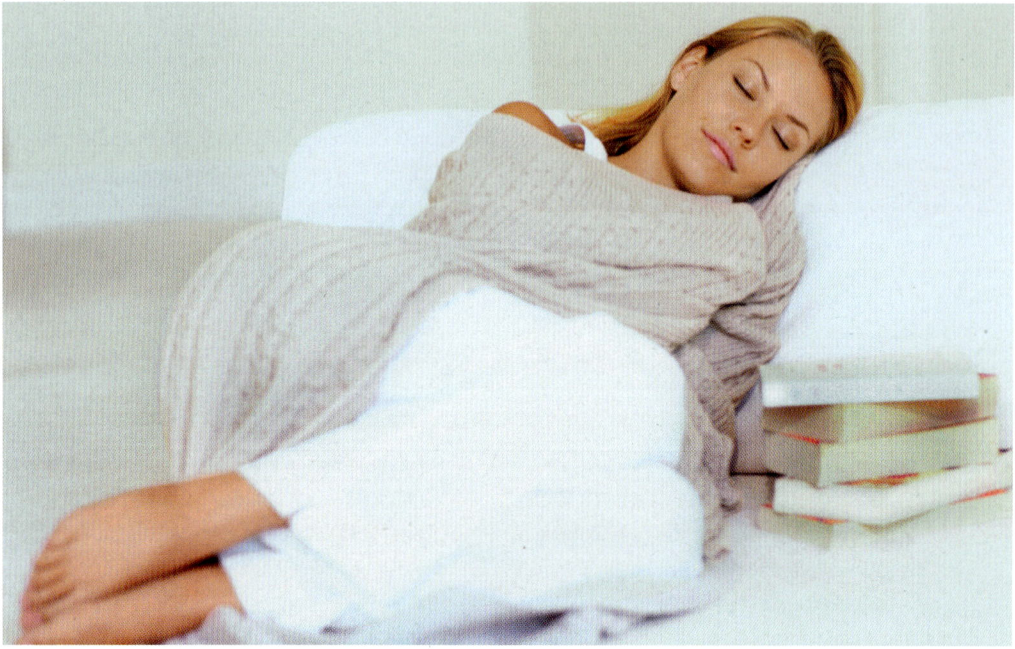

▲ Denken Sie an sich und ruhen Sie sich aus, wann immer dazu Gelegenheit ist.

Wenn sich in der Brust mit dem Milchstau Keime vermehren, kann es zu einer Brustentzündung kommen. Diese äußert sich in Schüttelfrost, Gliederschmerzen, Übelkeit und Mattigkeit. Manche Frauen müssen sich erbrechen. Die gestaute Brust fühlt sich heiß an. Sie ist oft gerötet und schmerzt extrem, wenn sie berührt wird. Rufen Sie die Hebamme an. Gehen Sie zum Arzt, wenn das Fieber weiter steigt bzw. nicht heruntergeht. In manchen Fällen muss der Eiterherd geöffnet werden.

Ist die Entzündung noch nicht so weit fortgeschritten, können folgende Hausmittel helfen:

- Legen Sie sich zusammen mit Ihrem Kind ins Bett und lassen Sie sich von jemandem versorgen.
- Legen Sie Ihr Baby mindestens alle ein bis zwei Stunden an, damit sich der Milchstau lösen kann.
- Achten Sie beim Anlegen darauf, dass sich der Unterkiefer des Kindes an der härtesten Stelle der Brust befindet. Das bedeutet, dass Sie unter Umständen die Beine Ihres Babys über Ihren Schultern lagern müssen. Die starke Saugwirkung des Kindes bewirkt meist, dass sich der Milchstau wieder löst.
- Zwischen dem Stillen helfen kühle Kompressen, vor dem Brustgeben ist Wärme in Form von Wärmflaschen oder Kirschkernsäckchen wohltuend.
- Gekühlte Kohlblätter im Still-BH können helfen, den Milchstau zu beseitigen.
- Tragen Sie gekühlten Quark auf der betroffenen Brust auf und wickeln Sie ein Tuch darum. Rufen Sie die Hebamme zu Hilfe.

Gehen Sie zum Arzt, wenn trotz der Tipps innerhalb von 24 Stunden keine deutliche Besserung eintritt.

DIE JUNGE MUTTER

Familie und Freunde stehen Schlange, um das Baby zu bewundern, das jetzt zweifelsohne im Mittelpunkt steht. Die junge Mutter hat das Wunder noch gar nicht ganz begriffen und ist von der Geburt noch erschöpft. Die Nächte sind wenig erholsam, weil das Kind alle paar Stunden nach der Brust schreit. Deshalb ist es umso wichtiger, dass sich die Mutter ausruht, wann immer sie dazu Gelegenheit hat, um neue Kräfte zu tanken.

RUHE IST JETZT WICHTIG

Die Geburt war anstrengend. Viele Mütter sind bei der Niederkunft an ihre Grenzen gestoßen. Jetzt ist Erholung angesagt. Mit einem schreienden Säugling keine Sache, die leicht zu bewerkstelligen ist. Machen Sie sich bewusst, dass Sie viel Kraft brauchen, um Ihr Baby rund um die Uhr versorgen zu können, und schlafen Sie ohne schlechtes Gewissen mit Ihrem Kind zusammen. Stöpseln Sie das Telefon in dieser Zeit aus und bitten Sie Ihren Partner, Sie nicht zu stören. Haben Sie kein schlechtes Gewissen, wenn Sie sich ausruhen – Sie haben es sich mehr als verdient. Ihrem Baby ist nicht damit geholfen, wenn Sie bis zur Erschöpfung bügeln oder putzen. Je entspannter und ausgeruhter Sie sind, umso besser können Sie sich auf das Neugeborene einstellen. Machen Sie sich von dem Gedanken frei, es allen recht machen zu wollen und denken Sie an sich. Verwöhnen Sie sich mit einem schönen Buch, einem Spaziergang im Wald, einer neuen CD oder einem großen Blumenstrauß. Gewöhnen Sie es sich an, alle ein bis zwei Wochen allein auszugehen, um Kraft zu tanken. Ihr Baby kommt auch ein paar Stunden ohne Sie aus. Wenn Sie fürchten, dass Ihr Kind in dieser Zeit Hunger bekommt, können Sie etwas Milch abpumpen. Treffen Sie sich abends mit Ihrer besten kinderlosen Freundin und genießen Sie einen Abend ganz ohne Babygeschrei. Sobald Sie sich kräftig genug fühlen, sollten Sie Spaziergänge mit Ihrem Baby unternehmen. Wickeln Sie Ihr Neugeborenes in ein Tragetuch oder nehmen Sie den Kinderwagen, den Ihr Partner die Treppe hinuntertragen sollte. Gehen Sie nur so lange spazieren, wie Sie es genießen können – niemand erwartet von Ihnen sportliche Leistungen.

▼ Kaufen Sie am besten schon vor der Entbindung auf Vorrat ein.

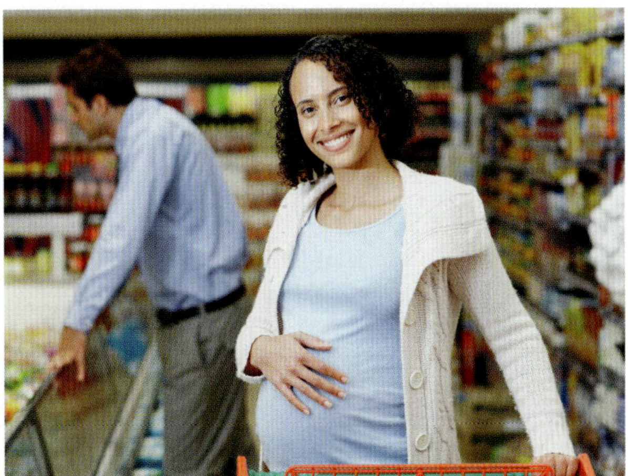

NACHSORGE

Unabhängig davon, ob Sie in einem Geburtshaus, zu Hause oder in der Klinik entbunden haben, steht Ihnen die Nachsorge durch eine Hebamme zu. Diese besucht Sie bis zum zehnten Tag nach der Geburt ein- bis zweimal täglich. Die Krankenkasse bezahlt diese Nachsorge bis acht Wochen nach der Geburt und darüber hinaus noch Stillberatungen.

Aspekte der Nachsorge sind beim Säugling:
- Nabelkontrolle
- Hilfe bei der Babypflege
- Kontrolle des Trinkverhaltens
- Messen und Wiegen
- Temperatur messen

und bei der Mutter:
- Unterstützung beim Stillen
- Kontrolle der Gebärmutterrückbildung
- Überprüfen der Dammnaht und evtl. Kaiserschnittnaht
- Kontrolle des Wochenflusses
- Messen von Temperatur und Blutdruck
- erste Rückbildungsübungen
- Gespräche über Verhütung, Impfen und Erziehung

ORGANISATORISCHES

Wickeln, Baden und Stillen dauern meistens sehr lange. Bis ein Baby im Winter ausgehfertig ist, vergeht oft eine Dreiviertelstunde, in der das Neugeborene weint und die Mutter mehrere Schweißausbrüche erleidet. Die Eltern kommen mit dem Waschen kaum nach, weil der Milchstuhl des Babys so dünnflüssig ist, dass er oft durch Windel und Body durchgeht. Wenn Sie die meiste Zeit für Ihr Baby aufwenden müssen, ist es nicht verwunderlich, dass andere Dinge liegen bleiben. Beschränken Sie sich in der ersten Zeit nach der Geburt deshalb auf das Nötigste. Putzen ist jetzt das Unwichtigste überhaupt. Gutes Essen ist viel wichtiger, damit Sie wieder zu Kräften kommen.

EINKAUFSTIPPS

Machen Sie schon vor der Entbindung einen Großeinkauf und besorgen Sie sich neben Windeln Lebensmittel, die lange haltbar sind. Vielleicht können Sie in der Schwangerschaft vorkochen und Mahlzeiten einfrieren. Erkundigen Sie sich nach einem Lebensmittelgeschäft, das ab einer bestimmten Summe die Einkäufe frei Haus liefert, oder bitten Sie Ihre Nachbarn, für Sie mit einzukaufen. Lassen Sie sich tiefgekühltes Gemüse nach Hause bringen und bestellen Sie sich auch einmal ein leckeres Nudelgericht und einen vitaminreichen Salat beim Pizzaservice.

BESUCHE

Alle brennen darauf, das Baby zu sehen, aber Sie wollen eigentlich nur schlafen? Scheuen Sie sich nicht davor, Ihre Bedürfnisse zu äußern. Gute Freunde haben Verständnis für Ihre Lage. Lassen Sie sich frühestens am zweiten Tag nach der Geburt besuchen und beschränken Sie sich am Anfang auf die Menschen, die Ihnen am nächsten stehen. Die Besucher sollten verteilt und nicht alle auf einmal kommen, weil es sonst Ihnen oder dem Baby zu viel wird. Falls die Gäste fragen, was sie mitbringen können, bitten Sie sie um frisch zubereitetes Essen, einen Korb mit frischem Obst oder leckere, selbst gemachte Snacks. Das ist im Moment sinnvoller als der zehnte Body oder der fünfte Plüschteddy für das Baby.

Haushaltshilfe

Unter bestimmten Umständen finanziert die Krankenkasse nach der Entbindung eine Haushaltshilfe. Erkundigen Sie sich nach den Voraussetzungen.

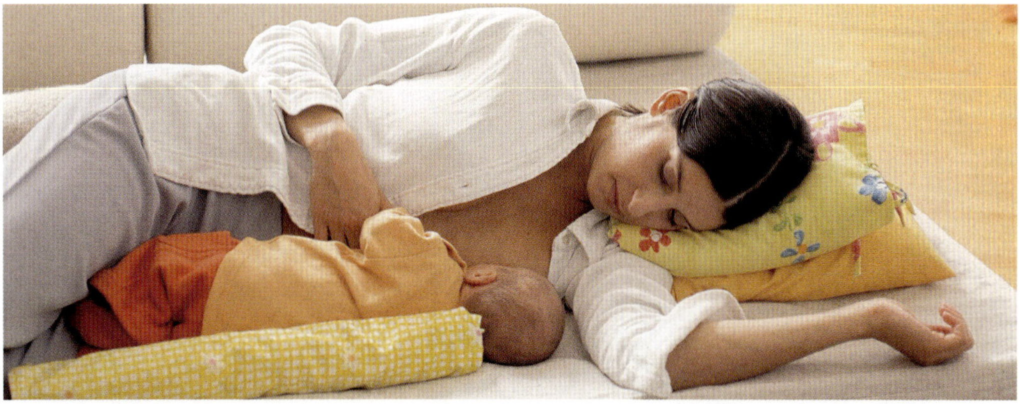

▲ Betroffene Mütter sind meistens zu krank, um die Wochendepression zu erkennen. Angehörige sollten die junge Mutter darauf ansprechen und sich um einen Termin beim Arzt oder Psychologen kümmern.

WOCHENBETTDEPRESSION UND BABYBLUES

Fünf bis 20 Prozent aller Mütter bekommen im ersten Jahr nach der Geburt eine Wochenbettdepression. Dabei handelt es sich um eine schwere und ernst zu nehmende Krankheit, die behandelt werden muss und die nicht mit dem Babyblues vergleichbar ist.

WOCHENBETTDEPRESSION

Frauen, die besonders schwere Geburten hatten oder Mehrlinge entbanden, sind häufiger von Wochenbettdepressionen betroffen als Mütter mit einem normalen Geburtsverlauf. Frauen, die früher bereits Depressionen hatten oder die bei vorangegangenen Geburten unter Wochenbettdepressionen litten, erkranken ebenfalls häufiger daran. Der Arzt oder Psychologe wird feststellen, ob es sich um eine leichtere oder schwerere Form handelt. Bei einer weniger ausgeprägten Wochenbettdepression hilft es oft schon, wenn die Frau im Haushalt, bei der Babypflege sowie emotional von ihrer Familie und ihren Freunden tatkräftig unterstützt wird. Bei schweren Formen ist eine Psychotherapie, die bei Bedarf mit Antidepressiva unterstützt werden kann, angebracht.

BABYBLUES

Babyblues oder „Heultage" treten meistens aus scheinbar heiterem Himmel in einem Zeitraum zwischen drei Tagen und drei Wochen nach der Geburt auf. Ausgelöst wird der Babyblues durch die extreme Hormonumstellung nach der Geburt. Hinzu kommen verschiedene Ängste und Sorgen der jungen Mutter. Oft ist ihr nur noch zum Heulen zumute. Sie fühlt sich unsicher und überfordert, trauert ihrem Job nach und beneidet möglicherweise den Partner, der bald nach der Geburt wieder zur Arbeit geht. Frauen, die unter dem Babyblues leiden, ärgern sich darüber, dass sich alle Welt nach dem Kind erkundigt, aber kaum jemand fragt, wie es der jungen Mutter geht. Sie sind traurig, weil sie nicht mehr die alte Figur haben und fühlen sich in Anbetracht von Wochenfluss, Still-BHs, Stilleinlagen und Milch bildenden Kräutertees auf die Mutterrolle fixiert,

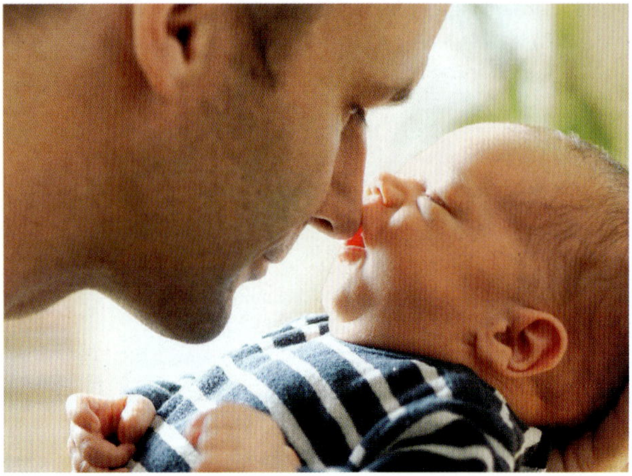

▲ Beziehen Sie Ihren Partner von Anfang an in die Babypflege mit ein.

statt sich als begehrenswerte Frau zu sehen. Sie finden allerdings auch keine Zeit, sich ausgiebig zu pflegen, und laufen oft mit ungewaschenen Haaren und ungeschminkt herum, weil sie meinen, immer für das Baby da sein zu müssen. Sie werden sich schlagartig der großen Verantwortung bewusst und leiden darunter, dass sie ihren Perfektionismus wegen des Säuglings nicht mehr ausleben können. Im Allgemeinen lassen die „Heultage" nach zwei Wochen nach. Sollte das nicht der Fall sein, haben Sie wahrscheinlich eine Wochenbettdepression. Gehen Sie in diesem Fall zum Arzt.

Wochenbettpsychose

Eine Wochenbettpsychose ist eine schwere akute Erkrankung. Im Gegensatz zur Wochenbettdepression treten bei der Wochenbettpsychose manische und schizophrene Schübe auf. Eine von 500 jungen Müttern erkrankt daran. Die Wochenbettpsychose beginnt innerhalb von zwei Wochen nach der Geburt und gehört unbedingt in ärztliche Behandlung, weil die Gefahr besteht, dass die Mutter ihr Kind misshandelt oder Selbstmord begeht. In speziellen Mutter-Kind-Einrichtungen bekommen Betroffene Hilfe.

TIPPS FÜR BABYBLUES UND LEICHTE WOCHENBETT-DEPRESSION

Die Umwelt erwartet eine strahlende Mutter neben ihrem neugeborenen Baby. Die meisten haben wenig Verständnis dafür, dass eine junge Mutter, die ein schönes und gesundes Kind zur Welt gebracht hat, traurig oder verzweifelt ist. Machen Sie sich von der Erwartungshaltung der anderen frei und stehen Sie zu Ihren momentanen Gefühlen. Die perfekte Mutter gibt es nicht.

Folgende Tipps können helfen:

- Sprechen Sie immer wieder über die Geburt, vor allem, wenn sie lang oder kompliziert war.
- Nehmen Sie sich Zeit, sich zu pflegen.
- Halten Sie Kontakt mit Ihrem Arbeitgeber und mit Ihren Kollegen.
- Beziehen Sie den Vater in alle Aufgaben der Babypflege mit ein.
- Lassen Sie sich Zeit, sich auf das Baby einzustellen.
- Bauen Sie sich ein Netzwerk mit anderen jungen Müttern auf.
- Leisten Sie sich vorübergehend eine Haushaltshilfe.
- Gehen Sie regelmäßig an die frische Luft.
- Bewegen Sie sich, sobald Sie dazu wieder in der Lage sind.
- Essen Sie regelmäßig und vollwertig.
- Lassen Sie auch negative Gefühle zu.
- Reden Sie über Ihre Emotionen.
- Schließen Sie sich einer Selbsthilfegruppe an.

DIE ELTERNROLLE

Die jungen Eltern stehen vor einer neuen Herausforderung. Nachdem sie das Baby begrüßt und sich mit ihm vertraut gemacht haben, gilt es nun, eine neue Rolle zu erlernen. Sie sind nicht mehr nur Mann und Frau, sondern auch Mama und Papa.

HINEINWACHSEN IN DIE NEUE ROLLE

Wenn die Mutter aus dem Krankenhaus zurück ist, pendelt sich nach und nach der Alltag mit dem neuen Familienmitglied ein. Das Leben als Mutter und Vater ist ein völlig anderes und hat mit dem vorherigen Leben zunächst nicht viele Gemeinsamkeiten. In den ersten Monaten steht unbestritten das Baby im Mittelpunkt. Zunächst müssen Sie die Bedürfnisse des Babys befriedigen. Erst wenn es satt und sauber ist und zufrieden schläft, können Sie schließlich an Ihre eigenen Wünsche denken. Versuchen Sie am besten erst gar nicht, dass sich der Säugling Ihrem Tagesablauf unterordnet, sondern passen Sie sich dem Baby an, denn damit wird vieles leichter für Sie. Sobald Ihr Kind einen festeren Schlafrhythmus hat, wird es für Sie wieder einfacher. Finden Sie neue Rituale für den Alltag zu dritt. Kuscheln Sie alle drei zusammen im Bett, baden Sie gemeinsam Ihr Kind und singen Sie ihm etwas vor. Freuen Sie sich auf die spannende Zeit, die nun vor Ihnen liegt und trauern Sie der alten nicht nach.

Sobald Ihr Kind etwas selbstständiger ist, können Sie sich wieder mehr um sich kümmern. Versuchen Sie trotz der knappen Zeit, die Gelegenheit zu finden, mit Ihrem Partner etwas ohne das Kind zu unternehmen. Am wichtigsten sind gemeinsame Gespräche, in denen Sie Ihre Gefühle über die Situation mitteilen. Aber pflegen Sie auch weiterhin Gemeinsamkeiten und Hobbys, die Sie schon früher teilten. Machen Sie ein Spiel, hören Sie zusammen eine CD oder massieren Sie sich gegenseitig. Das wird Ihnen guttun und Sie als Paar bestätigen. Manchmal helfen solche Unternehmungen dabei, die Krise, die fast jedes Paar nach der Geburt des ersten Kindes durchlebt, zu reduzieren. Suchen Sie auch Kontakt mit anderen jungen Eltern, mit denen Sie sich austauschen und treffen können.

WENN DAS KIND DEN SCHLAF RAUBT

Jedes Kind hat ein unterschiedlich großes Schlafbedürfnis. Manche Säuglinge schlafen fast den ganzen Tag, andere nur 14 Stunden. Das individuelle Schlafbedürfnis ist Veranlagung, und Sie haben keinen Einfluss darauf.

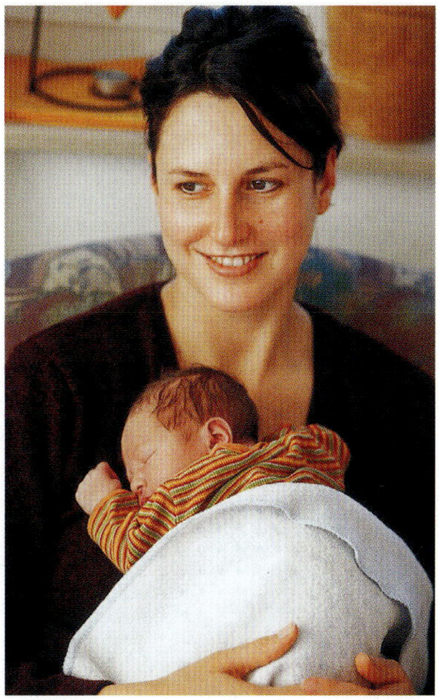

▲ Das Leben als Mutter ist ein völlig anderes, und es gilt, eine neue Rolle anzunehmen.

In den ersten sechs Monaten nach der Geburt kann Ihr Kind noch keinen Schlafrhythmus entwickeln, weil es dafür biologisch noch nicht ausgereift ist. Trotzdem sollten Sie Ihr Baby möglichst früh an den Unterschied zwischen Tag und Nacht gewöhnen. Sorgen Sie für eine ruhige, gedämpfte Atmosphäre, wenn Ihr Kind nachts aufwacht. Sprechen Sie leise mit ihm und schalten Sie nur eine schwache Beleuchtung an, die zum Stillen und Wickeln gerade ausreicht. Spielen Sie nicht mit Ihrem Kind, aber trösten Sie es, wenn es weint. Umgekehrt sollten Sie sich tagsüber Ihrem Baby besonders aufmerksam widmen und beispielsweise lebhafte Spiele mit ihm machen.

Folgende Tipps helfen, dass Ihr Baby besser schläft:

- Sparen Sie nicht an der Matratze des Bettchens. Sie muss den Bedürfnissen des Säuglings optimal angepasst sein und sollte weder zu weich noch zu hart sein.
- Verwenden Sie statt einer Bettdecke lieber einen Schlafsack. Ihr Kind kann auf diese Weise nicht mit dem Gesicht unter die Decke kommen und überhitzt seltener. Die ideale Schlafsacklänge beträgt Körpergröße plus zehn Zentimeter.
- Lassen Sie Ihr Kind nicht auf einem Kissen schlafen.
- Legen Sie das Baby auf den Rücken.
- Gewöhnen Sie Ihr Kind möglichst früh an ein Trost spendendes Kuscheltier.
- Vermeiden Sie, dass das Baby mithilfe der Brust oder Flasche einschläft.

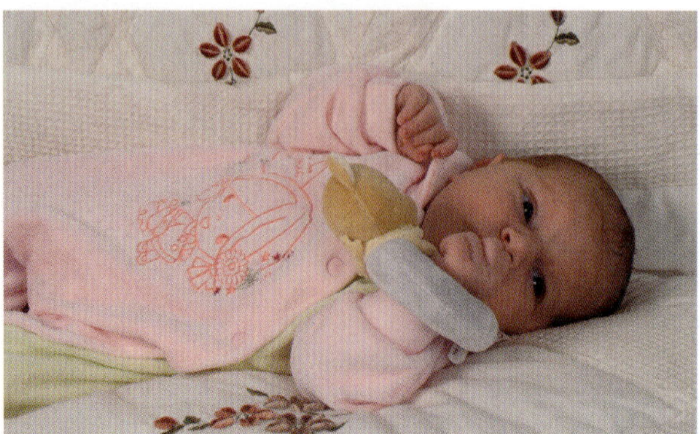

▲ Mit einem Kuscheltier schläft Ihr Baby bestimmt besser ein.

- Gewöhnen Sie sich ein festes Einschlafritual an. Beispielsweise können Sie Ihr Kind gemeinsam baden, eincremen, den Schlafsack anziehen und ein Schlafliedchen vorsingen.

SCHREIBABYS

Dass Säuglinge weinen, ist normal. Es ist nicht ungewöhnlich, wenn ein Neugeborenes eine Stunde am Tag weint. Bis zum Alter von sechs Wochen nimmt die Schreidauer von Säuglingen zu, danach wieder langsam ab, bis sie drei Monate alt sind. Schreibabys sind Kinder, die in den ersten drei Monaten überdurchschnittlich häufig und lange weinen, ohne dass zu erkennen ist, was ihnen fehlt. Die betroffenen Babys können kaum beruhigt werden und sind eine große Belastung für die Eltern. Erst wenn sie ein Vierteljahr alt sind, lässt der Spuk allmählich nach. Gehen Sie sicherheitshalber mit Ihrem Schreibaby zum Kinderarzt. Eine Untersuchung kann organische Störungen ausschließen.

URSACHEN UNKLAR

Als Schreibabys definiert die Wissenschaft Babys, die über einen Zeitraum von mindestens drei Wochen an mindestens drei Tagen pro Woche mehr als drei Stunden täglich weinen, ohne sich dabei zu beruhigen. Zwischen acht und 30 Prozent aller Säuglinge gelten als Schreibabys. Warum manche Säuglinge überdurchschnittlich viel weinen, ist noch nicht genau erforscht. Bis vor Kurzem gingen die Wissenschaftler davon aus,

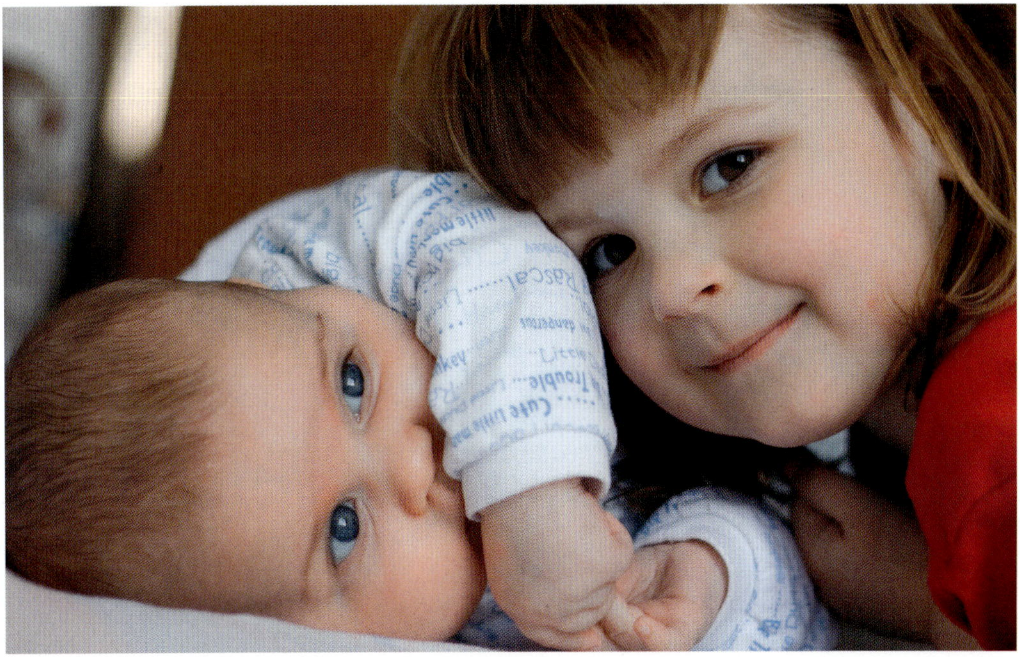

▲ Oft entwickeln Kinder einen sehr guten Draht zu ihrem neuen Geschwisterchen.

dass kolikartige Beschwerden für das Weinen verantwortlich sind. Diese These stellen die Wissenschaftler heute vermehrt infrage, denn bei einer Studie litten nur 20 Prozent der Schreibabys unter Koliken. Vermutlich führen mehrere Ursachen zum Weinen, wie Anpassungsschwierigkeiten an das Leben außerhalb des Mutterleibs, Nahrungsmittelunverträglichkeiten oder Blockierungen im Bereich der Halswirbelsäule.

WAS TUN BEI SCHREIBABYS?

- Ein Kräutertee kann helfen, die Kinder zu beruhigen. Mischen Sie dafür jeweils 50 g Kamillenblüten, Eisenkraut, Fencheltee und Zitronenmelisse mit 20 g Süßholzwurzel. 2 TL mit ½ l kochendem Wasser übergießen, zugedeckt 5 Minuten ziehen lassen und in der Thermoskanne warmhalten. Ungesüßt nach Bedarf verabreichen.
- Lassen Sie sich von Ihrer Hebamme die Wickelmethode des Puckens erklären, bei der die Kinder ganz fest in Tücher eingewickelt werden.
- Gönnen Sie sich regelmäßig eine Auszeit, in der Sie das Kind jemand anderem überlassen.
- Vermeiden Sie jegliche Form von Kuhmilchprodukten.
- Sorgen Sie für einen strukturierten Tagesablauf des Säuglings.
- Gehen Sie ggf. in die Schreiambulanz, die es in größeren Krankenhäusern gibt.

GESCHWISTERKINDER

Viele Kinder können es nicht erwarten, bis ihr Geschwisterchen endlich auf die Welt kommt. Aber wenn dann plötzlich ein schreiendes, winziges Wesen auf

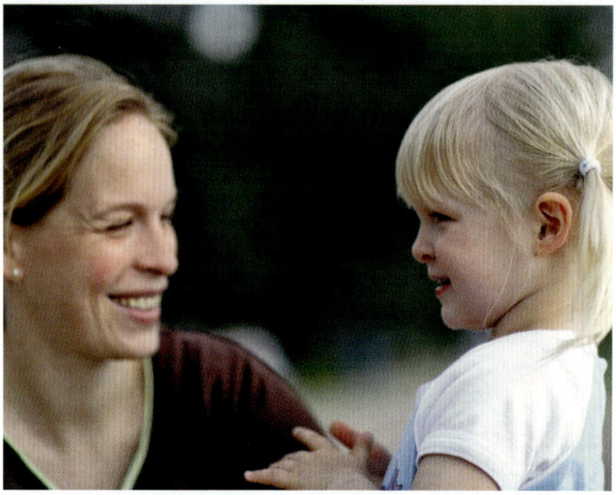

▲ Widmen Sie Ihrem älteren Kind genug Zeit und Verständnis.

dem Bettchen liegt, das die Mutter von früh bis spät für sich beansprucht, kehrt sich die anfängliche Freude rasch in Eifersucht um. Nahezu alle Kinder reagieren abhängig vom Altersunterschied mehr oder weniger eifersüchtig auf den Neuankömmling in der Familie. Viele Kinder sind enttäuscht, wenn sie merken, dass sie mit dem Baby in nächster Zeit noch nichts anfangen können und bitten die Eltern, es wieder ins Krankenhaus zurückzuschicken. Bitte reagieren Sie darauf mit Verständnis und Einfühlungsvermögen. Ihr Kind meint es nicht böse. Es konnte sich einfach nicht vorstellen, dass sich am Anfang alles um den Säugling dreht und fühlt sich vernachlässigt.

GESCHWISTERLIEBE

Dabei profitieren sowohl die Älteren als auch die Jüngeren von Geschwistern: Die Älteren lernen zu teilen und verstehen, dass sie nicht immer im Mittelpunkt stehen können, die Jüngeren sehen die Älteren häufig als Vorbild und lernen vieles schneller. Oft kann man beobachten, dass Kinder einen sehr guten Draht zu ihren neugeborenen Geschwistern entwickeln. Manchmal gelingt es ihnen, sie zu beruhigen, wenn es nicht einmal die Mutter schafft. Oft lassen sich die Kleinen später bereitwillig von ihren Geschwistern füttern, während sie den Löffel von den Eltern verweigern. Und es kommt gar nicht selten vor, dass das lang erwartete erste Lächeln dem Geschwisterkind gilt und nicht den Eltern. Manchmal reagieren Mütter auf diese enge Beziehung sogar mit Argwohn.

TIPPS GEGEN EIFERSUCHT

Mit folgenden Tipps können Sie verhindern, dass das Geschwisterkind eifersüchtig wird:

- Binden Sie Ihre Tochter oder Ihren Sohn von Anfang an in die Säuglingspflege mit ein. Einfache Tätigkeiten, wie Windeln holen etc., können schon Kleinkinder verrichten.
- Lassen Sie Ihr Erstgeborenes Spielzeug und Kleidung für das Geschwisterchen mit aussuchen.
- Bitten Sie Besucher, statt Geschenken für das Baby lieber etwas für das Geschwisterkind mitzubringen.
- Behalten Sie ein paar kleine Geschenke für das Erstgeborene in Reserve, falls Besucher nur an das Baby denken und das Geschwisterkind vergessen.
- Wenn das Baby in der ersten Zeit bei Ihnen im Bett schläft, kann vielleicht der Vater so lange bei Ihrem Großen im Zimmer schlafen.
- Geben Sie lieb gewonnene Gegenstände Ihres Großen nicht ungefragt an den Säugling weiter.
- Beschäftigen Sie sich täglich für eine bestimmte Zeit nur mit dem Großen. Am besten geht das in der Zeit, in der das Baby schläft.
- Räumen Sie dem älteren Geschwisterkind Privilegien ein, wie Zoobesuche, Eisessen, Schwimmbad etc.

DIE SEXUALITÄT

Unmittelbar nach der Geburt hat keine Frau Lust darauf, mit ihrem Partner zu schlafen. Das sollten die jungen Väter respektieren, ohne zu drängen und ohne verletzt zu reagieren. Es dauert eine ganze Zeit, bis sich die Sexualität wieder eingespielt hat. Aber dann wird sie mindestens genauso aufregend wie vor der Schwangerschaft.

Haben Sie Geduld

Seien Sie geduldig und erzwingen Sie nichts. Nicht nur Ihr Körper hat sich verändert, sondern auch die Beziehung. Sie sind nun Eltern und verantwortlich für ein kleines Kind.

▼ Nach der Geburt dauert es meist ein wenig, bis die Sexualität wieder erwacht.

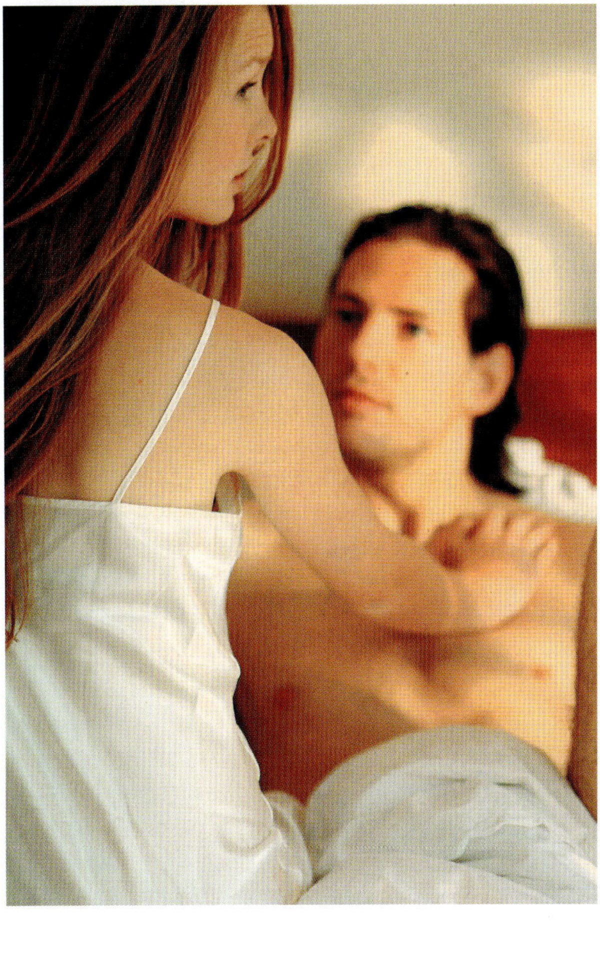

ERSTES ANNÄHERN

Umfragen haben ergeben, dass die meisten Paare ihre Sexualität nach der Schwangerschaft schöner und inniger empfinden als vorher. Doch bis dahin ist es ein langer, mitunter sogar steiniger Weg, denn es kann eine bestimmte Zeit dauern, bis Mann und Frau sexuell wieder harmonieren. Die Hälfte aller jungen Eltern hat auch ein Jahr nach der Geburt des Kindes nicht wieder zu einer erfüllenden Sexualität zurückgefunden. In früheren Kulturen wurden Paare nach der Geburt für ein halbes bis ganzes Jahr getrennt. Damit wurde das Problem der sexuellen Annäherung nach der Niederkunft umgangen. Auch heute warten die meisten Paare die Zeit des Wochenflusses ab, bis sie sich das erste Mal neu begegnen. Medizinisch gesehen gibt es dafür keinen Grund, denn Wochenfluss ist nicht infektiöser als eine gewöhnliche Regelblutung. Viele Frauen warten trotzdem ab, bis der Wochenfluss versiegt ist, weil sie sich während dieser Zeit un-

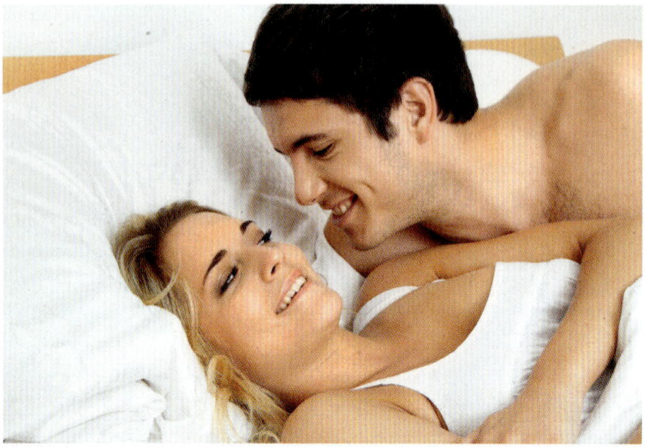

▲ Setzen Sie sich nicht unter Druck, wenn Sie noch nicht mit Ihrem Partner schlafen möchten. Spätestens wenn Sie abgestillt haben, kommt die Lust zurück.

Pille und Kondome

Bis Sie wieder die Pille nehmen, sollten Sie etwa acht Wochen nach der Geburt verstreichen lassen. In der Zwischenzeit können Sie mit Kondomen verhüten. Achten Sie darauf, dass diese beschichtet sind. Unbeschichtete können in der trockenen Scheide evtl. zu Schmerzen führen.

attraktiv finden und das Gefühl haben, unangenehm zu riechen. Bei Frauen dauert es nach der Geburt eine gewisse Zeit, bis sich die Libido wieder eingependelt hat. Es ist gar nicht so selten, dass sich auch Männer nach der Geburt eine kleine Pause wünschen. Die Gründe dafür sind unterschiedlich. Manche haben Angst, ihrer Frau wehzutun, andere sind durch Schlafmangel müde, einige sind so mit ihrer Vaterrolle beschäftigt, dass Sex nebensächlich wird, wieder andere sehen ihre Frau anfangs hauptsächlich als Mutter. Wenn Sie beide sich zunächst für eine Pause im Sex entschieden haben, sollten Sie sich erst recht Ihre gegenseitige Liebe möglichst oft zeigen und sagen. Genießen Sie den Körperkontakt. Umarmungen und Küsse mögen in dieser Phase meistens beide Partner.

DIE ÄNGSTE DER FRAU

In der Schwangerschaft haben manche Frauen durch die Hormonumstellung besonders viel Lust, mit ihrem Mann zu schlafen und lieben körperliche Berührungen. Nach der Geburt ändern sich die Bedürfnisse. Das gilt insbesondere dann, wenn sie stillen. Durch den ständigen Körperkontakt mit dem Baby bekommen sie meistens genügend Kuscheleinheiten, sodass sie ihrem Mann gegenüber körperlich eher auf Abstand gehen. Die Nähe zu dem Säugling stillt ihre Bedürfnisse. Nach der Geburt fühlen sich viele Frauen unattraktiv. Die Haut am Bauch ist wabbelig, die Brüste sind übergroß und voller Milch, viele haben zugenommen. Der Gedanke an Stilleinlagen, Erbrochenes vom Baby und Windeln mit Stuhl macht die Lust auf Sex nicht unbedingt größer. Sprechen Sie mit Ihrem Partner, wenn Sie Angst haben, dass der erste Verkehr Ihnen Schmerzen bereiten wird. Vereinbaren Sie, dass er sofort aufhört, wenn Sie ihm Bescheid sagen.

VERHÜTUNG

Während der Stillzeit haben die meisten Frauen keine Regelblutung. Doch als Verhütungsmittel ist Stillen dennoch mit Vorsicht zu genießen. Nur wenn Sie voll und mindestens sechs Stunden am

Tag stillen, ist eine neue Empfängnis unwahrscheinlich. Im anderen Fall müssen Sie sich mit dem Thema Verhütung auseinandersetzen.

SICH NEU BEGEGNEN

Ganz langsam findet die erste Begegnung statt. Gehen Sie mit Geduld aufeinander zu und setzen Sie sich nicht unter Druck. Sehen Sie es als Chance, sich nach der Geburt auf sexuellem Gebiet neu zu begegnen. In der Zeit des Wochenflusses können Sie andere Spielarten als den Geschlechtsverkehr genießen und dadurch Ihre Sexualität neu entdecken. Dasselbe gilt für die Zeit danach, wenn Sie zum ersten Mal wieder miteinander schlafen. Entdecken Sie neue Positionen, die Ihnen jetzt vielleicht angenehmer sind.

So wird das erste Mal nach der Geburt für beide schön

- Die Scheide kann durch das Stillen ausgetrocknet sein. Benützen Sie ggf. eine Gleitcreme.
- Erschrecken Sie nicht, wenn beim Sex Milch aus der Brust spritzt, sondern beziehen Sie es, wenn Sie mögen, in Ihr Sexspiel mit ein.
- Seien Sie beim ersten Einführen des Glieds in die Scheide ganz besonders vorsichtig, da evtl. die Dammnaht schmerzen kann.
- Genießen Sie ein ausführliches Vorspiel.
- Lieben Sie sich in einem Zimmer, in dem nicht das Kind schläft.
- Seien Sie offen zueinander und äußern Sie Ihre Wünsche oder Abneigungen, die sich nach der Geburt geändert haben können.

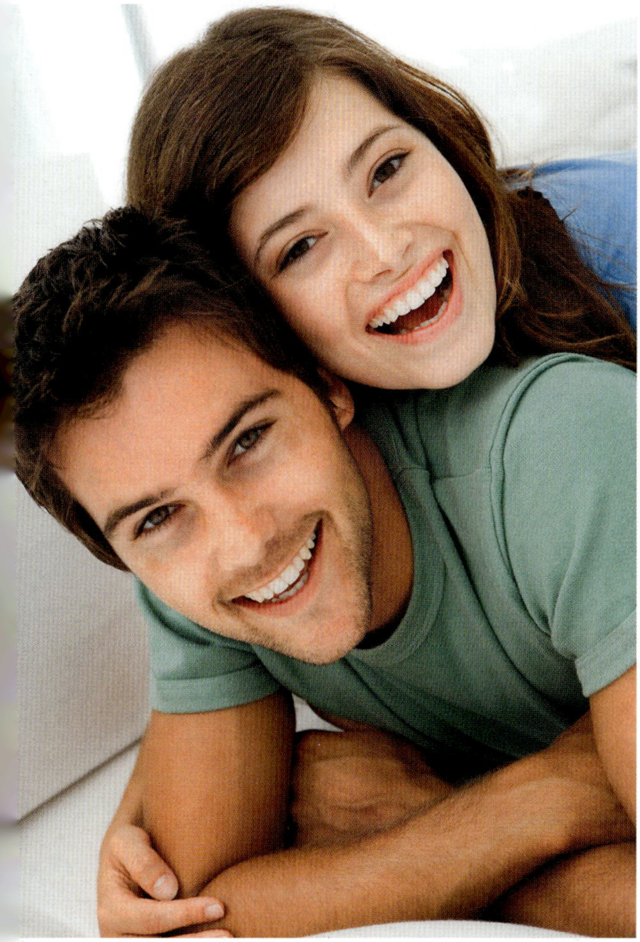

◀ Sie können nach der Geburt Sex haben, wann immer Sie und Ihr Partner das Gefühl haben, dass Sie dafür bereit sind. Das kann nach vier Wochen, einem halben Jahr oder auch erst nach einem Jahr sein.

LEISTUNGEN – DAS IST IHR GUTES RECHT

Welche Gesetze und Regelungen nun für Ihren Arbeitsplatz gelten, ab wann und wie viel Mutterschaftsgeld Sie erhalten, wer Elterngeld bekommt und vieles mehr erfahren Sie in diesem Kapitel.

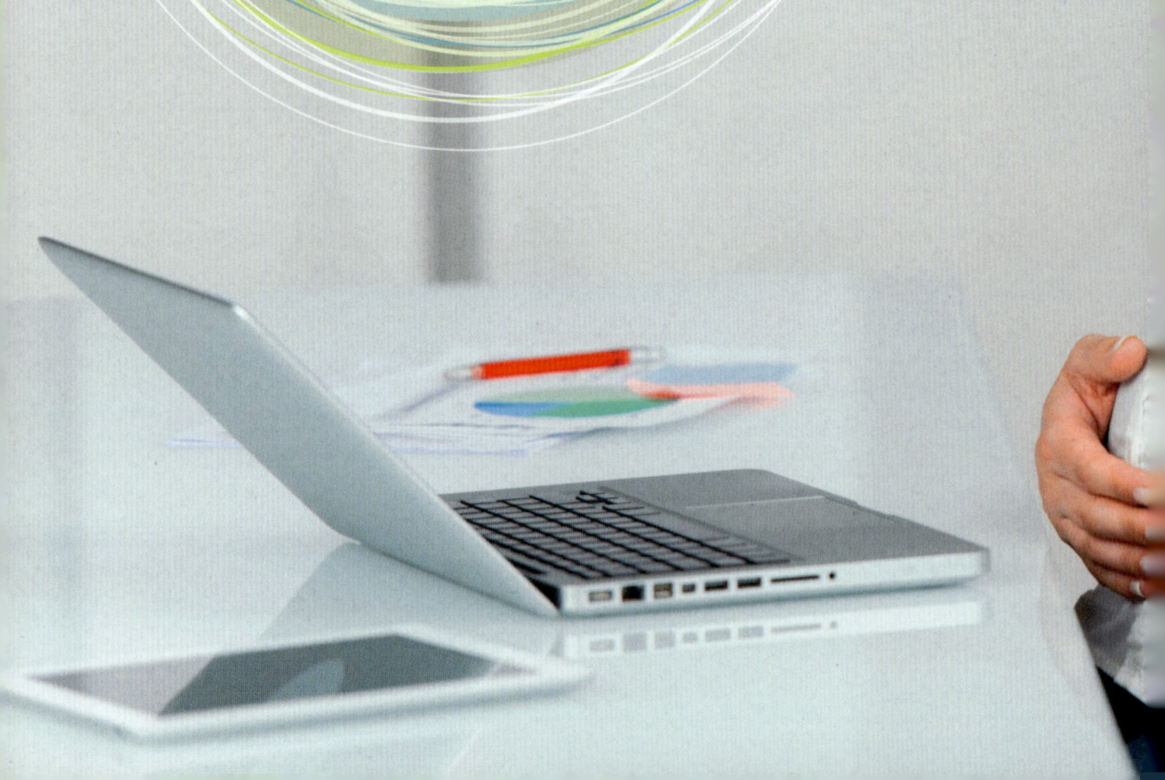

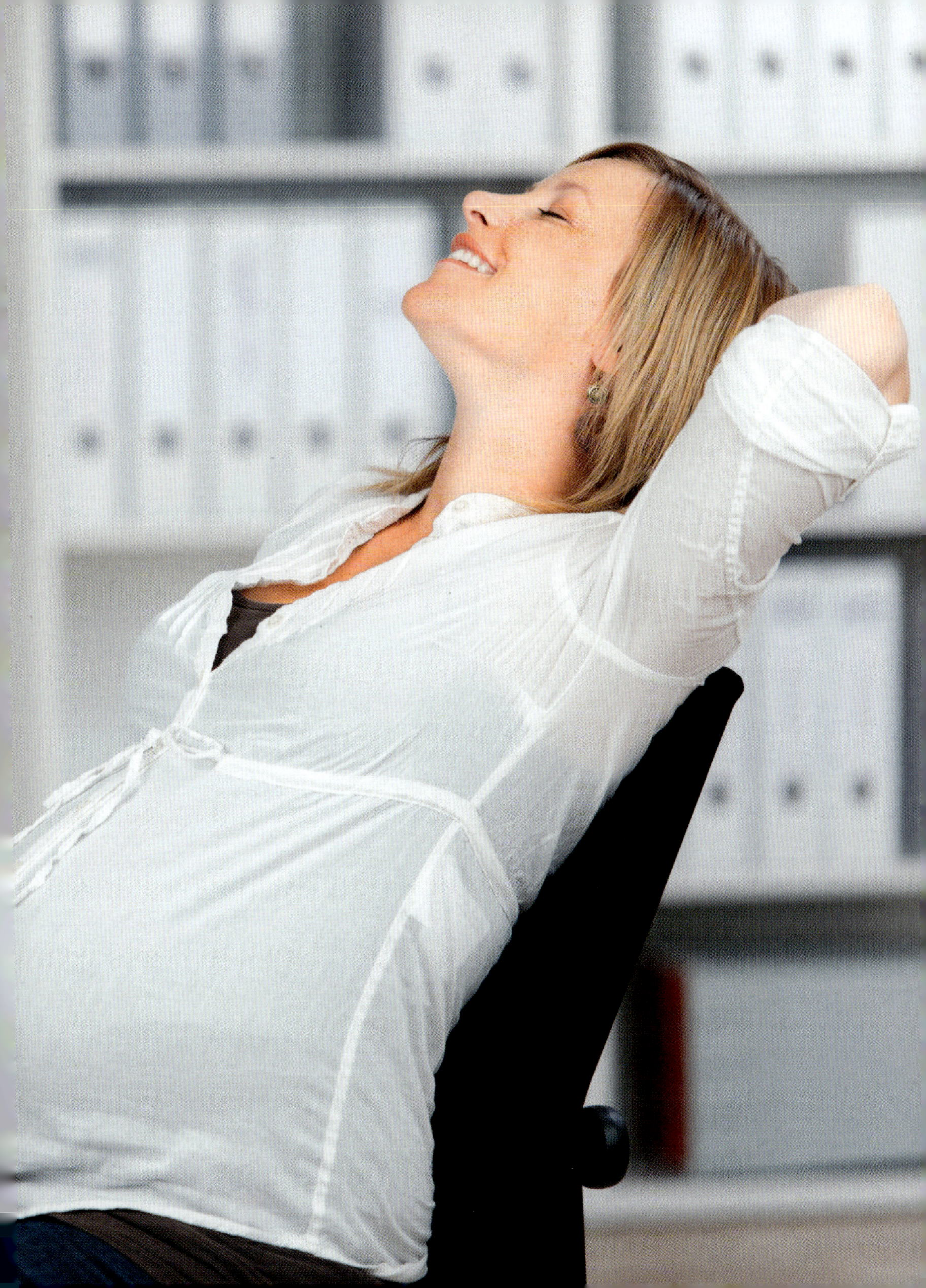

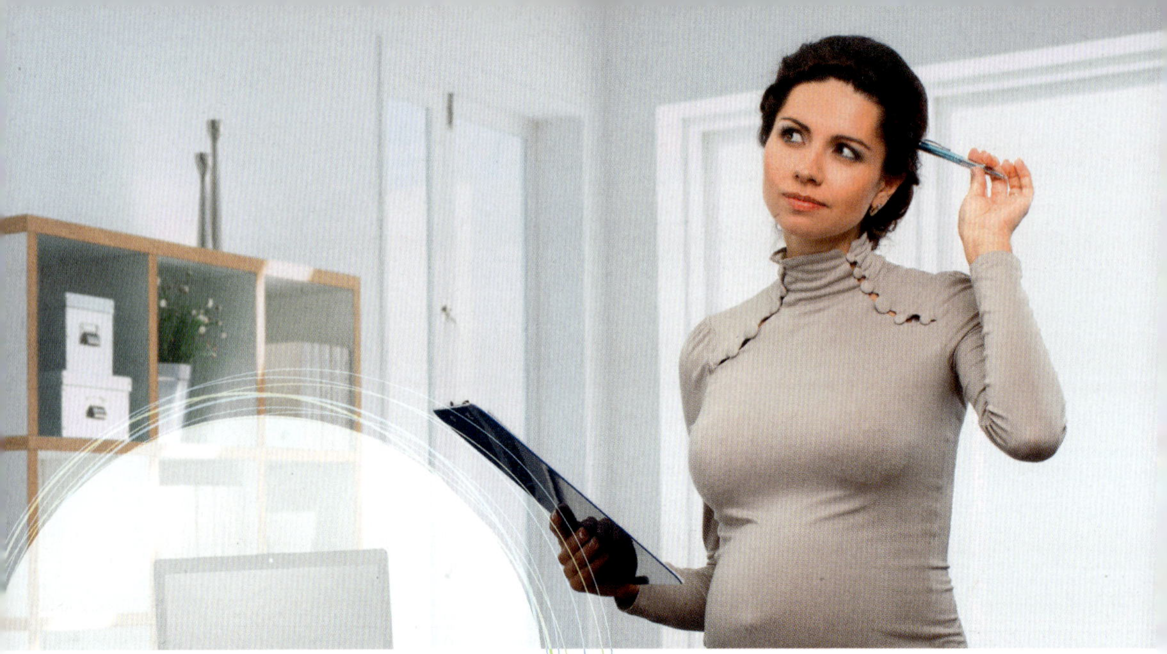

▲ Der Mutterschutz beginnt sechs Wochen vor der Geburt und endet acht bzw. zwölf Wochen danach.

MUTTERSCHUTZGESETZ

Das Mutterschutzgesetz (siehe auch Seite 204 ff.) bewahrt eine Schwangere vor Kündigung und schützt sie vor besonderen Belastungen am Arbeitsplatz, die Mutter und Kind gefährden könnten. Informieren Sie Ihren Arbeitgeber, wenn Sie schwanger sind. Je früher Sie ihm Bescheid sagen, umso schneller muss er dafür sorgen, dass Ihr Arbeitsplatz den Bestimmungen des Mutterschutzgesetzes entspricht.

KÜNDIGUNGSSCHUTZ

Das Mutterschutzgesetz schützt Sie davor, dass Sie während der Schwangerschaft Ihren Arbeitsplatz verlieren und so finanzielle Einbußen erleiden müssen. Entsprechend des Kündigungsschutzgesetzes sind Kündigungen vom Beginn einer Schwangerschaft an bis vier Monate nach der Geburt unzulässig. Wenn Ihr Arbeitgeber Ihnen dennoch kündigt, müssen Sie ihn spätestens zwei Wochen nach Erhalt der Kündigung schriftlich von der Schwangerschaft unterrichten. Wenn sich erst nach der Zweiwochenfrist herausstellt, dass Sie schwanger sind, können Sie die schriftliche Mitteilung nachreichen.

Voraussetzung für den Kündigungsschutz ist, dass die Schwangerschaft schon bestand, als Ihnen der Arbeitgeber kündigte. Der Kündigungsschutz gilt für alle werdenden Mütter, unabhängig davon, ob sie Voll- oder Teilzeit arbeiten, im öffentlichen Dienst tätig sind, ob Sie Auszubildende oder Studenten, die ein für das Studium notwendiges Praktikum absolvieren, Heimarbeiterinnen oder Hausangestellte sind. Der Schutz gilt jedoch nicht, wenn die Tätigkeit von vornherein befristet war.

VORSCHRIFTEN FÜR DEN ARBEITSPLATZ

Das Mutterschutzgesetz regelt, dass Schwangere sich ausruhen dürfen, wenn

Freistellung für Untersuchungen

In § 16 MuSchG ist die Freistellung der Schwangeren für pränatale Untersuchungen festgelegt: „Der Arbeitgeber hat die Frau für die Zeit freizustellen, die zur Durchführung der Untersuchungen im Rahmen der Leistungen der gesetzlichen Krankenversicherung bei Schwangerschaft und Mutterschaft erforderlich sind. Entsprechendes gilt zugunsten der Frau, die nicht in der gesetzlichen Krankenversicherung versichert ist. Ein Entgeltausfall darf hierdurch nicht eintreten." Das bedeutet, dass die Schwangere zu allen Untersuchungen, die im Mutterpass aufgeführt sind und die entsprechend von der gesetzlichen Kasse übernommen werden, freigestellt werden muss. Für die fehlende Arbeitszeit darf ihr kein Lohn abgezogen werden.

sie ihre Tätigkeiten überwiegend im Stehen oder Gehen ausüben. Auch Frauen, die sitzen, dürfen zwischendurch aufstehen und sich die Beine vertreten. Der Arbeitgeber muss der Schwangeren die Möglichkeit geben, sich während der Pausen auf einer Liege ausruhen zu können. Ab dem sechsten Schwangerschaftsmonat dürfen Frauen nicht mehr als vier Stunden täglich stehen. In den letzten sechs Wochen vor dem geplanten Geburtstermin, der sogenannten Mutterschutzfrist, muss die Schwangere nicht mehr arbeiten, sie darf aber auf eigenen Wunsch die Tätigkeit fortsetzen, beispielsweise, um ein wichtiges Projekt zu beenden.

MUTTERSCHUTZFRIST

Die Mutterschutzfrist beträgt sechs Wochen vor und mindestens acht Wochen nach der Geburt des Kindes. Die acht Wochen erhöhen sich bei Mehrlings- und Frühgeburten auf zwölf Wochen. Während eine Schwangere in den sechs Wochen vor der Niederkunft noch arbeiten darf, wenn sie möchte, ist es in den acht bzw. zwölf Wochen danach laut Mutterschutzgesetz verboten, dass Frauen arbeiten.

RÜCKKEHR AN DEN ARBEITSPLATZ

Nach Ende der acht- bzw. zwölfwöchigen Frist steht einer neuen Aufnahme der Tätigkeit nichts im Wege, es sei denn, eine Frau hat gesundheitliche Beschwerden, die mit der Geburt in Zusammenhang stehen. Dann kann der Arzt ihr ein Attest ausstellen, in dem steht, wie viele Stunden sie täglich arbeiten kann. So hat sie die Möglichkeit, schrittweise wieder mit der Arbeit zu beginnen.

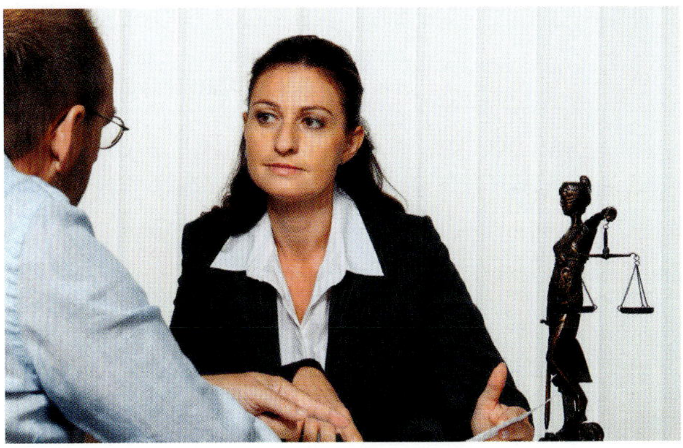

◄ Der Kündigungsschutz für Schwangere ist einseitig. Das bedeutet, Ihr Arbeitgeber darf Ihnen zwar nicht kündigen, Sie selbst können jedoch entsprechend den Regelungen Ihres Vertrags das Arbeitsverhältnis kündigen.

REGELN FÜR DEN ARBEITGEBER

Arbeitgeber, die Schwangere beschäftigen, müssen folgende Regeln beachten:

- Tätigkeiten, die Strecken, Beugen und Bücken erfordern, sind verboten.
- Regelmäßiges Heben von Lasten mit über fünf Kilogramm und gelegentliches Heben von Lasten, die über zehn Kilogramm wiegen, sind unzulässig.
- Schwere körperliche Tätigkeiten dürfen nicht ausgeführt werden.
- Arbeiten unter Bedingungen, die möglicherweise gesundheitsschädigend für Mutter und Kind sein können, wie Lärm, Dämpfe, Hitze und Kälte, sind verboten.
- Fließband- und Akkordarbeit sind bis auf Ausnahmen nicht zulässig.
- Die maximale Arbeitszeit liegt bei neun Stunden täglich. Mehrarbeit ist verboten.
- Zwischen 20 und sechs Uhr sowie an Sonn- und Feiertagen dürfen Schwangere nicht arbeiten. Ausnahmen (wie beispielsweise in der Gastronomie oder in Kliniken) sind im Mutterschutzgesetz geregelt.

Stillende Mütter haben Anspruch auf Stillpausen. Sie bekommen für das Stillen entweder mindestens zweimal täglich 30 Minuten oder einmal eine Stunde frei. Wenn sie zusammenhängend mehr

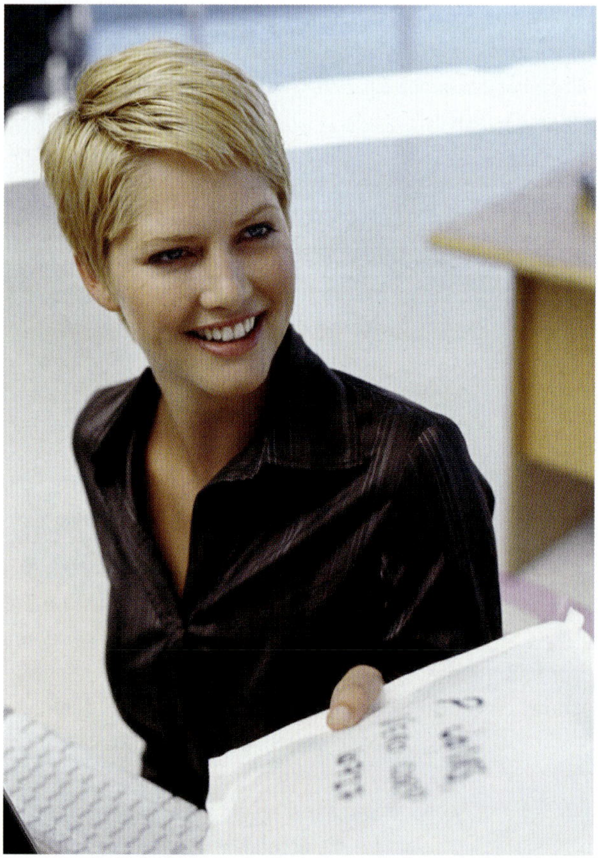

◀ Wenn Sie keine gesundheitlichen Probleme haben, steht einer Rückkehr in den Job nach der Mutterschutzfrist nichts im Weg.

Kündigung trotz Mutterschutz

In sehr seltenen Ausnahmefällen ist eine Kündigung in der Schwangerschaft möglich:

- bei Insolvenz des Unternehmens
- bei schweren dienstlichen Vergehen der Schwangeren, beispielsweise Diebstahl

Die Kündigung muss von der Aufsichtsbehörde genehmigt werden.

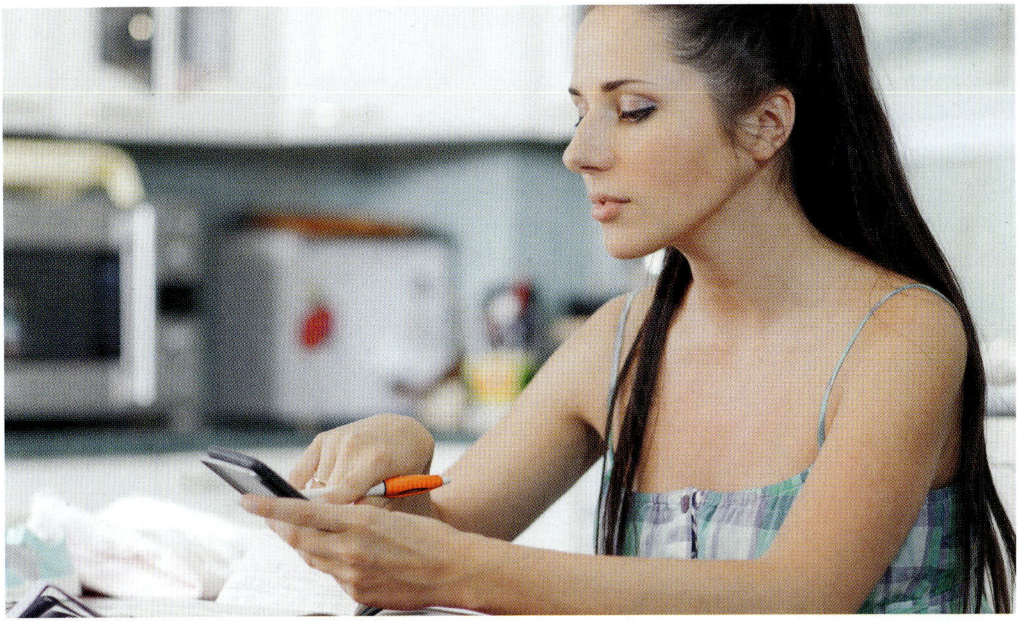

▲ Voraussetzung für die Zahlung von Mutterschaftsgeld sind ein unbefristeter Arbeitsvertrag und Anspruch auf Krankengeld.

als acht Stunden täglich arbeiten, haben sie für das Stillen des Kindes Anspruch auf zweimal 45 Minuten Pause oder einmal 90 Minuten.

Die Stillenden müssen wegen der Stillpausen keine Arbeit nachholen und dürfen keinen finanziellen Nachteil durch das Stillen bekommen.

MUTTERSCHAFTSGELD

Das Mutterschaftsgeld ist eine finanzielle Zuwendung, die gesetzlich krankenversicherte Frauen während der Zeit des Mutterschutzes von ihrer Krankenversicherung erhalten. Voraussetzung für die Zahlung ist, dass sie zu Beginn der Schutzfrist in einem festen Arbeitsverhältnis standen und somit Anspruch auf Krankengeld (Leistung der gesetzlichen Krankenkasse während Krankheit) haben. Der maximale Betrag, der an Mutterschaftsgeld bezahlt wird, liegt bei 13 Euro pro Tag. Wenn das Nettoeinkommen der Frau höher war, trägt ihr Arbeitgeber die Differenz.

Steuerklasse

Sie planen eine Schwangerschaft und sind verheiratet? Überlegen Sie, ob es sich für Sie lohnen könnte, die Steuerklasse mit Ihrem Mann zu tauschen. Auf diese Weise erhalten Frauen, die vorher in einer ungünstigen Steuerklasse waren, ein höheres Nettogehalt und können infolgedessen während des Mutterschutzes von einem höheren Betrag profitieren.

Mutterschaftsgeld für Frauen ohne festes Arbeitsverhältnis

- Selbstständige, die freiwillig in der gesetzlichen Kasse sind: Wenn sie Anspruch auf Krankengeld haben, bekommen sie Mutterschaftsgeld. Selbstständige ohne diesen Anspruch erhalten hingegen nichts.
- Verheiratete Frauen, die nicht berufstätig sind: Sie erhalten ein reduziertes Mutterschaftsgeld als Einmalzahlung in Höhe von maximal 210 Euro. Diese Leistung wird von der Mutterschaftsstelle des Bundesversicherungsamts ausbezahlt.
- Privatversicherte: Sie erhalten auf Antrag vom Bundesversicherungsamt eine Einmalzahlung in Höhe von 210 Euro. Zusätzlich haben sie während des Mutterschutzes Anspruch auf einen Zuschuss von ihrem Arbeitgeber. Der Zuschuss wird in Höhe der Differenz zwischen dem maximalen Mutterschaftsgeld von 13 Euro pro Kalendertag und ihrem durchschnittlichen Nettoverdienst berechnet.
- Frauen, die einem Minijob nachgingen: Wenn sie Mitglied der gesetzlichen Krankenversicherung sind, bekommen sie bis zu 13 Euro Mutterschaftsgeld täglich von ihrer Krankenkasse. Diese Zahlung erfolgt auch dann, wenn die Mütter keinen Anspruch auf Krankengeld haben.
- Arbeitslose: Arbeitslose sind über die Bundesagentur für Arbeit gesetzlich krankenversichert. Sie erhalten Mutterschaftsgeld in Höhe des Arbeitslosengeldes von ihrer Krankenkasse.
- Wenn die Frau vor der Geburt einen befristeten Arbeitsvertrag hatte, endet der Anspruch auf den Zuschuss des Arbeitgebers mit dem Ende der Beschäftigung. Das bedeutet, dass die Krankenkasse vom ersten Tag nach Beschäftigungsende das Mutterschaftsgeld in Höhe des Krankengelds an die Mutter auszahlt.

Antrag auf Mutterschaftsgeld

Stellen Sie rechtzeitig den Antrag für Ihr Mutterschaftsgeld. Je nachdem, ob Sie gesetzlich krankenversichert sind oder nicht, müssen Sie ihn bei Ihrer Krankenkasse oder beim Bundesversicherungsamt (www.bva.de) stellen. Fügen Sie dem Antrag eine Bescheinigung von Ihrer Hebamme oder Ihrem Gynäkologen bei, in der das voraussichtliche Entbindungsdatum vermerkt ist. Das Gutachten darf jedoch frühestens eine Woche vor Beginn der Mutterschutzfrist ausgestellt werden.

DIE SITUATION IN ÖSTERREICH UND IN DER SCHWEIZ

In Österreich ist festgelegt, dass die Schwangere ihren Arbeitgeber über die Schwangerschaft informieren muss. Der Kündigungsschutz besteht vom Zeitpunkt der Schwangerschaft bis zu vier Monaten nach der Entbindung. Das Beschäftigungsverbot für Schwangere in Österreich sieht vor, dass sie acht Wochen vor und acht Wochen nach der Entbindung nicht arbeiten dürfen. Diese Frist verlängert sich auf zwölf Wochen nach der Geburt bei Mehrlings- und Frühgeburten sowie bei Kaiserschnitten. Die achtwöchige Schutzfrist vor der voraussichtlichen Niederkunft kann von einem Amtsarzt oder Arbeitsinspektor verlängert werden. Während dieser Schutzfrist bekommt die Frau Wochengeld vom Sozialversicherungsträger in Höhe des durchschnittlichen Nettoverdienstes der letzten drei Monate. In der Schweiz regelt das Arbeitsgesetz, dass Frauen acht Wochen nach der Entbindung nicht arbeiten dürfen. Im Obligationsrecht ist die Kündigungsfrist während der Schwangerschaft festgehalten, die 16 Wochen nach der Geburt des Kindes endet. Schweizer Mütter haben Anspruch auf Mutterschaftsentschädigung in Höhe von 80 Prozent des letzten Gehalts für 14 Wochen.

KINDERGELD

Über zehn Millionen Kindergeldberechtigte erhielten im Jahr 2011 Zuwendungen vom Staat in Höhe von 38 Milliarden Euro. Mit dem Kindergeld möchte der Staat die Familie fördern und dadurch der niedrigen Geburtenrate in Deutschland entgegensteuern. Die Abgabe von Kindergeld ist im Bundeskindergeldgesetz geregelt. Die monatliche Zuwendung vom Staat beträgt in Deutschland 184 Euro für das erste und zweite, 190 Euro für das dritte und 215 Euro für das vierte Kind und weitere Kinder (Stand: Januar 2013).

DAUER DES ANSPRUCHS

Kindergeld wird mindestens bis zum 18. Lebensjahr des Kindes ausbezahlt. Der Anspruch verlängert sich bis zum vollendeten 25. Lebensjahr, wenn sich das Kind noch in der Ausbildung (Schule, Beruf oder Studium) befindet. Ist das Kind verheiratet, muss der Ehegatte für seinen Unterhalt aufkommen. Wenn er dazu nicht in der Lage ist, erhalten die Eltern bis zum 18. bzw. 25. Lebensjahr weiterhin Kindergeld für ihr verheiratetes Kind.

Antrag auf Kindergeld

Beantragen Sie das Kindergeld rechtzeitig schriftlich bei der für Sie zuständigen Familienkasse. Hier erhalten Sie Vordrucke, die Sie ausfüllen müssen. Diese können Sie auch im Internet, z. B. unter www.familienkasse.de, herunterladen und ausdrucken.

▼ Wer Kindergeld bekommt, hat einen Anspruch auf weitere Leistungen. Dazu zählen Kinderzulagen bei der Riesterrente und Eigenheimzulagen.

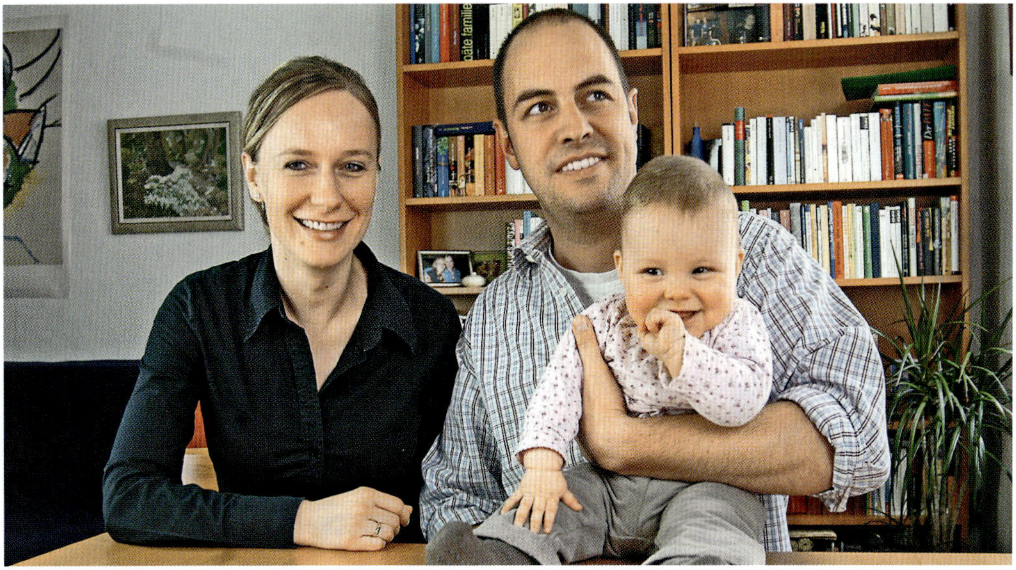

Kindergeld in Österreich und in der Schweiz

In Österreich staffeln sich die Beträge für das Kindergeld (Familienbeihilfe) in Abhängigkeit vom Lebensalter wie folgt:

- 0–2 Jahre: 105,40 Euro
- 3–9 Jahre: 112,70 Euro
- 10–18 Jahre: 130,90 Euro
- ab 19 Jahre: 152,70 Euro

Bei zwei Kindern erhalten die Eltern zusätzlich 12,80 Euro monatlich und ab drei Kindern 24,50 Euro zusätzlich pro Kind.

In der Schweiz ist die Höhe des Kindergelds davon abhängig, ob die Kinder in Tal- oder Berggebieten leben. Eltern von Kindern, die in Talgebieten leben, erhalten für ein und zwei Kinder jeweils 114 Euro monatlich, ab drei Kindern jeweils 117 Euro im Monat. Eltern von Kindern, die in Berggebieten leben, erhalten für das erste bzw. zweite Kind jeweils 127 Euro monatlich und ab dem dritten Kind 131 Euro im Monat. Abweichungen von diesen Beträgen sind von den einzelnen Kantonen abhängig.

Eltern bekommen Kindergeld über das 25. Lebensjahr hinaus, wenn das Kind den Grundwehr- oder Zivildienst während der Schul- oder Berufsausbildung bzw. während des Studiums abgeleistet hat. In diesem Fall verlängert sich der Anspruch auf Kindergeld um die Zeit des Grundwehr- bzw. Zivildienstes. Auch Eltern von behinderten Kindern, die nicht selbst für ihren Unterhalt aufkommen können, bekommen über das 25. Lebensjahr hinaus Kindergeld.

Bis vor Kurzem hatten die Eltern Anspruch auf Kindergeld bis maximal zum 27. Lebensjahr des Kindes. Dieses Alter wurde vom Staat schrittweise gesenkt. Daraus ergeben sich folgende Ansprüche:

- Geburtsjahr ab 2.1.1983: Kindergeld bis 25 Jahre
- Geburtsjahr ab 2.1.1982: Kindergeld bis 26 Jahre
- Geburtsjahr bis einschließlich 1.1.1982: Kindergeld bis 27 Jahre

REGELUNGEN ZUM ELTERNGELD

(Auszug aus der Broschüre „Elternzeit und Elterngeld" mit freundlicher Genehmigung vom Bundesministerium für Familie, Senioren, Frauen und Jugend; Stand 2013)

Das Bundeselterngeld- und Elternzeitgesetz gilt seit dem 1. Januar 2007.

WER HAT ANSPRUCH AUF ELTERNGELD?

Anspruch auf Elterngeld haben Mütter und Väter, die

- ihre Kinder nach der Geburt selbst betreuen und erziehen,
- nicht mehr als 30 Stunden in der Woche erwerbstätig sind,
- mit ihren Kindern in einem Haushalt leben und
- einen Wohnsitz oder ihren gewöhnlichen Aufenthalt in Deutschland haben.

Elterngeld wird für Lebensmonate des Kindes gewährt. Die Anspruchsvoraussetzungen müssen grundsätzlich in jedem der beantragten Monate von Anfang an vorliegen.

Der Lebensmonat beginnt mit dem Tag der Geburt und endet im folgenden Monat am Vortag des Geburtstages. Bei Geburt am 15. eines Monats endet der Lebensmonat also am 14. des Folgemonats. Da die Inanspruchnahme des Elterngeldes in den meisten Fällen mit der Inanspruchnahme von Elternzeit verbunden ist, ist dies auch bei der Anmeldung der Elternzeit zu beachten (siehe Regelungen zur Elternzeit).
Ehe- oder Lebenspartnerinnen und -partner, die das Kind nach der Geburt betreuen – auch wenn es nicht ihr eigenes ist –, können unter denselben Voraussetzungen Elterngeld erhalten.

Für angenommene Kinder und mit dem Ziel der Annahme aufgenommene Kinder gibt es ebenfalls Elterngeld für die Dauer von bis zu 14 Monaten. Die 14-Monats-Frist beginnt, wenn das Kind in den Haushalt aufgenommen wird. Der Anspruch besteht nicht mehr, sobald das Kind das achte Lebensjahr vollendet hat.

Bei schwerer Krankheit, schwerer Behinderung oder Tod der Eltern haben Verwandte bis dritten Grades (Urgroßeltern, Großeltern, Onkel und Tanten sowie Geschwister) und ihre Ehegattinnen und Ehegatten Anspruch auf Elterngeld. Auch sie müssen die oben genannten Voraussetzungen erfüllen.

▼ Sie möchten in der ersten Zeit beide für das Baby da sein? Die Elterngeldregelung ermöglicht, dass Mutter und Vater gleichzeitig in Elternzeit gehen können.

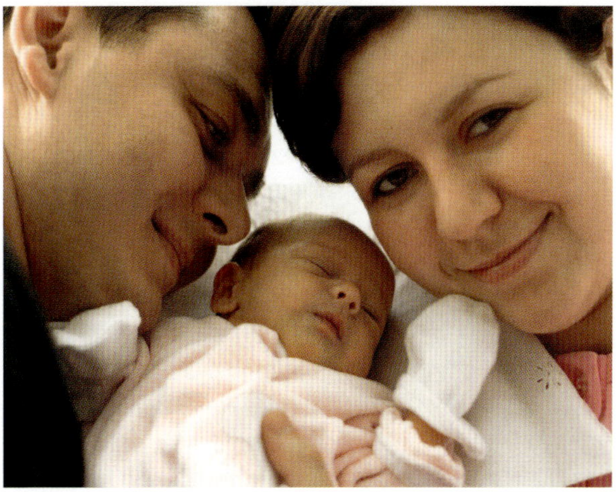

Für Kinder, die auf der Grundlage des Kinder- und Jugendrechts (SGB VIII) in Pflegefamilien leben, kann kein Elterngeld bezogen werden. Das Jugendamt übernimmt den notwendigen Lebensunterhalt, und die Pflegeeltern erhalten laufende monatliche Leistungen, deren Höhe vom örtlichen Jugendamt festgesetzt wird.
Ob Elterngeld bezogen werden kann, ist nicht davon abhängig, ob und in welcher Form der Elternteil, der es beantragt, vor der Geburt gearbeitet hat. Elterngeld können Arbeitnehmerinnen und Arbeitnehmer, Beamtinnen und Beamte, Selbstständige und ebenso Erwerbslose oder Hausfrauen und Hausmänner erhalten.

(Teilzeit-)Erwerbstätigkeit, die 30 Wochenstunden im Durchschnitt eines Bezugsmonats nicht übersteigt, ist während des Elterngeldbezuges möglich. Wer mehr als 30 Stunden pro Woche arbeitet, gilt als voll erwerbstätig und hat keinen Anspruch auf Elterngeld.

In Zeiten, in denen Erwerbseinkommen ohne Arbeitsleistung bezogen wird, etwa bei Lohnfortzahlung im Krankheitsfall oder im Erholungsurlaub, gilt als Arbeitszeit die vertraglich vereinbarte Arbeitszeit. Auch Auszubildende und Studierende erhalten Elterngeld. Die jeweilige Ausbildung muss nicht unterbrochen wer-

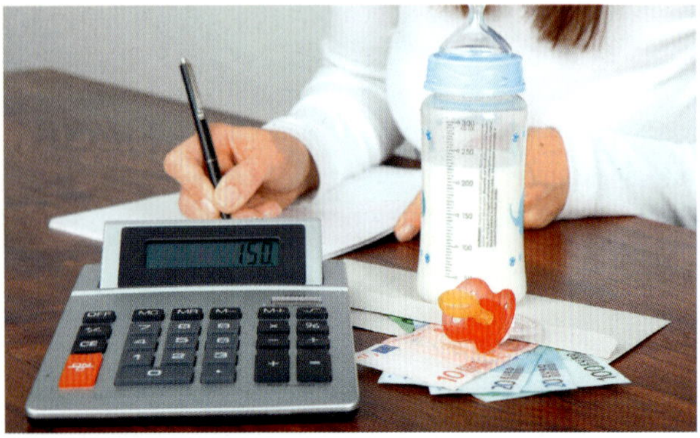

▲ Eine genaue Berechnung des Elterngeldes schafft Klarheit über das monatliche Einkommen während der Elternzeit.

den. Auf die Anzahl der Wochenstunden, die für die Ausbildung aufgewendet werden, kommt es, anders als bei der Erwerbsarbeit, nicht an.

Keinen Anspruch auf Elterngeld haben Elternpaare, die im Kalenderjahr vor der Geburt ihres Kindes gemeinsam ein zu versteuerndes Einkommen von mehr als 500.000 Euro hatten. Für Alleinerziehende entfällt der Elterngeldanspruch ab einem zu versteuernden Einkommen von mehr als 250.000 Euro im Kalenderjahr vor der Geburt.

AUSLÄNDISCHE ELTERN

Staatsangehörige von Mitgliedstaaten der EU, des EWR und der Schweiz haben ebenso wie Deutsche nach dem Recht der EU in der Regel dann einen Anspruch auf Elterngeld, wenn sie in Deutschland erwerbstätig sind oder in Deutschland wohnen.

Andere Ausländerinnen und Ausländer haben einen Anspruch, wenn ihr Aufenthalt in Deutschland nach der Art ihres Aufenthaltstitels und ihres Zugangs zum Arbeitsmarkt voraussichtlich dauerhaft ist. Wer eine Niederlassungserlaubnis besitzt, erfüllt diese Voraussetzungen ohne Weiteres. Wer eine Aufenthaltserlaubnis besitzt, erfüllt die Anspruchsvoraussetzungen nur dann, wenn sie oder er auch zur Erwerbstätigkeit in Deutschland berechtigt ist oder war. Erst nach einem Aufenthalt in Deutschland von drei Jahren kann Elterngeld erhalten, wer eine Aufenthaltserlaubnis in Härtefällen, zum vorübergehenden Schutz, bei Aussetzung der Abschiebung oder wegen des Bestehens von Ausreisehindernissen besitzt.

Kein Elterngeld erhalten ausländische Eltern, die eine Aufenthaltserlaubnis zum Zweck der Ausbildung oder in Verbindung mit einer Arbeitserlaubnis nur für einen Höchstzeitraum besitzen. Bei diesen Personen wird von Gesetzes wegen ebenso von einem vorübergehenden Aufenthalt ausgegangen wie bei Personen, die als Asylbewerberin oder Asylbewerber eine Aufenthaltsgestattung besitzen oder sich nur geduldet im Bundesgebiet aufhalten. Auch eine erlaubte Erwerbstätigkeit führt in diesen Fällen nicht zu einem Anspruch auf Elterngeld.

GRENZÜBERSCHREITENDE SITUATIONEN

Leben und arbeiten die Eltern in unterschiedlichen Ländern innerhalb der EU, des EWR und der Schweiz (z. B. Grenzgängerinnen und Grenzgänger), ist für die Familienleistungen vorrangig das Beschäftigungsland zuständig. Ist nur ein Elternteil erwerbstätig und lebt die Familie mit ihrem Kind in einem anderen Mitgliedsstaat der EU, des EWR oder der Schweiz, ist der Anspruch im Beschäftigungsland des Elternteils vorrangig. Sind beide Eltern in verschiedenen Mitgliedsstaaten der EU, des EWR oder in der Schweiz erwerbstätig, ist der Anspruch in dem Beschäftigungsland vorrangig, das zugleich Wohnland des Kindes ist.

Der andere Staat kann nachrangig leistungsverpflichtet sein. In dem Fall wären von dort Unterschiedsbeträge zu leisten, falls die entsprechende Leistung dort höher ist.

Für Ihren persönlichen Fall sollten die Ansprüche mit den Elterngeldstellen in Deutschland bzw. mit den Stellen im Ausland geklärt werden.

WIE HOCH IST DAS ELTERNGELD?

Das Elterngeld orientiert sich an der Höhe des monatlich verfügbaren Nettoeinkommens, welches der betreuende Elternteil vor der Geburt des Kindes hatte und welches nach der Geburt wegfällt. Das Elterngeld gleicht dieses entfallende Einkommen mit einer Ersatzrate aus, die nach der Höhe des Einkommens vor der Geburt des Kindes gestaffelt ist. Das entfallende Einkommen wird bei einem maßgeblichen Nettoeinkommen vor der Geburt von 1.240 Euro und mehr zu 65 Prozent, von 1.220 Euro zu 66 Prozent, zwischen 1.000 Euro und 1.200 Euro zu 67 Prozent ersetzt. Das Elterngeld beträgt mindestens 300 Euro und höchstens 1.800 Euro.

Das Elterngeld beträgt auch für nicht erwerbstätige Elternteile mindestens 300 Euro monatlich. Bei Mehrlingsgeburten oder älteren Geschwisterkindern kann sich der nach den allgemeinen Regeln zustehende Elterngeldanspruch erhöhen.

Geringverdienende Eltern werden zusätzlich unterstützt. Liegt das maßgebliche Nettoeinkommen eines betreuenden

▼ Der Elternteil, der sich überwiegend um das Kind kümmert, erhält Elterngeld als Ausgleichszahlung.

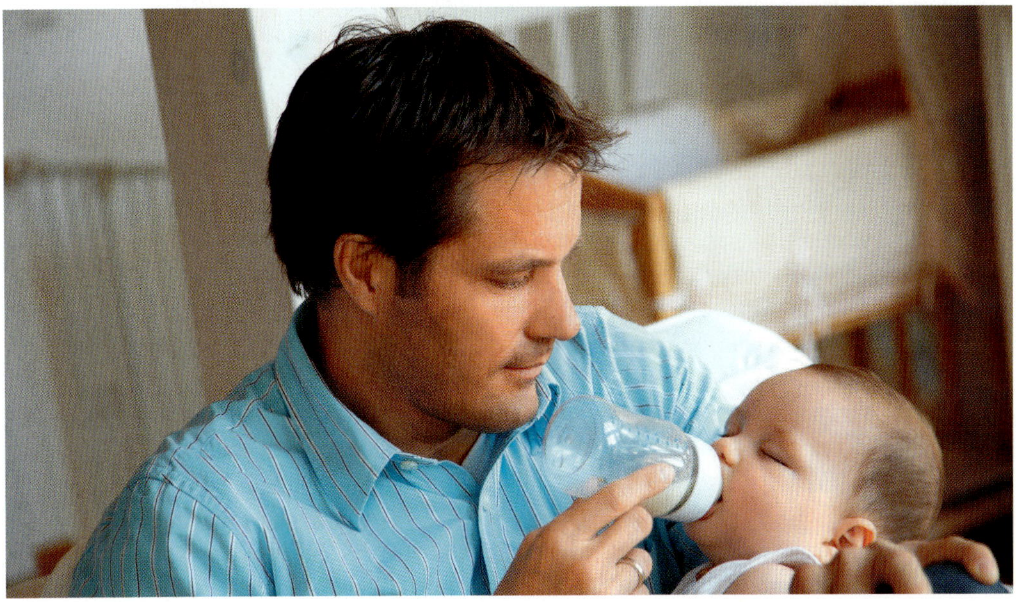

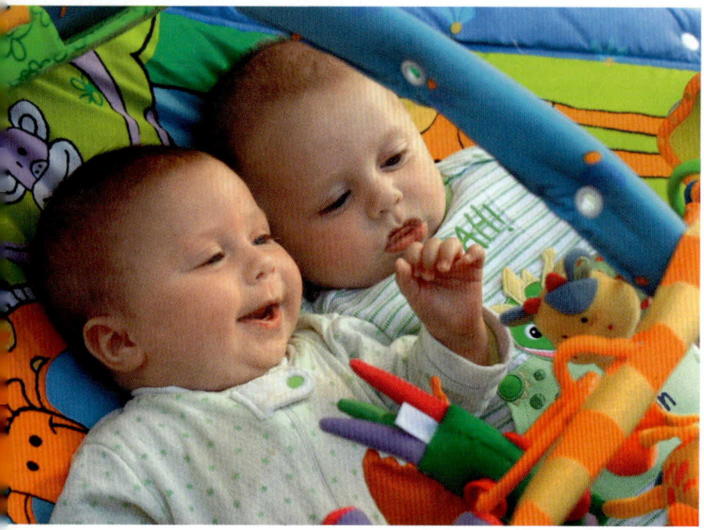

◂ Bei Zwillingen steigt das Elterngeld um 300 Euro pro Monat.

Elternteils vor der Geburt des Kindes unter 1.000 Euro monatlich, so wird die Ersatzrate in kleinen Schritten von 67 Prozent auf bis zu 100 Prozent erhöht. Dabei gilt: Je niedriger das Einkommen dieses Elternteils vor der Geburt war, desto höher ist der prozentuale Ausgleich, den er für das wegfallende Erwerbseinkommen erhält. Für je zwei Euro, die das Einkommen unter 1.000 Euro lag, erhöht sich die Ersatzrate um 0,1 Prozentpunkte.

ELTERNGELD FÜR ELTERN MIT AUSLÄNDISCHEM EINKOMMEN

Berücksichtigt wird bei der Elterngeldberechnung Einkommen, das in Deutschland, in einem anderen Mitgliedstaat der Europäischen Union, in einem der Vertragsstaaten des Abkommens über den Europäischen Wirtschaftsraum (EWR) Island, Liechtenstein und Norwegen oder in der Schweiz versteuert wird.

Einnahmen, die in anderen Staaten versteuert werden, werden nicht als Einkommen bei der Elterngeldberechnung berücksichtigt.

Eltern, die nur ausländische Einkünfte hatten, welche nicht als Einkommen für das Elterngeld berücksichtigt werden, die aber trotzdem die allgemeinen Anspruchsvoraussetzungen erfüllen, erhalten den Mindestbetrag des Elterngeldes in Höhe von 300 Euro.

ELTERNGELD BEI MEHRLINGSGEBURTEN (ZWILLINGE, DRILLINGE USW.)

Bei Mehrlingsgeburten erhöht sich das zustehende Elterngeld um je 300 Euro für jedes zweite und weitere Mehrlingskind. Das heißt: Zusätzlich zum errechneten Elterngeld werden für jeden Mehrling 300 Euro gezahlt.

ELTERNGELD FÜR GESCHWISTERKINDER

Familien mit mehr als einem Kind können einen Geschwisterbonus erhalten. Das nach den allgemeinen Regeln zustehende Elterngeld (auch der Mindestbetrag von 300 Euro) wird um zehn Prozent, mindestens aber um 75 Euro im Monat erhöht.

Bei zwei Kindern im Haushalt besteht der Anspruch auf den Erhöhungsbetrag so lange, bis das ältere Geschwisterkind drei Jahre alt ist. Bei drei und mehr Kindern im Haushalt genügt es, wenn mindestens zwei der älteren Geschwisterkinder das sechste Lebensjahr noch nicht vollendet haben. Mit dem Ende des Bezugsmonats, in dem das ältere Geschwisterkind sein drittes bzw. sechstes Lebensjahr vollendet, entfällt der Erhöhungsbetrag. Der Anspruch auf den Grundbetrag des Elterngeldes bleibt bis zum Ende des Bezugszeitraums von zwölf oder 14 Monaten bestehen. Sonderregelungen gelten für angenommene Kinder und Kinder mit Behinderung.

WIE LANGE KANN ELTERNGELD BEZOGEN WERDEN?

Elterngeld kann in den ersten 14 Lebensmonaten in Anspruch genommen werden. Ein Elternteil kann mindestens für zwei Monate (Mindestbezugszeit) und höchstens für zwölf Monate Elterngeld in Anspruch nehmen.
Beide Eltern haben grundsätzlich gemeinsam Anspruch auf insgesamt zwölf Monatsbeträge, die jeweils für Lebensmonate des Kindes zustehen.
Anspruch auf zwei weitere Monatsbeträge haben die Eltern, wenn beide vom Angebot des Elterngeldes Gebrauch machen möchten (Partnermonate). Anspruch auf die Partnermonate besteht, wenn sich bei den Eltern für zwei Bezugsmonate das Erwerbseinkommen mindert (etwa durch Arbeitszeitreduzierung während des Elterngeldbezuges oder durch Mutterschutz).

VERTEILUNG DER MONATE AUF DIE ELTERN

In den ersten 14 Lebensmonaten des Kindes steht pro Lebensmonat ein Monatsbetrag zur Verfügung. Nutzen die Eltern die Partnermonate, gibt es also insgesamt maximal 14 Monatsbeträge, ansonsten zwölf Monatsbeträge. Die Elterngeldmonate müssen nicht an einem Stück genommen werden, sondern können auch zeitlich getrennt liegen. Dies gilt auch für die Partnermonate.

▼ Wenn noch Geschwister vorhanden sind, kann sich das Elterngeld erhöhen.

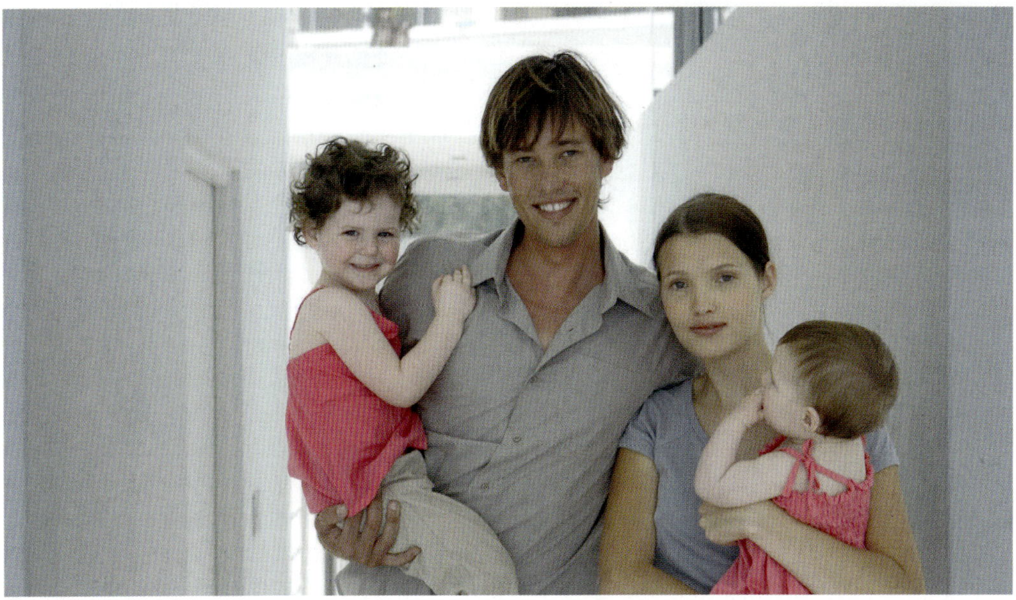

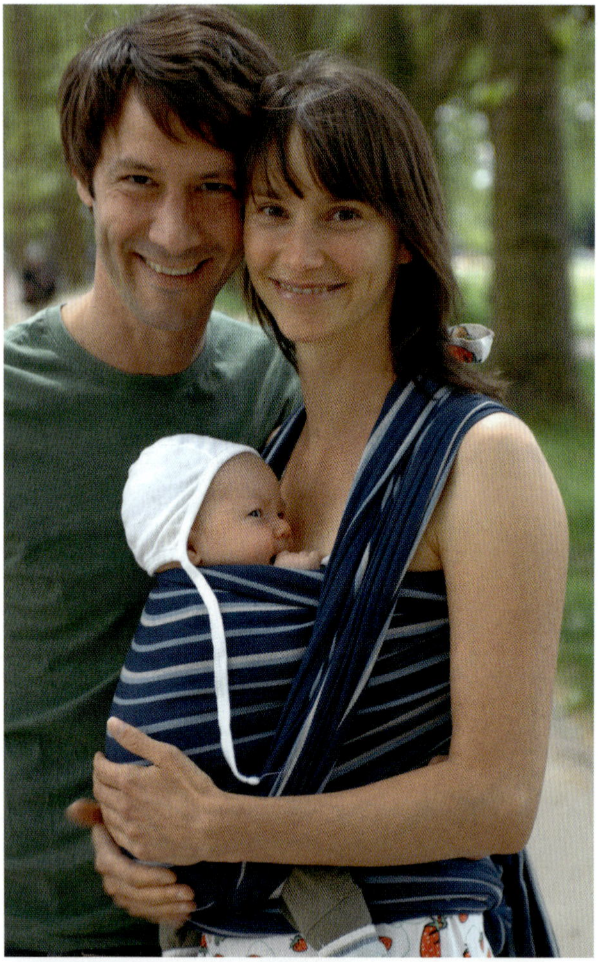

▲ In den Partnermonaten können sich beide Elternteile gemeinsam um den Nachwuchs kümmern.

Lebensmonate des Kindes, in denen der Mutter mindestens für einen Tag Mutterschaftsleistungen (insbesondere Mutterschaftsgeld der gesetzlichen Krankenversicherung, der Arbeitgeberzuschuss zum Mutterschaftsgeld oder Dienstbezüge für Beamtinnen während der Mutterschutzfrist) zustehen, gelten als Monate, für die die Mutter Elterngeld bezieht. Die Mutterschaftsleistungen dienen einem ähnlichen Zweck wie das Elterngeld. Deshalb können diese Leistungen nicht nebeneinander gewährt werden. Erhält die Mutter in den ersten beiden Lebensmonaten des Kindes Mutterschaftsleistungen, werden zwei Elterngeldbezugsmonate von ihr verbraucht. Der Vater kann in dieser Zeit für sich Elterngeld in Anspruch nehmen. Die Gesamtzahl der den Eltern zustehenden Elterngeldmonate reduziert sich jedoch um die Anzahl der Monate mit Bezug von Mutterschaftsleistungen.

Die verbleibenden Monatsbeträge können die Eltern bis auf die Partnermonate frei untereinander aufteilen. Sie können Elterngeld nacheinander oder gleichzeitig ausgezahlt bekommen. Bei gleichzeitigem Bezug verbrauchen die Eltern zusammen jeden Monat zwei Monatsbeträge.

ELTERNGELD FÜR ALLEINERZIEHENDE

Alleinerziehende, bei denen sich für zwei Bezugsmonate das Erwerbseinkommen mindert, können allein bis zu 14 Monate Elterngeld erhalten. Bedingung ist, dass das Kind nur bei dem Elternteil in der Wohnung lebt, dem auch die elterliche Sorge oder zumindest das Aufenthaltsbestimmungsrecht allein zusteht. Das Gleiche gilt, wenn der Elternteil eine einstweilige Anordnung erwirkt hat, mit der ihm zumindest das Aufenthaltsbestimmungsrecht vorläufig zur alleinigen Ausübung übertragen worden ist. Bei gemeinsamer Wohnung der Eltern sind die Voraussetzungen nicht erfüllt.

Ob der andere Elternteil in einer anderen Wohnung gemeldet ist oder noch einen zweiten Wohnsitz hat, ist nicht entscheidend. Es kommt auf die tatsächliche Lebenssituation an.

ÜBERTRAGUNG DER PARTNERMONATE AUS ANDEREN GRÜNDEN

Ist bei Elternpaaren dem einen Elternteil die Betreuung des Kindes objektiv unmöglich, etwa wegen schwerer Krankheit oder Schwerbehinderung, erhält der andere Elternteil für bis zu 14 Monate Elterngeld, wenn die sonstigen Voraussetzungen der zusätzlichen Monate erfüllt sind, also eine Einkommensminderung in dieser Zeit vorliegt. Medizinische Gründe können durch die Vorlage eines ärztlichen Attests festgestellt werden.

Eine Unmöglichkeit liegt nicht vor, wenn die Partnerin oder der Partner ausnahmsweise keinen Anspruch auf Elternzeit hat, mit der Inanspruchnahme von Elternzeit den Arbeitsplatz gefährdet sieht oder eine berufliche Auszeit aus wirtschaftlichen Gründen nicht in Betracht gezogen wird.

Auch wenn eine Gefährdung des Kindeswohls einem Betreuungswechsel unter den Eltern entgegensteht, kann der betreuende Elternteil die zusätzlichen Monate selbst in Anspruch nehmen. Eine Gefährdung des Kindeswohls liegt nur in besonderen Ausnahmefällen vor. Dies kommt in Betracht, wenn die Betreuung durch einen Elternteil nach Auffassung des Jugendamtes die ernsthafte Besorgnis einer Schädigung für das körperliche und seelische Wohl des Kindes begründet.

VERLÄNGERUNG DES AUSZAHLUNGSZEITRAUMS

Das Elterngeld kann bei gleicher Gesamtsumme auf die doppelte Anzahl der Monate gedehnt werden. Eine Person kann dann bis zu 24 Monate halbes Elterngeld beziehen, eine alleinerziehende Person bis zu 28 halbe Monatsbeträge, wenn kein Anspruch auf Mutterschaftsleistungen besteht. Bezieht eine alleinerziehende Person für genau zwei Lebensmonate des Kindes Mutterschaftsleistungen, würden ihr noch 24 halbe Beträge zur Verfügung stehen. Auch die Partnermonate können gedehnt werden.

WIE WIRD DAS MASSGEBLICHE NETTOEINKOMMEN FÜR DAS ELTERNGELD ERMITTELT?

Die Höhe des einkommensabhängigen Elterngeldes berechnet sich nach dem Einkommen der Antragstellerin oder des Antragstellers. Dazu wird zunächst das durchschnittliche monatliche Bruttoeinkommen ermittelt. Davon werden dann in einem vereinfachten Verfahren Steuern und Sozialabgaben abgezogen.

NICHT SELBSTSTÄNDIG ERWERBSTÄTIGE

Ausgangspunkt für die Ermittlung des maßgeblichen Nettoeinkommens ist bei nicht selbstständig Erwerbstätigen (z. B. Arbeitnehmerinnen und Arbeitnehmer, Beamtinnen und Beamte, zur Ausbildung Beschäftigte) das persönliche steuerpflichtige Brutto-Erwerbseinkommen der letzten zwölf Kalendermonate vor dem Geburtsmonat des Kindes, für das jetzt Elterngeld beantragt wird. Grundlage sind die Lohn- und Gehaltsbescheinigungen des Arbeitgebers. Arbeitgeber sind – soweit erforderlich – verpflichtet, der Elterngeldstelle Bescheinigungen über das Arbeitsentgelt und die Arbeitszeit auszustellen.

Bei der Einkommensermittlung bleiben grundsätzlich solche Kalendermonate un-

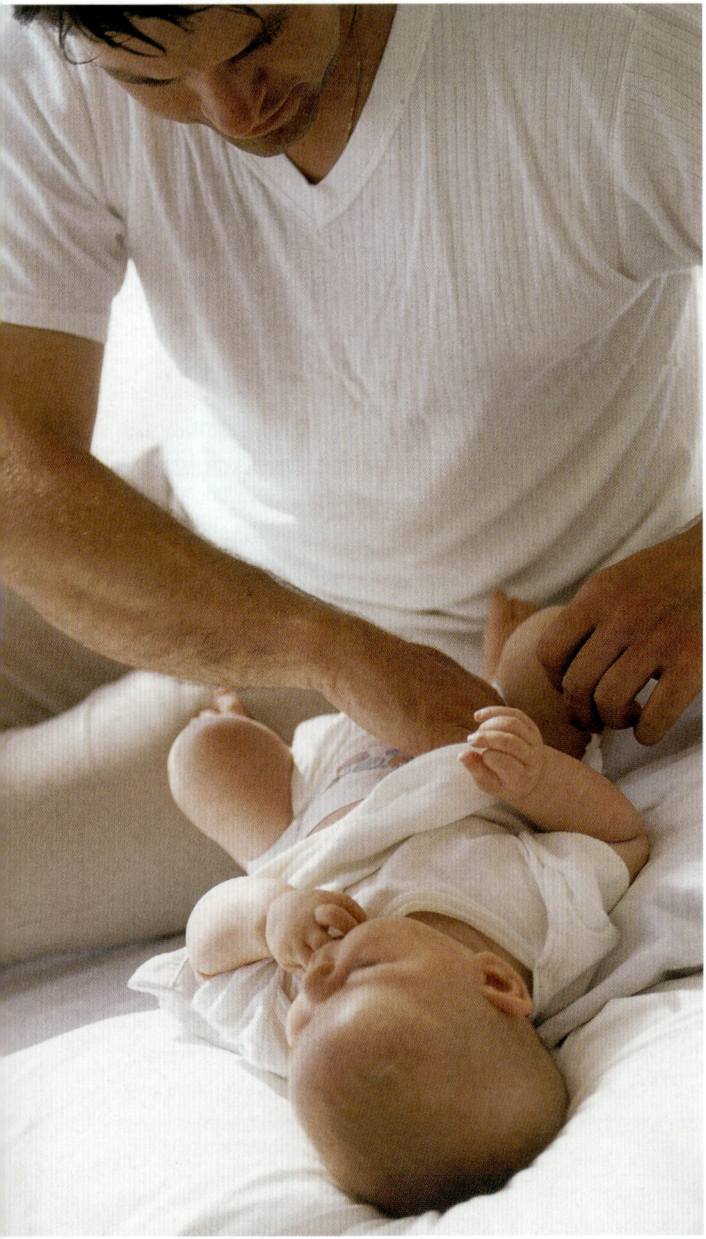

▲ Das Elterngeld soll fördern, dass Väter sich ebenfalls um ihre Kinder kümmern und Mütter früher wieder in ihren Beruf zurückkehren können.

berücksichtigt, in denen aufgrund der Mutterschutzfristen nach dem Mutterschutzgesetz eine Beschäftigung nicht zulässig war. (Monate mit Beschäftigungsverbot nach beamten- oder soldatenrechtlichen Mutterschutzvorschriften fließen hingegen in die Einkommensermittlung ein.) Unberücksichtigt bleiben ebenfalls Monate mit Bezug von Mutterschaftsgeld oder Elterngeld (nicht jedoch Zeiten einer verlängerten Elterngeldauszahlung) sowie Monate, in denen aufgrund einer schwangerschaftsbedingten Erkrankung oder wegen Wehr- oder Zivildienstpflichten das Einkommen gesunken ist. Statt dieser Monate werden dann weiter zurückliegende Monate zugrunde gelegt. Sollte diese Ausklammerung von Monaten und der damit verbundene Rückgriff auf frühere Monate jedoch nachteilig sein, können die Eltern schriftlich darauf verzichten.

Kalendermonate, in denen aus anderen Gründen kein zu berücksichtigendes Erwerbseinkommen erzielt wurde, werden mit null Euro angesetzt.

Zu dem zu berücksichtigenden Einkommen zählen alle Einkünfte aus Haupt- und Nebenbeschäftigungen und auch vom Arbeitgeber pauschal versteuerte Einkünfte, wie z. B. aus einem „Minijob". Auch die Lohnfortzahlung während eines Urlaubs oder einer Krankheit fließt als Erwerbseinkommen in die Berechnung mit ein. Nicht berücksichtigt werden sonstige Bezüge (also insbesondere Einmalzahlungen, wie z. B. 13. und 14. Monatsgehälter, einmalige Abfindungen und Leistungsprämien, nicht fortlaufend gezahlte Urlaubsgelder und Weihnachtszuwendungen). Auch steuerfreie Einnahmen bzw. Entgeltbestandteile (z. B. steuerfreie Zuschläge, Trinkgelder) bleiben außer Betracht. Vom so ermittelten Bruttoeinkommen wird ein Abzug für Werbungskosten vorgenommen. Denn das Elterngeld orientiert sich an dem vor der Geburt des Kindes verfügbaren Erwerbseinkommen – und Werbungskosten sind Aufwendungen, die zur Einkommenserzielung aufgebracht werden und die nicht für die allgemeine Lebensführung zur Verfügung stehen. Im Interesse einer einfachen Antragstellung werden diese Kosten mit einem Zwölftel des steuerlichen Arbeitnehmer-Pauschbetrags abgezogen. Das sind monatlich zurzeit 83,33 Euro. Dies gilt auch für Einkommen aus einem Minijob.

SELBSTSTÄNDIGE

Ausgangspunkt der Berechnung ist bei Selbstständigen der Gewinn laut Steuerbescheid des letzten abgeschlossenen Veranlagungszeitraums vor der Geburt des Kindes. Gab es im Gewinnermittlungszeitraum, der diesem Veranlagungszeitraum zugrunde liegt, jedoch Einkommensausfälle aus den zuvor im Abschnitt für nicht selbstständig Erwerbstätige aufgezählten Gründen (z. B. aufgrund einer schwangerschaftsbedingten Erkrankung), wird auf Antrag der Steuerbescheid des vorangegangenen Veranlagungszeitraums zugrunde gelegt.

Liegt der maßgebliche Steuerbescheid zum Zeitpunkt der Antragstellung noch nicht vor, kann das Einkommen durch andere Unterlagen, wie den letzten verfügbaren Einkommensteuerbescheid, eine vorhandene Einnahmen-Überschussrechnung oder durch eine Bilanz, glaubhaft gemacht werden. Das Elterngeld wird dann auf dieser Grundlage vorläufig bis zum Nachreichen des maßgeblichen Steuerbescheids gezahlt.

Für die weitere Einkommensberechnung wird die Summe der positiven Einkünfte aus den verschiedenen selbstständigen Einkunftsarten berücksichtigt. Die für eine Einkunftsart ausgewiesenen Verluste werden nicht mit Gewinnen einer anderen Einkunftsart verrechnet, sondern werden mit null Euro angesetzt.

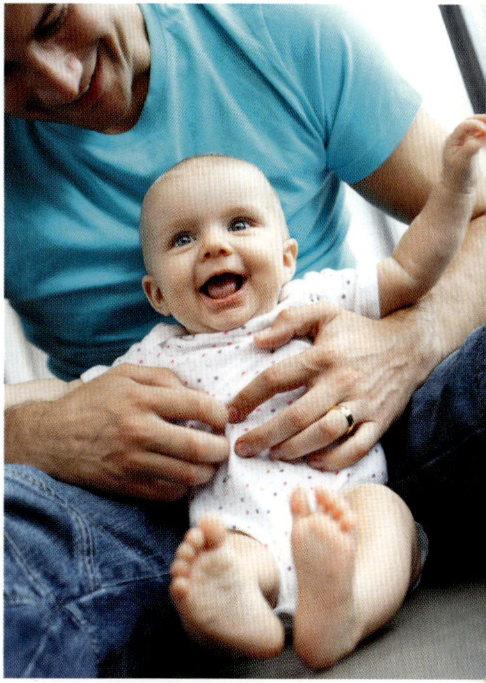

▲ Bei aller Freude über den Nachwuchs sollte man finanziell nicht den Überblick verlieren.

MISCHEINKOMMEN AUS SELBSTSTÄNDIGER UND NICHT SELBSTSTÄNDIGER ERWERBSTÄTIGKEIT

Lagen im Bemessungszeitraum der letzten zwölf Monate vor der Geburt oder im letzten abgeschlossenen Veranlagungszeitraum (Kalenderjahr) vor der Geburt Einkünfte aus selbstständiger Erwerbstätigkeit vor, werden die Einkünfte aus selbstständiger und auch aus nicht selbstständiger Erwerbstätigkeit aus dem Kalenderjahr vor der Geburt ermittelt. Damit wird sichergestellt, dass die Bemessungszeiträume für beide Einkunftsarten deckungsgleich sind und alle Einkünfte im Bemessungszeitraum vollständig erfasst werden. Auch die ausnahmsweise Zugrundelegung des vorangegangenen Kalenderjahrs kann nur für beide Einkunftsarten einheitlich beantragt werden.

Bei Mischeinkünften werden die Einkünfte aus nicht selbstständiger Arbeit auf Grundlage der Lohn- und Gehaltsbescheinigungen für das maßgebliche Kalenderjahr ermittelt. Der Zeitraum der letzten zwölf Monate vor der Geburt bleibt in diesen Fällen außer Betracht. Die Einkünfte aus selbstständiger Erwerbstätigkeit werden, wie auch sonst, auf Grundlage des Steuerbescheides für das maßgebliche Kalenderjahr ermittelt.

ABZÜGE FÜR STEUERN UND SOZIALABGABEN EINHEITLICH FÜR SELBSTSTÄNDIGE UND NICHT SELBSTSTÄNDIGE

Alle für die einzelnen Einkunftsarten aus selbstständiger und nicht selbstständiger Arbeit ermittelten Beträge werden nun addiert und durch zwölf geteilt. Vom so erhaltenen monatlichen Durchschnittseinkommen aus dem zwölfmonatigen Bemessungszeitraum vor der Geburt werden Steuern und Sozialabgaben in pauschalierter Form abgezogen.

Da die pauschalierten Abzüge möglichst nah an den tatsächlichen Abzügen der Eltern liegen sollen, werden bestimmte Abzugsmerkmale – z. B. Steuerklasse, Versicherungspflicht in der gesetzlichen Sozialversicherung – ermittelt.

Bei den Steuern werden Abzüge für die Einkommensteuer, den Solidaritätszuschlag und – sofern der Elternteil kirchensteuerpflichtig ist – für die Kirchensteuer vorgenommen. Die Kirchensteuer wird einheitlich mit acht Prozent der anfallenden Einkommensteuer angesetzt.
Bemessungsgrundlage für die Höhe der Steuerabzüge ist das bereits ermittelte monatliche Durchschnittseinkommen – vermindert um eine Vorsorgepauschale. Pauschal vom Arbeitgeber besteuerte Einkünfte (z. B. aus Minijobs) bleiben hier außer Betracht, da die Eltern auf diese keine Steuern entrichten.

Erforderliche Angaben für die Steuerabzüge sind die Steuerklasse (bei Teilnahme am Faktorverfahren für Steuerklasse IV mit Faktor), die Kirchensteuerpflicht, die Rentenversicherungspflicht (für die Bestimmung der maßgeblichen Vorsorgepauschale) und die Anzahl der Kinderfreibeträge für ältere Geschwister. Andere individuell eingetragene Freibeträge werden nicht berücksichtigt.

Die Steuerklasse VI (z. B. für Nebenbeschäftigung) wird elterngeldrechtlich nicht berücksichtigt. Selbstständige sind steuerrechtlich in keine Lohnsteuerklasse eingereiht; daher wird für sie beim Elterngeld fiktiv grundsätzlich die Steuerklasse IV ohne Faktor berücksichtigt. Wurde zusätzlich zur selbstständigen Arbeit auch nicht selbstständig gearbeitet und waren die daraus erzielten Einkünfte mindestens so hoch wie der maßgebliche Gewinn aus der Selbstständigkeit, wird die Steuerklasse angewendet, die sich aus den Lohn- und Gehaltsbescheinigungen ergibt.

Mit diesen Abzugsmerkmalen werden die Abzüge für Steuern auf Grundlage des vom Bundesfinanzministerium herausgegebenen und in der Lohnabrechnung gebräuchlichen Programmablaufplans für die Steuerberechnung im Lohnsteuerverfahren berechnet. Sowohl für die Berechnung der Steuerabzüge für das Einkommen im Bemessungszeit-

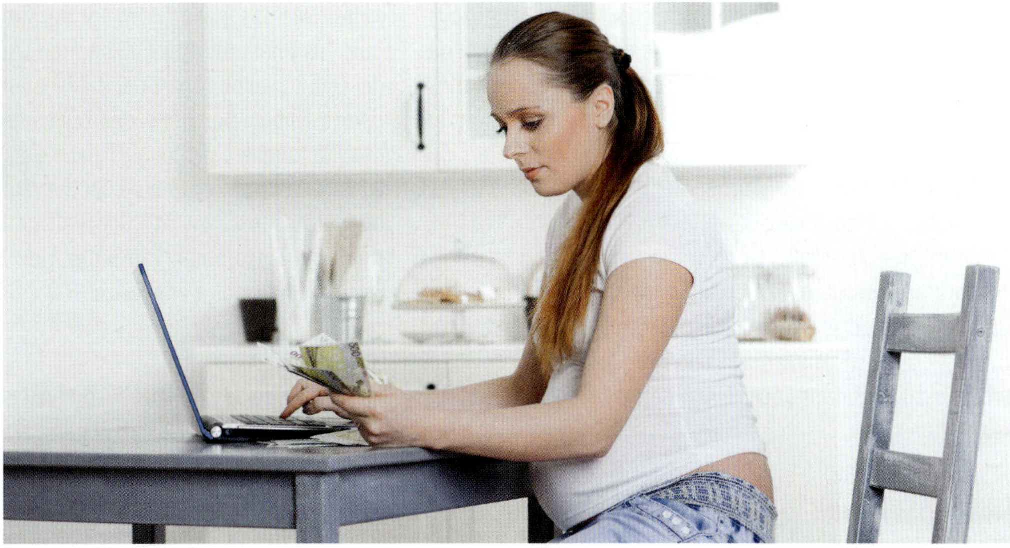

▲ Das zu erwartende Familienbudget sollte genau berechnet werden.

raum vor der Geburt als auch für Monate mit Einkünften während des Elterngeldbezuges gilt der Programmablaufplan, der am 1. Januar des Kalenderjahres vor der Geburt des Kindes gegolten hat.

Neben den Steuerabzügen finden auch Abzüge für gesetzliche Sozialabgaben statt: Es werden neun Prozent des Einkommens für die Kranken- und Pflegeversicherung, zehn Prozent für die Rentenversicherung und zwei Prozent für die Arbeitsförderung abgezogen, sofern eine Versicherungspflicht in dem jeweiligen gesetzlichen Sozialversicherungszweig bestanden hat. Der Pauschalabzug für die Rentenversicherung erfolgt auch, wenn eine Beitragspflicht z. B. in ein berufsständisches Versorgungswerk bestanden hat. Der Pauschalabzug für die Kranken- und Pflegeversicherung erfolgt nicht bei freiwillig in der gesetzlichen Krankenversicherung Versicherten. Private Versicherungen führen nicht zum Abzug der jeweiligen Pauschalbeträge.

Grundlage für die Berechnung der Sozialabgabenabzüge ist das bereits ermittelte monatliche Durchschnittseinkommen – ohne vorherigen Abzug der Werbungskostenpauschale und ohne Einkünfte aus einem Minijob; Einkünfte aus „Midijobs" (zwischen 450 und 850 Euro monatlich) werden in vermindertem Umfang nach der „Gleitzonenformel" einbezogen.

Der nach den Abzügen für Steuern und Sozialabgaben verbleibende Betrag ist das maßgebliche Nettoeinkommen, welches mit dem Elterngeld prozentual ersetzt wird.

Die Angaben zu allen Abzugsmerkmalen für Steuern und Sozialabgaben werden bei Beschäftigten aus den Lohn- und Gehaltsbescheinigungen und bei Selbstständigen aus dem Steuerbescheid entnommen. Bei Beschäftigten werden grundsätzlich die Abzugsmerkmale aus der letzten Lohn- und Gehaltsbescheinigung des Bemessungszeitraums vor der Geburt berücksichtigt. Soweit sich jedoch eines der Abzugsmerkmale (z. B. die Steuerklasse) im Bemessungszeitraum geändert hat, ist das Merkmal maßgeblich, das im Bemessungszeitraum in der überwiegenden Zahl der Monate mit Einkünften aus nicht selbstständiger Arbeit gegolten hat. Galten die Abzugsmerkmale in der gleichen Zahl der Monate, wird das Merkmal zugrunde gelegt, das zuletzt galt.

Die so ermittelten Abzugsmerkmale werden dann einheitlich auf alle zu berücksichtigenden Einkünfte aus selbstständiger und nicht selbstständiger Arbeit angewendet und gelten ebenfalls in Bezug auf eventuelles Einkommen während des Elterngeldbezuges.

ERWERBSEINKÜNFTE WÄHREND DES ELTERNGELDBEZUGES

Während des Elterngeldbezuges kann Teilzeit von bis zu 30 Wochenstunden im Durchschnitt eines Lebensmonats gearbeitet werden. Weil sich die Höhe des Elterngeldes an der Höhe des wegfallenden Einkommens orientiert, ist das Einkommen aus der Teilzeit beim Elterngeld zu berücksichtigen. Der Elternteil erhält das Elterngeld als Ersatz für das entfallende Teileinkommen, also für die Differenz zwischen dem ermittelten monatlichen Durchschnittseinkommen vor der Geburt und dem voraussichtlich durchschnittlich erzielten Einkommen während des Elterngeldbezuges.

Einkünfte aus Minijobs werden ebenso wie vor der Geburt auch während des Elterngeldbezuges als Einkommen berücksichtigt. Ein anrechnungsfreier Hinzuverdienst ist also nicht möglich, wenn einkommensabhängiges Elterngeld bezogen wird. Fortlaufende Bezüge, die während des Elterngeldbezuges auch ohne Arbeitsleistung gewährt werden (z. B. Sach- und Dienstleistungen, wie die fortlaufende private Nutzung eines Dienstwagens), werden ebenfalls als Einkommen in die Elterngeldberechnung einbezogen. Das Einkommen während des Elterngeldbezuges wird in derselben Weise und anhand derselben Abzugsmerkmale für Steuern und Sozialabgaben ermittelt wie das Einkommen vor der Geburt. Als maßgebliches Einkommen vor der Geburt werden maximal 2.770 Euro berücksichtigt. Die Höhe der Ersatzrate des Elterngeldes richtet sich nach dem Einkommen vor der Geburt: Sie beträgt mindestens 65 bzw. 67 Prozent und steigt bei Einkommen von unter 1.000 Euro vor der Geburt auf bis zu 100 Prozent.

Auch bei Teilzeiteinkommen während des Elterngeldbezuges beträgt das Elterngeld mindestens 300 Euro monatlich.

Die Aufnahme einer Teilzeitbeschäftigung während des Elterngeldbezuges ist der Elterngeldstelle umgehend mitzuteilen, damit diese das Elterngeld neu berechnen kann. Das Elterngeld für die Monate ohne Erwerbseinkommen und für die Monate mit (Teilzeit-)Erwerbseinkommen wird gesondert berechnet.

Das Elterngeld wird für Lebensmonate des Kindes gezahlt, nicht für Kalendermonate. Daher werden der Stundenumfang und das erzielte Einkommen aus der Teilzeitarbeit in diesen Lebensmonaten geprüft. Dies sollte bei der Anmeldung von Elternzeit bzw. bei der Aufnahme einer Teilzeitarbeit berücksichtigt werden.

Auch Selbstständige können ihre Arbeit fortführen, solange ihre Arbeitszeit 30 Wochenstunden im Durchschnitt des Lebensmonats nicht übersteigt. Sie haben zu erklären, dass sie diese Grenze nicht überschreiten, und dies glaubhaft zu machen. Dazu müssen sie erklären, welchen Umfang ihre Arbeitszeit in der Regel bisher hatte und welche Vorkehrungen im Betrieb getroffen wurden, um die Reduzierung ihrer Tätigkeit aufzufangen (z. B. Einstellung einer Ersatzkraft, Übernahme von Aufgaben durch vorhandene Mitarbeiterinnen und Mitarbeiter, Reduzierung der durchgeführten Aufträge).

Auch bei Einkommen aus selbstständiger Erwerbstätigkeit während des Elterngeldbezuges – wobei eine aktiv ausgeübte Erwerbstätigkeit nicht Voraussetzung ist – richtet sich die Höhe des Elterngeldes nach der Differenz zwischen dem monatlichen Durchschnittseinkommen vor der Geburt (höchstens 2.770 Euro) und dem monatlichen Durchschnittseinkommen während des Elterngeldbezuges.

Bei voraussichtlichem Einkommen während des Elterngeldbezuges ist vom Elternteil zunächst eine Prognose über das voraussichtliche Einkommen vorzunehmen. Auf deren Grundlage wird das Elterngeld bis zum endgültigen Nachweis der Einkünfte vorläufig gezahlt. Da Gewinneinkünfte während des Elterngeldbezuges nicht anhand eines Steuerbescheides ermittelt werden können, sind sie gesondert nachzuweisen: anhand einer Einnahmen-Überschussrechnung oder einer Bilanz. Dazu kann eine Steuerberatung empfehlenswert sein.

Als Betriebsausgaben werden pauschal grundsätzlich 25 Prozent der Einnahmen (auf Antrag die tatsächlichen Betriebsausgaben) abgezogen. Die Abzüge für Steuern und Sozialabgaben erfolgen in derselben Weise und anhand derselben Abzugsmerkmale wie für das Einkommen vor der Geburt.

Die zeitliche Zuordnung von Einnahmen und Ausgaben in den Elterngeldbezugszeitraum wird gemäß steuerrechtlichen Grundsätzen vorgenommen – je nach Art des gewählten Einkommensnachweises entweder nach dem Zuflussprinzip oder nach dem Realisationsprinzip.

Wird eine Einnahmen-Überschussrechnung erstellt, gilt das steuerrechtliche Zuflussprinzip. Danach ist eine Einnahme zum Zeitpunkt ihres Zahlungseingangs zu berücksichtigen. Ohne Bedeutung ist, wann die der Zahlung zugrunde liegende Leistung erbracht wurde. Sind nach der Geburt während des Elterngeldbezugs z. B. Eingänge aus früheren Arbeitsleistungen und früheren Rechnungen zu verzeichnen, ist dieses Einkommen beim Elterngeld zu berücksichtigen.

Soweit Selbstständige über Gewinneinkünfte Buch führen, gilt das Realisationsprinzip. Dies betrifft grundsätzlich die Einkünfte von Gewerbetreibenden, da diese bilanzierungspflichtig sind, aber auch Einkünfte von Personen, die freiwillig Buch führen. Nach dem Realisationsprinzip ist für die zeitliche Zuordnung einer Einnahme der Zeitpunkt maßgeblich, zu dem der Gewinn entstanden ist, also realisiert wurde. Dies ist bei Lieferungen und anderen Leistungen dann der Fall, wenn der Leistungsverpflichtete die von ihm geschuldete Erfüllungshandlung „wirtschaftlich erbracht" hat und ihm die Forderung auf die Gegenleistungen (die Zahlung) grundsätzlich sicher ist.

WIRD DAS ELTERNGELD BESTEUERT?

Das Elterngeld selbst ist steuerfrei, es unterliegt aber dem Progressionsvorbehalt. Das heißt: Das Elterngeld wird nur zur Ermittlung des Steuersatzes dem übrigen zu versteuernden Einkommen hinzugerechnet. Damit ergibt sich ein höherer Steuersatz, der aber nur auf das übrige steuerpflichtige Einkommen angewendet wird.

MUSS ELTERNZEIT GENOMMEN WERDEN, UM ELTERNGELD ZU BEKOMMEN?

Elterngeld setzt nicht voraus, dass Elternzeit genommen wird. Es steht z.B. auch Hausfrauen und Hausmännern, Auszubildenden und Selbstständigen zu. Arbeitnehmerinnen und Arbeitnehmer müssen jedoch im Regelfall ihren Anspruch auf Elternzeit geltend machen, um ihre Arbeitszeit reduzieren und das Elterngeld nutzen zu können. Dabei ist zu berücksichtigen, dass die Anmeldung der Elternzeit spätestens sieben Wochen vor ihrem geplanten Beginn erfolgen muss. Zu beachten ist, dass der besondere Kündigungsschutz mit der Anmeldung, frühestens aber acht Wochen vor Beginn der Elternzeit besteht.

WIE UND WO MUSS DAS ELTERNGELD BEANTRAGT WERDEN?

Das Elterngeld wird schriftlich beantragt. Der Antrag muss nicht sofort nach der Geburt des Kindes gestellt werden. Rückwirkend werden Zahlungen jedoch nur für die letzten drei Lebensmonate vor Beginn des Lebensmonats des Kindes geleistet, in dem der Antrag auf Elterngeld bei der Elterngeldstelle eingegangen ist. Jeder Elternteil kann für sich einmal einen Antrag auf Elterngeld stellen. Im Antrag ist anzugeben, für welche Monate Elterngeld beantragt wird. Die Entscheidung über die Zahl und Lage der gewählten Monate kann bis zum Ende des Elterngeldbezuges geändert werden – rückwirkend jedoch nur für bis zu drei Monate und nur für noch nicht ausgezahlte Elterngeldbeträge.

Sind beide Eltern anspruchsberechtigt, muss der eigene Antrag vom anderen Elternteil ebenfalls unterschrieben werden. Damit bringt er sein Einverständnis mit der beantragten Zahl der Elterngeldmonate zum Ausdruck, wenn er nicht gleichzeitig Elterngeld in einem Umfang beantragt oder anzeigt, durch den die gemeinsame Höchstgrenze von zwölf bzw. 14 Monaten überschritten wird.

Vordrucke für den Antrag gibt es bei den Elterngeldstellen, aber auch bei vielen Gemeindeverwaltungen, bei den Krankenkassen oder in Krankenhäusern mit Entbindungsstation. Sie können das Antragsformular Ihres Bundeslandes auch online herunterladen, sofern eine Online-Version angeboten wird. Nutzen Sie hierzu das Internetportal: www.familien-wegweiser.de.

Der Antragsvordruck enthält auch Angaben darüber, welche Bescheinigungen vorzulegen sind.

Regelmäßig erforderlich sind:
- Geburtsurkunde oder Geburtsbescheinigung des Kindes
- Einkommensnachweise
- Bescheinigung der Krankenkasse über den Bezug von Mutterschaftsgeld nach der Geburt oder – wenn die Mutter Beamtin ist – über die Dienstbezüge während des Mutterschutzes
- Bescheinigung über den Arbeitgeberzuschuss zum Mutterschaftsgeld
- Arbeitszeitbestätigung durch den Arbeitgeber bei Teilzeitarbeit während des Elterngeldbezuges bzw. Erklärung über die Arbeitszeit bei selbstständiger Arbeit

BETREUUNGSGELD

Ab dem 1. August 2013 können Eltern, die für ihr Kind keinen öffentlich unterstützten Betreuungsplatz in einer Tageseinrichtung oder in Kindertagespflege in Anspruch nehmen, im Anschluss an den Bezug von Elterngeld Betreuungsgeld in Anspruch nehmen. Das Betreuungsgeld steht für Kinder, die ab dem 1. August 2012 geboren worden sind, im zweiten und dritten Lebensjahr bereit und beträgt ab August 2013 zunächst 100 Euro monatlich, ab August 2014 dann 150 Euro monatlich. Nähere Informationen finden sich auf www.bmfsfj.de unter Themen-Lotse ▶ Betreuungsgeld oder telefonisch unter der einheitlichen Behördenrufnummer 115.

Weiterführende Informationen, z. B. zum Thema Elterngeld und anderen Sozialleistungen, Elterngeld und Entgeltersatzleistungen oder Elterngeld bei Bezug ausländischer Leistungen, finden Sie in der Broschüre „Elterngeld und Elternzeit" vom Bundesministerium für Familie, Senioren, Frauen und Jugend.

Die Situation in Österreich und in der Schweiz

In Österreich besteht Anspruch auf Kinderbetreuungsgeld für alle Kinder, die nach dem 1. Januar 2002 geboren sind. Eltern können bis zu einer bestimmten Grenze hinzuverdienen, ohne dass ihre Leistungen gekürzt werden. Maßgebend ist hierbei nur das Einkommen des Elternteils, das Kinderbetreuungsgeld erhält. Dieses wird für 30 Monate bezahlt. Die Dauer erhöht sich auf maximal 36 Monate, wenn beide Eltern das Kind betreuen. Schweizer Mütter haben Anspruch auf eine Mutterschaftsentschädigung. Sie erhalten nach der Geburt über einen Zeitraum von 14 Wochen 80 Prozent ihres letzten Lohns. Nicht berufstätige Mütter haben keinen Anspruch auf Mutterschaftsentschädigung.

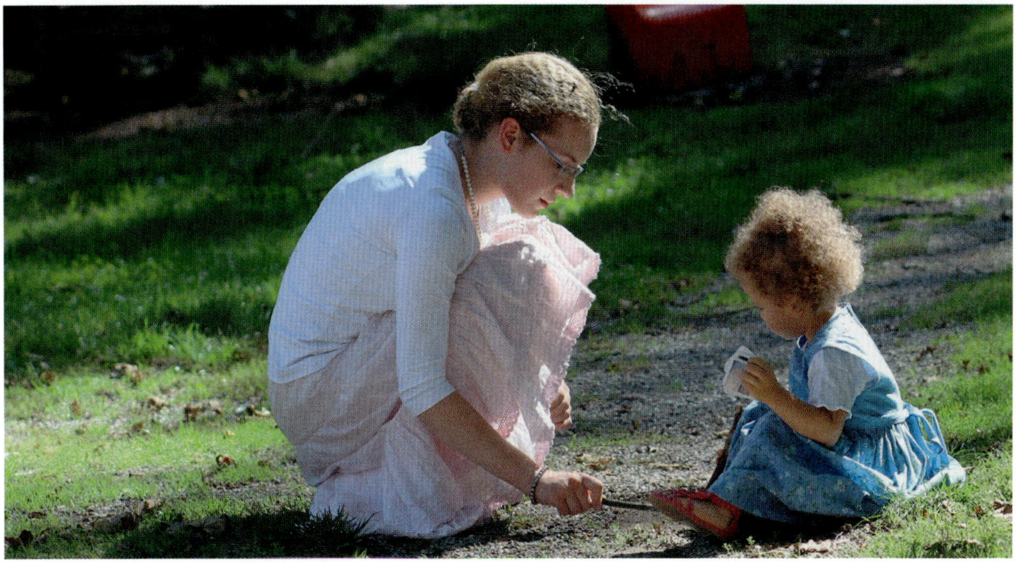

▲ Das Betreuungsgeld steht Eltern zu, die sich der Erziehung ihres Kindes in Vollzeit widmen und keine KITA o. Ä. in Anspruch nehmen.

SERVICETEIL

Auf den folgenden Seiten erhalten Sie wichtige Informationen und hilfreiche Adressen rund um die Schwangerschaft.

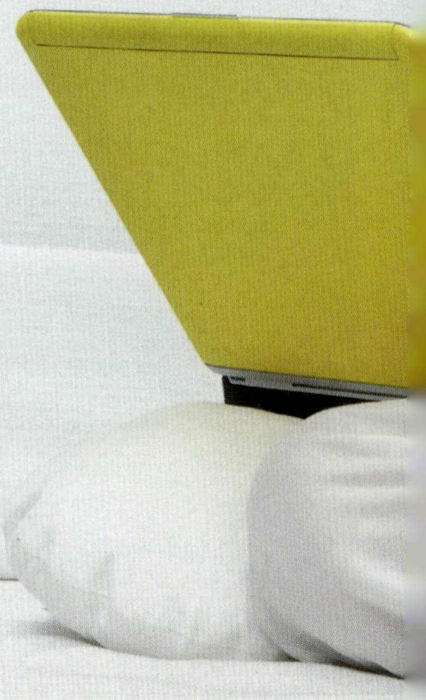

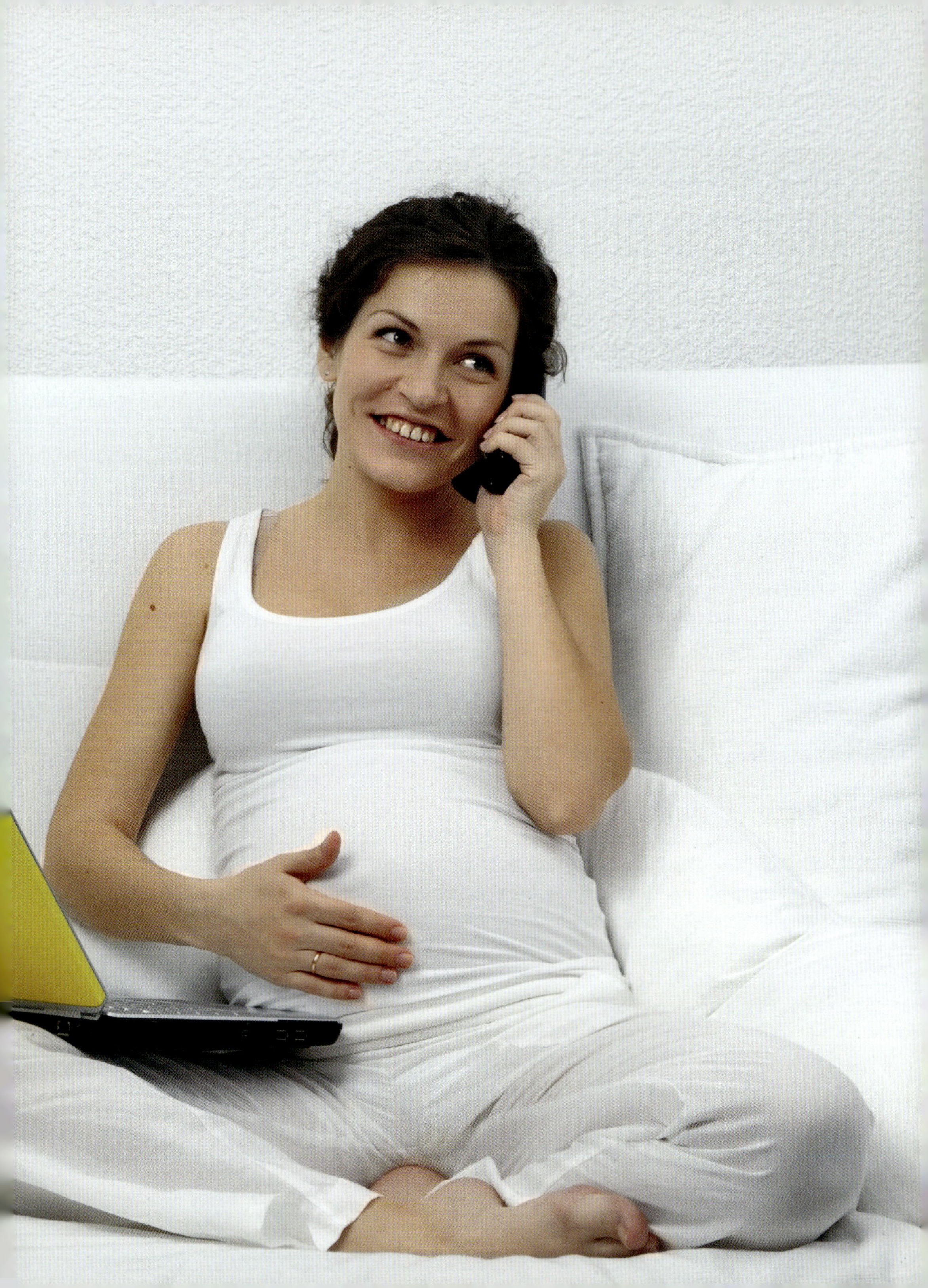

DAS MUTTERSCHUTZGESETZ IN DEUTSCHLAND

Mutterschutzgesetz (MuSchG) in der Fassung der Bekanntmachung vom 20. Juni 2002 (BGBl. I S. 2318), zuletzt geändert durch Artikel 6 G. v. 23.10.2012 BGBl. I S. 2246

ERSTER ABSCHNITT:
Allgemeine Vorschriften

§ 1 Geltungsbereich

Dieses Gesetz gilt
1. für Frauen, die in einem Arbeitsverhältnis stehen,
2. für weibliche in Heimarbeit Beschäftigte und ihnen Gleichgestellte (§ 1 Abs. 1 und 2 des Heimarbeitsgesetzes vom 14. März 1951 BGBl. I S. 191), soweit sie am Stück mitarbeiten.

§ 2 Gestaltung des Arbeitsplatzes

(1) Wer eine werdende oder stillende Mutter beschäftigt, hat bei der Einrichtung und der Unterhaltung des Arbeitsplatzes einschließlich der Maschinen, Werkzeuge und Geräte und bei der Regelung der Beschäftigung die erforderlichen Vorkehrungen und Maßnahmen zum Schutze von Leben und Gesundheit der werdenden oder stillenden Mutter zu treffen.

(2) Wer eine werdende oder stillende Mutter mit Arbeiten beschäftigt, bei denen sie ständig stehen oder gehen muss, hat für sie eine Sitzgelegenheit zum kurzen Ausruhen bereitzustellen.

(3) Wer eine werdende oder stillende Mutter mit Arbeiten beschäftigt, bei denen sie ständig sitzen muss, hat ihr Gelegenheit zu kurzen Unterbrechungen ihrer Arbeit zu geben.

(4) Die Bundesregierung wird ermächtigt, durch Rechtsverordnung mit Zustimmung des Bundesrates

1. den Arbeitgeber zu verpflichten, zur Vermeidung von Gesundheitsgefährdungen der werdenden oder stillenden Mütter oder ihrer Kinder Liegeräume für diese Frauen einzurichten und sonstige Maßnahmen zur Durchführung des in Absatz 1 enthaltenen Grundsatzes zu treffen,

2. nähere Einzelheiten zu regeln wegen der Verpflichtung des Arbeitgebers zur Beurteilung einer Gefährdung für die werdenden oder stillenden Mütter, zur Durchführung der notwendigen Schutzmaßnahmen und zur Unterrichtung der betroffenen Arbeitnehmerinnen, nach Maßgabe der insoweit umzusetzenden Artikel 4 bis 6 der Richtlinie 92/85/EWG des Rates vom 19. Oktober 1992 über die Durchführung von Maßnahmen zur Verbesserung der Sicherheit und des Gesundheitsschutzes von schwangeren Arbeitnehmerinnen, Wöchnerinnen und stillenden Arbeitnehmerinnen am Arbeitsplatz (ABl. EG Nr. L 348 S. 1).

(5) Unabhängig von den aufgrund des Absatzes 4 erlassenen Vorschriften kann die Aufsichtsbehörde in Einzelfällen anordnen, welche Vorkehrungen und Maßnahmen zur Durchführung des Absatzes 1 zu treffen sind.

ZWEITER ABSCHNITT:
Beschäftigungsverbote

§ 3 Beschäftigungsverbote für werdende Mütter

(1) Werdende Mütter dürfen nicht beschäftigt werden, soweit nach ärztlichem Zeugnis Leben oder Gesundheit von Mutter oder Kind bei Fortdauer der Beschäftigung gefährdet ist.

(2) Werdende Mütter dürfen in den letzten sechs Wochen vor der Entbindung nicht beschäftigt werden, es sei denn, dass sie sich zur Arbeitsleistung ausdrücklich bereit erklären; die Erklärung kann jederzeit widerrufen werden.

§ 4 Weitere Beschäftigungsverbote

(1) Werdende Mütter dürfen nicht mit schweren körperlichen Arbeiten und nicht mit Arbeiten beschäftigt werden, bei denen sie schädlichen Einwirkungen von gesundheitsgefährdenden Stoffen oder Strahlen, von Staub, Gasen oder Dämpfen, von Hitze, Kälte oder Nässe, von Erschütterungen oder Lärm ausgesetzt sind.

(2) Werdende Mütter dürfen insbesondere nicht beschäftigt werden

1. mit Arbeiten, bei denen regelmäßig Lasten von mehr als fünf kg Gewicht oder gelegentlich Lasten von mehr als zehn kg Gewicht ohne mechanische Hilfsmittel von Hand gehoben, bewegt oder befördert werden. Sollen größere Lasten mit mechanischen Hilfsmitteln von Hand gehoben, bewegt oder befördert werden, so darf die körperliche Beanspruchung der werdenden Mutter nicht größer sein als bei Arbeiten nach Satz 1,
2. nach Ablauf des fünften Monats der Schwangerschaft mit Arbeiten, bei denen sie ständig stehen müssen, soweit diese Beschäftigung täglich vier Stunden überschreitet,
3. mit Arbeiten, bei denen sie sich häufig erheblich strecken oder beugen oder bei denen sie dauernd hocken oder sich gebückt halten müssen,
4. mit der Bedienung von Geräten und Maschinen aller Art mit hoher Fußbeanspruchung, insbesondere von solchen mit Fußantrieb,
5. mit dem Schälen von Holz,
6. mit Arbeiten, bei denen sie infolge ihrer Schwangerschaft in besonderem Maße der Gefahr, an einer Berufskrankheit zu erkranken, ausgesetzt sind oder bei denen durch das Risiko der Entstehung einer Berufskrankheit eine erhöhte Gefährdung für die werdende Mutter oder eine Gefahr für die Leibesfrucht besteht,
7. nach Ablauf des dritten Monats der Schwangerschaft auf Beförderungsmitteln,
8. mit Arbeiten, bei denen sie erhöhten Unfallgefahren, insbesondere der Gefahr auszugleiten, zu fallen oder abzustürzen, ausgesetzt sind.

(3) Die Beschäftigung von werdenden Müttern mit

1. Akkordarbeit und sonstigen Arbeiten, bei denen durch ein gesteigertes Arbeitstempo ein höheres Entgelt erzielt werden kann,
2. Fließarbeit mit vorgeschriebenem Arbeitstempo ist verboten. Die Aufsichtsbehörde kann Ausnahmen bewilligen, wenn die Art der Arbeit und das Arbeitstempo eine Beeinträchtigung der Gesundheit von Mutter oder Kind nicht befürchten lassen. Die Aufsichtsbehörde kann die Beschäftigung für alle werdenden Mütter eines Betriebes oder einer Betriebsabteilung bewilligen, wenn die

Voraussetzungen des Satzes 2 für alle im Betrieb oder in der Betriebsabteilung beschäftigten Frauen gegeben sind.

(4) Die Bundesregierung wird ermächtigt, zur Vermeidung von Gesundheitsgefährdungen der werdenden oder stillenden Mütter und ihrer Kinder durch Rechtsverordnung mit Zustimmung des Bundesrates
1. Arbeiten zu bestimmen, die unter die Beschäftigungsverbote der Absätze 1 und 2 fallen,
2. weitere Beschäftigungsverbote für werdende und stillende Mütter vor und nach der Entbindung zu erlassen.

(5) Die Aufsichtsbehörde kann in Einzelfällen bestimmen, ob eine Arbeit unter die Beschäftigungsverbote der Absätze 1 bis 3 oder einer von der Bundesregierung gemäß Absatz 4 erlassenen Verordnung fällt. Sie kann in Einzelfällen die Beschäftigung mit bestimmten anderen Arbeiten verbieten.

§ 5 Mitteilungspflicht, ärztliches Zeugnis

(1) Werdende Mütter sollen dem Arbeitgeber ihre Schwangerschaft und den mutmaßlichen Tag der Entbindung mitteilen, sobald ihnen ihr Zustand bekannt ist. Auf Verlangen des Arbeitgebers sollen sie das Zeugnis eines Arztes oder einer Hebamme vorlegen. Der Arbeitgeber hat die Aufsichtsbehörde unverzüglich von der Mitteilung der werdenden Mutter zu benachrichtigen. Er darf die Mitteilung der werdenden Mutter Dritten nicht unbefugt bekannt geben.

(2) Für die Berechnung der in § 3 Abs. 2 bezeichneten Zeiträume vor der Entbindung ist das Zeugnis eines Arztes oder einer Hebamme maßgebend; das Zeugnis soll den mutmaßlichen Tag der Entbindung angeben. Irrt sich der Arzt oder die Hebamme über den Zeitpunkt der Entbindung, so verkürzt oder verlängert sich diese Frist entsprechend.

(3) Die Kosten für die Zeugnisse nach den Absätzen 1 und 2 trägt der Arbeitgeber.

§ 6 Beschäftigungsverbote nach der Entbindung

(1) Mütter dürfen bis zum Ablauf von acht Wochen, bei Früh- und Mehrlingsgeburten bis zum Ablauf von zwölf Wochen nach der Entbindung nicht beschäftigt werden. Bei Frühgeburten und sonstigen vorzeitigen Entbindungen verlängern sich die Fristen nach Satz 1 zusätzlich um den Zeitraum der Schutzfrist nach § 3 Abs. 2, der nicht in Anspruch genommen werden konnte. Beim Tod ihres Kindes kann die Mutter auf ihr ausdrückliches Verlangen ausnahmsweise schon vor Ablauf dieser Fristen, aber noch nicht in den ersten zwei Wochen nach der Entbindung, wieder beschäftigt werden, wenn nach ärztlichem Zeugnis nichts dagegen spricht. Sie kann ihre Erklärung jederzeit widerrufen. *

*) § 6 Abs. 1 dieses Gesetzes dient der Umsetzung des Artikels 8 (Mutterschaftsurlaub) der Richtlinie 92/85/EWG des Rates vom 19. Oktober 1992 über die Durchführung von Maßnahmen zur Verbesserung der Sicherheit und des Gesundheitsschutzes von schwangeren Arbeitnehmerinnen, Wöchnerinnen und stillenden Arbeitnehmerinnen am Arbeitsplatz (Zehnte Einzelrichtlinie im Sinne des Artikels 16 Abs. 1 der Richtlinie 89/391/EWG - ABl. EG Nr. L 348 S. 1).

(2) Frauen, die in den ersten Monaten nach der Entbindung nach ärztlichem Zeugnis nicht voll leistungsfähig sind,

dürfen nicht zu einer ihre Leistungsfähigkeit übersteigenden Arbeit herangezogen werden.

(3) Stillende Mütter dürfen mit den in § 4 Abs. 1, 2 Nr. 1, 3, 4, 5, 6 und 8 sowie Abs. 3 Satz 1 genannten Arbeiten nicht beschäftigt werden. Die Vorschriften des § 4 Abs. 3 Satz 2 und 3 sowie Abs. 5 gelten entsprechend.

§ 7 Stillzeit

(1) Stillenden Müttern ist auf ihr Verlangen die zum Stillen erforderliche Zeit, mindestens aber zweimal täglich eine halbe Stunde oder einmal täglich eine Stunde freizugeben. Bei einer zusammenhängenden Arbeitszeit von mehr als acht Stunden soll auf Verlangen zweimal eine Stillzeit von mindestens 45 Minuten oder, wenn in der Nähe der Arbeitsstätte keine Stillgelegenheit vorhanden ist, einmal eine Stillzeit von mindestens 90 Minuten gewährt werden. Die Arbeitszeit gilt als zusammenhängend, soweit sie nicht durch eine Ruhepause von mindestens zwei Stunden unterbrochen wird.

(2) Durch die Gewährung der Stillzeit darf ein Verdienstausfall nicht eintreten. Die Stillzeit darf von stillenden Müttern nicht vor- oder nachgearbeitet und nicht auf die in dem Arbeitszeitgesetz oder in anderen Vorschriften festgesetzten Ruhepausen angerechnet werden.

(3) Die Aufsichtsbehörde kann in Einzelfällen nähere Bestimmungen über Zahl, Lage und Dauer der Stillzeiten treffen; sie kann die Einrichtung von Stillräumen vorschreiben.

(4) Der Auftraggeber oder Zwischenmeister hat den in Heimarbeit Beschäftigten und den ihnen Gleichgestellten für die Stillzeit ein Entgelt von 75 vom Hundert eines durchschnittlichen Stundenverdienstes, mindestens aber 0,38 Euro für jeden Werktag zu zahlen. Ist die Frau für mehrere Auftraggeber oder Zwischenmeister tätig, so haben diese das Entgelt für die Stillzeit zu gleichen Teilen zu gewähren. Auf das Entgelt finden die Vorschriften der §§ 23 bis 25 des Heimarbeitsgesetzes vom 14. März 1951 (BGBl. I S. 191) über den Entgeltschutz Anwendung.

§ 8 Mehrarbeit, Nacht- und Sonntagsarbeit

(1) Werdende und stillende Mütter dürfen nicht mit Mehrarbeit, nicht in der Nacht zwischen 20 und 6 Uhr und nicht an Sonn- und Feiertagen beschäftigt werden.

(2) Mehrarbeit im Sinne des Absatzes 1 ist jede Arbeit, die 1. von Frauen unter 18 Jahren über 8 Stunden täglich oder 80 Stunden in der Doppelwoche, 2. von sonstigen Frauen über 8 ½ Stunden täglich oder 90 Stunden in der Doppelwoche hinaus geleistet wird. In die Doppelwoche werden die Sonntage eingerechnet.

(3) Abweichend vom Nachtarbeitsverbot des Absatzes 1 dürfen werdende Mütter in den ersten vier Monaten der Schwangerschaft und stillende Mütter beschäftigt werden 1. in Gast- und Schankwirtschaften und im übrigen Beherbergungswesen bis 22 Uhr, 2. in der Landwirtschaft mit dem Melken von Vieh ab 5 Uhr, 3. als Künstlerinnen bei Musikaufführungen, Theatervorstellungen und ähnlichen Aufführungen bis 23 Uhr.

(4) Im Verkehrswesen, in Gast- und Schankwirtschaften und im übrigen Beherbergungswesen, im Familienhaushalt, in Krankenpflege- und in Badeanstalten, bei Musikaufführungen, Theatervorstellungen, anderen Schaustellungen, Darbietungen oder

Lustbarkeiten dürfen werdende oder stillende Mütter, abweichend von Absatz 1, an Sonn- und Feiertagen beschäftigt werden, wenn ihnen in jeder Woche einmal eine ununterbrochene Ruhezeit von mindestens 24 Stunden im Anschluss an eine Nachtruhe gewährt wird.

(5) An in Heimarbeit Beschäftigte und ihnen Gleichgestellte, die werdende oder stillende Mütter sind, darf Heimarbeit nur in solchem Umfang und mit solchen Fertigungsfristen ausgegeben werden, dass sie von der werdenden Mutter voraussichtlich während einer 8-stündigen Tagesarbeitszeit, von der stillenden Mutter voraussichtlich während einer 7 ¼-stündigen Tagesarbeitszeit an Werktagen ausgeführt werden kann. Die Aufsichtsbehörde kann in Einzelfällen nähere Bestimmungen über die Arbeitsmenge treffen; falls ein Heimarbeitsausschuss besteht, hat sie diesen vorher zu hören.

(6) Die Aufsichtsbehörde kann in begründeten Einzelfällen Ausnahmen von den vorstehenden Vorschriften zulassen.

§ 8a–d (weggefallen)

DRITTER ABSCHNITT:

Kündigung § 9 Kündigungsverbot

(1) Die Kündigung gegenüber einer Frau während der Schwangerschaft und bis zum Ablauf von vier Monaten nach der Entbindung ist unzulässig, wenn dem Arbeitgeber zur Zeit der Kündigung die Schwangerschaft oder Entbindung bekannt war oder innerhalb zweier Wochen nach Zugang der Kündigung mitgeteilt wird; das Überschreiten dieser Frist ist unschädlich, wenn es auf einem von der Frau nicht zu vertretenden Grund beruht und die Mitteilung unverzüglich nachgeholt wird. Die Vorschrift des Satzes 1 gilt für Frauen, die den in Heimarbeit Beschäftigten gleichgestellt sind, nur, wenn sich die Gleichstellung auch auf den Neunten Abschnitt – Kündigung – des Heimarbeitsgesetzes vom 14. März 1951 (BGBl. I S. 191) erstreckt.

(2) Kündigt eine schwangere Frau, gilt § 5 Abs. 1 Satz 3 entsprechend.

(3) Die für den Arbeitsschutz zuständige oberste Landesbehörde oder die von ihr bestimmte Stelle kann in besonderen Fällen, die nicht mit dem Zustand einer Frau während der Schwangerschaft oder ihrer Lage bis zum Ablauf von vier Monaten nach der Entbindung in Zusammenhang stehen, ausnahmsweise die Kündigung für zulässig erklären. Die Kündigung bedarf der schriftlichen Form und sie muss den zulässigen Kündigungsgrund angeben.

(4) In Heimarbeit Beschäftigte und ihnen Gleichgestellte dürfen während der Schwangerschaft und bis zum Ablauf von vier Monaten nach der Entbindung nicht gegen ihren Willen bei der Ausgabe von Heimarbeit ausgeschlossen werden; die Vorschriften der §§ 3, 4, 6 und 8 Abs. 5 bleiben unberührt.

§ 9a (weggefallen)

§ 10 Erhaltung von Rechten

(1) Eine Frau kann während der Schwangerschaft und während der Schutzfrist nach der Entbindung (§ 6 Abs. 1) das Arbeitsverhältnis ohne Einhaltung einer Frist zum Ende der Schutzfrist nach der Entbindung kündigen.

(2) Wird das Arbeitsverhältnis nach Absatz 1 aufgelöst und wird die Frau innerhalb eines Jahres nach der Entbindung in ihrem bisherigen Betrieb wieder eingestellt, so gilt, soweit Rechte aus dem Arbeitsverhältnis von der Dauer der Betriebs- oder Berufszugehörigkeit oder von der Dauer der Beschäftigungs- oder Dienstzeit abhängen, das Arbeitsverhältnis als nicht unterbrochen. Dies gilt nicht, wenn die Frau in der Zeit von der Auflösung des Arbeitsverhältnisses bis zur Wiedereinstellung bei einem anderen Arbeitgeber beschäftigt war.

VIERTER ABSCHNITT: LEISTUNGEN

§ 11 Arbeitsentgelt bei Beschäftigungsverboten

(1) Den unter den Geltungsbereich des § 1 fallenden Frauen ist, soweit sie nicht Mutterschaftsgeld nach den Vorschriften der Reichsversicherungsordnung beziehen können, vom Arbeitgeber mindestens der Durchschnittsverdienst der letzten 13 Wochen oder der letzten drei Monate vor Beginn des Monats, in dem die Schwangerschaft eingetreten ist, weiter zu gewähren, wenn sie wegen eines Beschäftigungsverbots nach § 3 Abs. 1, §§ 4, 6 Abs. 2 oder 3 oder wegen des Mehr-, Nacht- oder Sonntagsarbeitsverbots nach § 8 Abs. 1, 3 oder 5 teilweise oder völlig mit der Arbeit aussetzen. Dies gilt auch, wenn wegen dieser Verbote die Beschäftigung oder die Entlohnungsart wechselt. Wird das Arbeitsverhältnis erst nach Eintritt der Schwangerschaft begonnen, so ist der Durchschnittsverdienst aus dem Arbeitsentgelt der ersten 13 Wochen oder drei Monate der Beschäftigung zu berechnen. Hat das Arbeitsverhältnis nach Satz 1 oder 3 kürzer gedauert, so ist der kürzere Zeitraum der Berechnung zugrunde zu legen. Zeiten, in denen kein Arbeitsentgelt erzielt wurde, bleiben außer Betracht.

(2) Bei Verdiensterhöhungen nicht nur vorübergehender Natur, die während oder nach Ablauf des Berechnungszeitraums eintreten, ist von dem erhöhten Verdienst auszugehen. Verdienstkürzungen, die im Berechnungszeitraum infolge von Kurzarbeit, Arbeitsausfällen oder unverschuldeter Arbeitsversäumnis eintreten, bleiben für die Berechnung des Durchschnittsverdienstes außer Betracht. Zu berücksichtigen sind dauerhafte Verdienstkürzungen, die während oder nach Ablauf des Berechnungszeitraums eintreten und nicht auf einem mutterschutzrechtlichen Beschäftigungsverbot beruhen.

(3) Die Bundesregierung wird ermächtigt, durch Rechtsverordnung mit Zustimmung des Bundesrates Vorschriften über die Berechnung des Durchschnittsverdienstes im Sinne der Absätze 1 und 2 zu erlassen.

§ 12 (weggefallen)

§ 13 Mutterschaftsgeld

(1) Frauen, die Mitglied einer gesetzlichen Krankenkasse sind, erhalten für die Zeit der Schutzfristen des § 3 Abs. 2 und des § 6 Abs. 1 sowie für den Entbindungstag Mutterschaftsgeld nach den Vorschriften des Fünften Buches Sozialgesetzbuch oder des Zweiten Gesetzes über die Krankenversicherung der Landwirte über das Mutterschaftsgeld.

(2) Frauen, die nicht Mitglied einer gesetzlichen Krankenkasse sind, erhalten, wenn sie bei Beginn der Schutzfrist nach § 3 Abs. 2 in einem Arbeitsverhältnis stehen oder in

Heimarbeit beschäftigt sind, für die Zeit der Schutzfristen des § 3 Abs. 2 und des § 6 Abs. 1 sowie für den Entbindungstag Mutterschaftsgeld zu Lasten des Bundes in entsprechender Anwendung der Vorschriften des Fünften Buches Sozialgesetzbuch über das Mutterschaftsgeld, höchstens jedoch insgesamt 210 Euro. Das Mutterschaftsgeld wird diesen Frauen auf Antrag vom Bundesversicherungsamt gezahlt. Die Sätze 1 und 2 gelten für Frauen entsprechend, deren Arbeitsverhältnis während ihrer Schwangerschaft oder der Schutzfrist des § 6 Abs. 1 nach Maßgabe von § 9 Abs. 3 aufgelöst worden ist.

(3) Frauen, die während der Schutzfristen des § 3 Abs. 2 oder des § 6 Abs. 1 von einem Beamten- in ein Arbeitsverhältnis wechseln, erhalten von diesem Zeitpunkt an Mutterschaftsgeld entsprechend den Absätzen 1 und 2.

§ 14 Zuschuss zum Mutterschaftsgeld

(1) Frauen, die Anspruch auf Mutterschaftsgeld nach § 24i Absatz 1, 2 Satz 1 bis 4 und Absatz 3 des Fünften Buches Sozialgesetzbuch oder § 13 Abs. 2, 3 haben, erhalten während ihres bestehenden Arbeitsverhältnisses für die Zeit der Schutzfristen des § 3 Abs. 2 und § 6 Abs. 1 sowie für den Entbindungstag von ihrem Arbeitgeber einen Zuschuss in Höhe des Unterschiedsbetrages zwischen 13 Euro und dem um die gesetzlichen Abzüge verminderten durchschnittlichen kalendertäglichen Arbeitsentgelt. Das durchschnittliche kalendertägliche Arbeitsentgelt ist aus den letzten drei abgerechneten Kalendermonaten, bei wöchentlicher Abrechnung aus den letzten 13 abgerechneten Wochen vor Beginn der Schutzfrist nach § 3 Abs. 2 zu berechnen. Nicht nur vorübergehende Erhöhungen des Arbeitsentgeltes, die während der Schutzfristen des § 3 Abs. 2 und § 6 Abs. 1 wirksam werden, sind ab diesem Zeitpunkt in die Berechnung einzubeziehen. Einmalig gezahltes Arbeitsentgelt (§ 23a des Vierten Buches Sozialgesetzbuch) sowie Tage, an denen infolge von Kurzarbeit, Arbeitsausfällen oder unverschuldeter Arbeitsversäumnis kein oder ein vermindertes Arbeitsentgelt erzielt wurde, bleiben außer Betracht. Zu berücksichtigen sind dauerhafte Verdienstkürzungen, die während oder nach Ablauf des Berechnungszeitraums eintreten und nicht auf einem mutterschutzrechtlichen Beschäftigungsverbot beruhen. Ist danach eine Berechnung nicht möglich, so ist das durchschnittliche kalendertägliche Arbeitsentgelt einer gleichartig Beschäftigten zugrunde zu legen.

(2) Frauen, deren Arbeitsverhältnis während ihrer Schwangerschaft oder während der Schutzfrist des § 6 Abs. 1 nach Maßgabe von § 9 Abs. 3 aufgelöst worden ist, erhalten bis zum Ende dieser Schutzfrist den Zuschuss nach Absatz 1 von der für die Zahlung des Mutterschaftsgeldes zuständigen Stelle.

(3) Absatz 2 gilt entsprechend, wenn der Arbeitgeber wegen eines Insolvenzereignisses im Sinne des § 165 Absatz 1 Satz 2 des Dritten Buches Sozialgesetzbuch seinen Zuschuss nach Absatz 1 nicht zahlen kann.

(4) Der Zuschuss nach den Absätzen 1 bis 3 entfällt für die Zeit, in der Frauen die Elternzeit nach dem Bundeselterngeld- und Elternzeitgesetz in Anspruch nehmen oder in Anspruch genommen hätten, wenn deren Arbeitsverhältnis nicht während ihrer Schwangerschaft oder während der Schutzfrist des § 6 Abs. 1 vom Arbeitgeber zulässig aufgelöst worden wäre. Dies gilt nicht, soweit sie eine zulässige Teilzeitarbeit leisten.

Fußnote
§ 14 Abs. 1 Satz 1: Nach Maßgabe der Entscheidungsformel mit GG unvereinbar gem. BVerfGE v. 18.11.2003; 2004 I 69 – 1 BvR 302/96 -

§ 15 Sonstige Leistungen bei Schwangerschaft und Mutterschaft

Frauen, die in der gesetzlichen Krankenversicherung versichert sind, erhalten auch die folgenden Leistungen bei Schwangerschaft und Mutterschaft nach den Vorschriften des Fünften Buches Sozialgesetzbuch oder des Zweiten Gesetzes über die Krankenversicherung der Landwirte:

1. ärztliche Betreuung und Hebammenhilfe,
2. Versorgung mit Arznei-, Verband- und Heilmitteln,
3. stationäre Entbindung,
4. häusliche Pflege,
5. Haushaltshilfe.

§ 16 Freistellung für Untersuchungen

Der Arbeitgeber hat die Frau für die Zeit freizustellen, die zur Durchführung der Untersuchungen im Rahmen der Leistungen der gesetzlichen Krankenversicherung bei Schwangerschaft und Mutterschaft erforderlich sind. Entsprechendes gilt zugunsten der Frau, die nicht in der gesetzlichen Krankenversicherung versichert ist. Ein Entgeltausfall darf hierdurch nicht eintreten.

§ 17 Erholungsurlaub

Für den Anspruch auf bezahlten Erholungsurlaub und dessen Dauer gelten die Ausfallzeiten wegen mutterschutzrechtlicher Beschäftigungsverbote als Beschäftigungszeiten. Hat die Frau ihren Urlaub vor Beginn der Beschäftigungsverbote nicht oder nicht vollständig erhalten, so kann sie nach Ablauf der Fristen den Resturlaub im laufenden oder im nächsten Urlaubsjahr beanspruchen.

FÜNFTER ABSCHNITT:
Durchführung des Gesetzes

§ 18 Auslage des Gesetzes

(1) In Betrieben und Verwaltungen, in denen regelmäßig mehr als drei Frauen beschäftigt werden, ist ein Abdruck dieses Gesetzes an geeigneter Stelle zur Einsicht auszulegen oder auszuhängen.

(2) Wer Heimarbeit ausgibt oder abnimmt, hat in den Räumen der Ausgabe und Abnahme einen Abdruck dieses Gesetzes an geeigneter Stelle zur Einsicht auszulegen oder auszuhängen.

§ 19 Auskunft

(1) Der Arbeitgeber ist verpflichtet, der Aufsichtsbehörde auf Verlangen 1. die zur Erfüllung der Aufgaben dieser Behörde erforderlichen Angaben wahrheitsgemäß und vollständig zu machen, 2. die Unterlagen, aus denen Namen, Beschäftigungsart und -zeiten der werdenden und stillenden Mütter sowie Lohn- und Gehaltszahlungen ersichtlich sind, und alle sonstigen Unterlagen, die sich auf die zu Nummer 1 zu machenden Angaben beziehen, zur Einsicht vorzulegen oder einzusenden.

(2) Die Unterlagen sind mindestens bis zum Ablauf von zwei Jahren nach der letzten Eintragung aufzubewahren.

§ 20 Aufsichtsbehörden

(1) Die Aufsicht über die Ausführung der Vorschriften dieses Gesetzes und der aufgrund dieses Gesetzes erlassenen Vorschriften obliegt den nach Landesrecht zuständigen Behörden (Aufsichtsbehörden).

(2) Die Aufsichtsbehörden haben dieselben Befugnisse und Obliegenheiten wie nach § 139b der Gewerbeordnung die dort genannten besonderen Beamten. Das Grundrecht der Unverletzlichkeit der Wohnung (Artikel 13 des Grundgesetzes) wird insoweit eingeschränkt.

SECHSTER ABSCHNITT:
Straftaten und Ordnungswidrigkeiten

§ 21 Straftaten und Ordnungswidrigkeiten
(1) Ordnungswidrig handelt der Arbeitgeber, der vorsätzlich oder fahrlässig 1. den Vorschriften der §§ 3, 4 Abs. 1 bis 3 Satz 1 oder § 6 Abs. 1 bis 3 Satz 1 über die Beschäftigungsverbote vor und nach der Entbindung, 2. den Vorschriften des § 7 Abs. 1 Satz 1 oder Abs. 2 Satz 2 über die Stillzeit, 3. den Vorschriften des § 8 Abs. 1 oder 3 bis 5 Satz 1 über Mehr-, Nacht- oder Sonntagsarbeit, 4. den auf Grund des § 4 Abs. 4 erlassenen Vorschriften, soweit sie für einen bestimmten Tatbestand auf diese Bußgeldvorschrift verweisen, 5. einer vollziehbaren Verfügung der Aufsichtsbehörde nach § 2 Abs. 5, § 4 Abs. 5, § 6 Abs. 3 Satz 2, § 7 Abs. 3 oder § 8 Abs. 5 Satz 2 Halbsatz 1, 6. den Vorschriften des § 5 Abs. 1 Satz 3 über die Benachrichtigung, 7. der Vorschrift des § 16 Satz 1, auch in Verbindung mit Satz 2, über die Freistellung für Untersuchungen oder 8. den Vorschriften des § 18 über die Auslage des Gesetzes oder des § 19 über die Einsicht, Aufbewahrung und Vorlage der Unterlagen und über die Auskunft zuwiderhandelt.

(2) Die Ordnungswidrigkeit nach Absatz 1 Nr. 1 bis 5 kann mit einer Geldbuße bis zu fünfzehntausend Euro, die Ordnungswidrigkeit nach Absatz 1 Nr. 6 bis 8 mit einer Geldbuße bis zu zweitausendfünfhundert Euro geahndet werden.

(3) Wer vorsätzlich eine der in Absatz 1 Nr. 1 bis 5 bezeichneten Handlungen begeht und dadurch die Frau in ihrer Arbeitskraft oder Gesundheit gefährdet, wird mit Freiheitsstrafe bis zu einem Jahr oder mit Geldstrafe bestraft.

(4) Wer in den Fällen des Absatzes 3 die Gefahr fahrlässig verursacht, wird mit Freiheitsstrafe bis zu sechs Monaten oder mit Geldstrafe bis zu einhundertachtzig Tagessätzen bestraft.

§ 22 (weggefallen)

§ 23 (weggefallen)

SIEBENTER ABSCHNITT:
Schlussvorschriften

§ 24 In Heimarbeit Beschäftigte

Für die in Heimarbeit Beschäftigten und die ihnen Gleichgestellten gelten 1. die §§ 3, 4 und 6 mit der Maßgabe, dass an die Stelle der Beschäftigungsverbote das Verbot der Ausgabe von Heimarbeit tritt, 2. § 2 Abs. 4, § 5 Abs. 1 und 3, § 9 Abs. 1, § 11 Abs. 1, § 13 Abs. 2, die §§ 14, 16, 19 Abs. 1 und § 21 Abs. 1 mit der Maßgabe, dass an die Stelle des Arbeitgebers der Auftraggeber oder Zwischenmeister tritt.

§ 25 (weggefallen)

HILFREICHE ADRESSEN

DEUTSCHLAND

Arbeitsgemeinschaft Freier Stillgruppen e. V.
AFS – Geschäftsstelle, Bornheimer Str. 100, 53119 Bonn
Tel.: 02 28/350 38 71
geschaeftsstelle@afs-stillen.de
www.afs-stillen.de

La Leche Liga Deutschland e. V.
Louis-Mannstaedt-Str. 19, 53840 Troisdorf
Tel.: 0 22 41/145 39 96
versand@lalecheliga.de
www.lalecheliga.de

Arbeitskreis Down-Syndrom e. V.
Gadderbaumer Str. 28, 33602 Bielefeld
Tel.: 05 21/44 29 98
ak@down-syndrom.org
www.down-syndrom.org

Arbeitsgemeinschaft Gestose-Frauen e. V.
Gelderner Str. 39, 47661 Issum
Tel.: 0 28 35/26 28
info@gestose-frauen.de
www.gestose-frauen.de

Deutscher Hebammenverband e. V.
Postfach 17 24, 76006 Karlsruhe
Tel. 07 21/98 18 90
info@hebammenverband.de
www.bdh.de

Bundesministerium für Familie, Senioren, Frauen und Jugend
Glinkastr. 24
11017 Berlin
Tel.: 0 30/20 17 91 30
(Mo. bis Do. von 9.00 bis 18.00 Uhr)
www.bmfsfj.de

Bund freiberuflicher Hebammen Deutschlands e. V.
Geschäftsstelle, Kasseler Str. 1a,
60486 Frankfurt
Tel.: 0 69/79 53 49 71
geschaeftsstelle@bfhd.de
www.bfhd.de

Bundesverband „Das frühgeborene Kind" e. V.
Speyerer Str. 5–7,
60327 Frankfurt am Main
Tel.: 0 18 05/87 58 77 (0,12 €/Min.;
Di. und Do. von 9.00 bis 12.00 Uhr)
info@fruehgeborene.de
www.fruehgeborene.de

Netzwerk der Geburtshäuser e. V.
Kasseler Str. 1a, 60486 Frankfurt/Main
Tel.: 0 69/71 03 44 75
info@geburtshaus.de
www.geburtshaus.de

Gesellschaft für Geburtsvorbereitung – Familienbildung und Frauengesundheit – Bundesverband e.V.
Pohlstr. 28, 10785 Berlin
Tel.: 0 30/45 02 69 20
gfg@gfg-bv.de
www.gfg-bv.de

Kindernetzwerk e.V.
Hanauer Str. 8, 63739 Aschaffenburg
Tel.: 0 60 21/120 30
info@kindernetzwerk.de
www.kindernetzwerk.de

ABC-Club e.V.
Internationale Drillings- & Mehrlingsinitiative
Bethlehemstraße 8, 30451 Hannover
Tel.: 0511/215 19 45
abc-club@t-online.de
www.abc-club.de

VITA 34 AG
Die Stammzellbank
Deutscher Platz 5a, 04103 Leipzig
Tel.: 08 00/034 00 00
info@vita34.de
www.vita34.de

Beratungsstelle für natürliche Geburt und Eltern-Sein e.V.
Häberlstraße 17, 80337 München
Tel.: 0 89/55 06 78-0
buero@haeberlstrasse-17.de
www.natuerliche-geburt.de

NAKOS – Nationale Kontakt- und Informationsstelle zur Anregung und Unterstützung von Selbsthilfegruppen
Otto-Suhr-Allee 115, 10585 Berlin
Tel.: 0 30/31 01 89 60
Di. und Mi. und Fr. von 10.00 bis 14.00 Uhr,
Do. von 14.00 bis 17.00 Uhr
selbsthilfe@nakos.de
www.nakos.de

pro familia
Stresemannallee 3, 60596 Frankfurt/Main
Tel.: 0 69/26 95 77 90
info@profamilia.de
www.profamilia.de

Elly Heuss-Knapp-Stiftung
Müttergenesungswerk
Bergstraße 63, 10115 Berlin
Tel.: 0 30/33 00 29 29
info@muettergenesungswerk.de
www.muettergenesungswerk.de

Mütterzentren Bundesverband e.V.
Amandastr. 58, 20357 Hamburg
Tel.: 0 40/40 17 06 06
info@muetterzentren-bv.de
www.muetterzentren-bv.de

Schatten & Licht e.V.
Krise rund um die Geburt
Obere Weinbergstr. 3, 86465 Welden
Tel.: 0 82 93/96 58 64
info@schatten-und-licht.de
www.schatten-und-licht.de

Verband alleinerziehender Mütter und Väter Bundesverband e.V.
Hasenheide 70, 10967 Berlin
Tel.: 0 30/6 95 97 86
kontakt@vamv.de
www.vamv-bundesverband.de

Deutscher Fachverband für Hausgeburtshilfe e. V.
Lokstedter Weg 57, 20251 Hamburg
Tel.: 0 40/33 98 99 84
geschaeftsstelle@dfh-hebammen.de
www.dfh-hebammen.de

Internetauftritt der Zeitschrift *Leben & erziehen*
www.leben-und-erziehen.de

Doulas in Deutschland e. V.
www.doulas-in-deutschland.de

Bundesweite Hebammensuche
www.hebammen.de

ÖSTERREICH

Bundesministerium für Arbeit, Soziales und Konsumentenschutz
Stubenring 1, 1010 Wien
Tel.: 01/71 10 00
post@bmask.gv.at
www.bmask.gv.at

Österreichisches Hebammengremium
Landstraßer Hauptstr. 71/2, 1030 Wien
Tel.: 01/71 72 81 63
oehg@hebammen.at
www.hebammen.at

New Life Hotels
Enhartingerstr. 17/1, 5203 Köstendorf
Tel.: 0 62 16/204 59
info@tourismatik.com
www.tourismatik.com

Down-Syndrom Österreich
www.down-syndrom.at
office@down-syndrom.at

SCHWEIZ

Bundesamt für Sozialversicherung BSV
Effingerstraße 20, 3003 Bern
Tel.: 0 31/322 90 11
www.bsv.admin.ch

insieme 21
8000 Zürich
Tel.: 0 55/2 43 18 55
www.edsa.ch

Pro Familia Schweiz
Marktgasse 36, 3011 Bern
Tel.: 0 31/381 90 30
info@profamilia.ch
www.profamilia.ch

Schweizerischer Hebammenverband
Rosenweg 25 C, Postfach, 3000 Bern 23
Tel.: 0 31/332 63 40
info@hebamme.ch
www.hebamme.ch

alliance F – Bund schweizerischer Frauenorganisationen
Spitalgasse 24, Postfach, 3000 Bern 7
Tel.: 0 31/318 10 60
office@alliancef.ch
www.alliancef.ch

GLOSSAR

Amniozentese: Fruchtwasseruntersuchung, bei der das Downsyndrom und weitere Chromosomenanomalien festgestellt werden können.

Apgar-Index: Bewertet den Zustand des Säuglings unmittelbar nach der Geburt. Getestet werden dafür Herzschlag, Bewegungen, Hautfarbe, Reflexe und Atemantrieb.

Bauchhöhlenschwangerschaft: Schwangerschaft in der Bauchhöhle, die unterhalb des Zwerchfells liegt. Eine Bauchhöhlenschwangerschaft muss medikamentös oder operativ beendet werden, da sie sehr risikoreich ist.

Blasensprung: Zeichen, dass die Geburt in absehbarer Zeit beginnt. Der Blasensprung kann vor, während oder nach den Wehen auftreten.

Chlamydien: Bakterien, die durch Geschlechtsverkehr übertragen werden können. Eine Infektion kann das Risiko einer Fehlgeburt erhöhen.

Chorionzottenbiopsie: Untersuchung, bei der Gewebsproben aus der Plazenta der Schwangeren entnommen werden. Chromosomenanomalien wie das Downsyndrom können auf diese Weise festgestellt werden. Folgen wie Gefäßverletzungen und Infektionen sind möglich, aber selten.

Damm: Bereich zwischen After und Vagina.

Dammmassage: Regelmäßige Massage des Damms ab der 34. Schwangerschaftswoche, um ihn auf die Dehnung während der Geburt vorzubereiten.

Dammriss: Einriss des Gewebes des Damms, der durch die starke Dehnung während der Geburt verursacht wird.

Dammschnitt: Ärzte schneiden den Damm ein, um einem Dammriss zuvorzukommen und die Geburt zu erleichtern. Nach der Entbindung wird die Wunde vernäht. Der Dammschnitt wird nur noch selten angewendet, da die Wunde langsamer verheilt als beim Dammriss.

Double-Test: Blutuntersuchung der Werte PAPP-A und ß-hCG, mit der die Wahrscheinlichkeit von Chromosomenanomalien festgestellt werden kann.

Downsyndrom: Häufige Chromosomenstörung, die auch als Trisomie 21 bekannt ist. Das Risiko eines Kindes, daran zu erkranken, steigt mit zunehmendem Alter der Mutter.

Eileiterschwangerschaft: Die Eizelle nistet sich in die Schleimhaut des Eileiters ein. Eine Eileiterschwangerschaft kann lebensbedrohlich sein und muss daher operativ beendet werden.

Fehlgeburt: Geburt eines lebensunfähigen Kindes. Der Embryo wiegt in diesem

Fall unter 500 Gramm, und die Schwangerschaft endet bereits vor der 24. Woche.

Frühgeburt: Das Kind wird vor der vollendeten 37. Woche geboren. Das Frühchen wiegt meist unter 2.500 Gramm.

Geburtshaus: Von Hebammen geführte Einrichtung, in der Schwangere ihr Baby zur Welt bringen können. Viele Geburtshäuser bieten ambulante Entbindungen an.

Geburtszange: Besteht aus zwei Metallteilen mit Löffeln, die den Kopf des Kindes umfassen können, einem Halsteil mit Zangenverschluss und Griffen. Der Arzt zieht damit den Kopf des Säuglings während einer Wehe aus dem Geburtskanal. Wird angewendet, wenn die Mutter keine Kraft mehr hat oder wenn sich die Herztöne des Babys verschlechtern.

Hämorriden: Vergrößerte Gefäßpolster, die sich unter der Enddarmschleimhaut befinden; treten oft ab dem zweiten Schwangerschaftsdrittel auf, wenn der Babykopf auf das Becken drückt.

Hausgeburt: Die Hebamme kommt zur Entbindung nach Hause und betreut die Frau während der ganzen Geburt.

HIV-Test: Wichtige Untersuchung des Bluts auf Antikörper gegen den Erreger von AIDS, da eine infizierte Schwangere den HI-Virus auf ihr Kind übertragen kann.

Humanes Choriongonadotropin (hCG): Hormon, das während der Schwangerschaft in der Plazenta gebildet wird. Schwangerschaftstests prüfen, ob hCG im Urin nachweisbar ist.

Kardiotokograf (CTG): Dieser Herztonwehenschreiber überwacht die Herzfrequenz des Ungeborenen in Abhängigkeit von den Wehen. Moderne Geräte können zusätzlich die Kindsbewegungen und den mütterlichen Puls aufzeichnen.

Käseschmiere (*Vernix caseosa*): Weißlicher Mantel einer fetthaltigen Substanz, der den Fetus bedeckt und dessen Haut schützt.

Lachgas: Nebenwirkungsarmes Mittel zur Schmerzlinderung während der Geburt, das schwach narkotisch wirkt.

Listeriose: Seltene Krankheit, die durch Bakterien ausgelöst wird. Symptome sind Übelkeit, Durchfall, Fieber, Bauchschmerzen, Brechdurchfall und allgemeines Unwohlsein; kann im Extremfall zu einer Fehl- oder Totgeburt führen.

Morphin: Beruhigendes Mittel mit Nebenwirkungen, das während der Eröffnungsphase injiziert werden kann. Mögliche Folgeschäden können Übelkeit der Gebärenden, Atembeschwerden beim Kind und ein erschwertes Saugen an der Brust sein.

Mutterpass: Hier trägt der Arzt während der gesamten Schwangerschaft alle Daten zum Zustand des Fetus (z. B. Größe, Lage, Gewicht) und zur Gesundheit der Mutter (z. B. Blutgruppe, Untersuchungsergebnisse) ein.

Nabelschnurpunktion: Blutentnahme aus Nabelschnur des Fetus bei auffälligem Ultraschallbefund bzw. Verdacht auf Blutarmut oder Infektionen.

Nackentransparenzmessung: Mittels Ultraschall ausgeführte Untersuchung, die Hinweise auf Chromosomenanomalien, wie z. B. das Downsyndrom, liefern kann. Dabei wird die Nackentransparenz überprüft, eine Flüssigkeitsansammlung zwischen der Haut und dem Weichteilgewebe über der Wirbelsäule im Nackenbereich des Embryos.

Oxytocin: Hormon, das ein Zusammenziehen der Gebärmutter auslöst und dadurch die Geburt einleiten kann. Nach der Geburt produziert der Körper beim Saugen an der Brust dieses Hormon. Dadurch löst sich die Plazenta ab.

Periduralanästhesie (PDA): Betäubung des Unterleibs durch Injektion eines Lokalanästhetikums in den rückenmarksnahen Bereich; nimmt den Wehenschmerz, ohne das Bewusstsein der Gebärenden zu beeinträchtigen oder dem Baby zu schaden.

Pethidin: Nebenwirkungsreiches synthetisches Arzneimittel, das zur Schmerzlinderung und Beruhigung während der Geburt mittels Injektion verabreicht werden kann. Mögliche Folgeschäden sind u. a. Übelkeit der Gebärenden und Atembeschwerden des Babys. Es kann außerdem das Saugen an der Brust erschweren.

Plazenta: Embryonales Gewebe in der Gebärmutter und lebenswichtige Verbindung zwischen Mutter und Embryo; wird auch Mutterkuchen genannt. Hier bilden sich wichtige Schwangerschaftshormone.

Präeklampsie: Erkrankung in der Schwangerschaft mit den Symptomen Bluthochdruck, Eiweißausscheidung im Urin, Schwindel, Kopfschmerzen, Benommenheit, Sehstörungen und Übelkeit. Das Risiko einer Frühgeburt ist erhöht.

Pränatale Depression: Traurigkeit und Antriebslosigkeit über einen längeren Zeitraum vor der Geburt hinweg. Eine psychotherapeutische Behandlung ist zur Besserung unumgänglich.

Prostaglandin: Wehenförderndes Hormon und in Form von Tabletten oder Gel ein schonendes Mittel, um die Geburt einzuleiten.

Pudendusblock: Injektion eines örtlichen Betäubungsmittels vor der Austreibungsphase in den Beckenboden; wirkt entspannend, ermöglicht allerdings in der Eröffnungsphase keine völlige Schmerzfreiheit und kann in seltenen Fällen zu Infektionen und Abszessen führen.

Restless-Legs-Syndrom (RLS): Die Beine der Schwangeren schmerzen. Die Beschwerden treten meist im Ruhezustand auf und machen das Einschlafen für betroffene Schwangere unmöglich.

Rooming-in: Das Baby bleibt auch direkt nach der Geburt im Zimmer der Mutter, wird also nicht auf die Säuglingsstation gebracht.

Saugglocke: Besteht aus einer Pumpe und Saugglocken in unterschiedlichen Größen. Die Glocke wird an den kindlichen Kopf angesetzt, und bei der nächsten Wehe wird dieser aus dem Geburtskanal gezogen. Wird angewendet, wenn die Mutter erschöpft ist, die Geburt aufgrund eines sich verschlechternden Zustands des Babys beschleunigt werden muss oder sich das Kind in Steißlage befindet.

Spasmolytika: Zäpfchen, Injektionen oder Infusionen, die die Muskulatur der Gebärmutter entspannen und damit den Wehenschmerz mäßig stillen.

Steißgeburt: Das Kind befindet sich auch noch kurz vor dem Geburtstermin mit dem Po nach unten in der Gebärmutter, also in der Steiß- oder Beckenendlage. Eine natürliche Geburt ist dennoch möglich.

Thrombose: Gefäßerkrankung, bei der sich ein Blutgerinnsel in einem Gefäß bildet. Sport in der Schwangerschaft kann dieser Krankheit vorbeugen.

Totgeburt: Das Baby zeigt bei der Geburt keine Lebenszeichen. Die Schwangerschaft ist weiter als 20 Wochen.

Toxoplasmose: Infektionskrankheit, die durch Parasiten ausgelöst wird. Eine Erstinfektion von Schwangeren kann zu Missbildungen und Fehlgeburten führen. Mithilfe einer Blutuntersuchung kann der Arzt feststellen, ob die Frau schon einmal eine Toxoplasmose-Infektion hatte und damit immun gegen diese Erreger ist.

Triple-Test: Blutuntersuchung auf die Konzentration verschiedener Schwangerschaftshormone, mit der die Wahrscheinlichkeit für Chromosomenanomalien festgestellt werden kann.

Übertragung: Das Kind gilt als übertragen, wenn der geplante Geburtstermin um mehr als zwei Wochen verstrichen ist, ohne dass Anzeichen für den Beginn der Geburt eingetreten sind.

Ultraschalluntersuchung: Gängige Methode der pränatalen Diagnostik. Dabei werden u.a. der Herzschlag, die Größe und Lage des Embryos sowie die Ausbildung der Organe kontrolliert.

Zuckeruntersuchung: Messung des Blutzuckerwerts der Schwangeren, durch die herausgefunden werden kann, ob die Schwangere an Diabetes leidet.

REGISTER

BILDNACHWEIS

Wir bedanken uns herzlich bei allen Bildlieferanten, die uns durch die Bereitstellung von Abbildungen freundlicherweise unterstützt haben.

aboutpixel: 29; Almond Board of California: 71; Alnatura: 61, 62 l., 64, 66, 67, 68, 69 l., 70, 72, 73, 74 l., 77, 78, 79 l., 79 r.; Baby Walz, baby-walz.de: 83, 98, 100, 105, 164, 166; California Walnut Commission: 62 r.; Compact Verlag: 60 u., 82, 101, 103, 156; Cranberry Marketing Committee: 65, 76; djd Deutsche Journalistendienste: djd/NuvaRing 13, 175; djd/ERGO Direktversicherungen 34 o.; djd/Berufsverband deutscher Präventologen 5, 36, 38; djd/Pilzshop 47; djd/Genius 59; djd/frei 88; djd/tetesept 89; djd/RatGeberZentrale 94; djd 96; djd/doc Schmerzgel 125; djd/Allianz Private Krankenversicherungs-AG 128; djd/Andresen Trusting Communication (Tiorfan) 161 o.; djd/Alete 163; djd/ROCS 177; djd/KarstadtQuelle Versicherungen 182; djd/Sparkassen-Finanzgruppe 185; djd/ BVR DG Verlag 191; djd/Deutscher Sparkassenverlag 195; dpa picture alliance, Frankfurt: 86, 92, 136 u., 145, 170; fotolia.com: Andres Rodriguez 10, 124; fmarsicano 11; Klaus Eppele 15; kreativwerden 4, 16; alex 20; IOM123 22; karelnoppe 6, 25; auremar 36; Yuri Arcurs 40; Sven Bähren 43; Monkey Business 48; drubig-Photo 49, 188; Africa Studio 52; ISO K° - photography 54; Tobilander 55; evgenyatamanenko 58; Hannes Eichinger 81; muro 85; S. Kobold 91, 106/107; hurricane 97; Light Impression 98; evasilchenko 102; aletia2011 104; philipus 111; pressmaster 7, 112; JPC-PROD 116; maxriesgo 121; WavebreakmediaMicro 127; womue 143; Dron 157; PerlenVorDie-Augen 160; Brebca 161 u.; Sergey Galushko 162; dpaint 165; Xavier Collet 172; Renata Osinska 173; MAK 174; contrastwerkstatt 178/179; Gina Sanders 181; Dmitriy Melnikov 183, 197; Günter Menzl 189; Galina Barskaya 190; photofey 192; Gerst, Daniel: 3; iStockphoto.com: Candyboximages 8/9; squaredpixels 14; ninjaMonkeyStudio 27; blackjake 39; MachineHeadz 109; truembie 115; ciseren 130; Spanishalex 138; GlobalStock 167; damircudic 187; sborisov 202/203; Klosterfrau Gesundheitsdienst: 46, 51; mauritius images: 50, 56/57, 60 o., 87, 108, 110, 114, 118, 119, 120, 122/123, 131, 135, 136 o., 139, 142 u., 148, 158/159, 169, 194; Pixelio.de: Arzt 24; Alexandra Bucurescu 126; Erich Westendarp 129; Norbert Schmitz 153; Milan Gavrilovic 154; Helene Souza 201; Seafood aus Norwegen: 75; shutterstock.com: luna4 26; shestakoff 31; Valua Vitaly 32/33; Kzenon 42; Lisa S. 176; NotarYES 180; Stock.xchng.hu: Pascal Montsma 12; Johan Cloete 28; Jeinny Solis 34 u.; Jyn Meyer 90; Christopher Grondahl 117; Meral Akbulut 147; Kerryn du Plessis 151; Sunsweet: 80; Villa Masecri: 69 r., 74 r.; Wikipedia: Lizenz cc-by-sa/Dr. Wolfgang Moroder 37; Lizenz cc-by-sa/ PhilippN 142 o.; Wild Blueberry Association of North America: 63